文化

ChatGPT

醫療AI跨界合作

醫療雲的應用到精準醫療的未來

Kevin Chen
| 陳根 | 著

人工智慧已經成爲了第四次工業革命的核心。

ChatGPT加速了人工智慧和醫療行業的融合發展。

未來，醫院將成為未來醫療AI應用最為廣泛的領域之一。

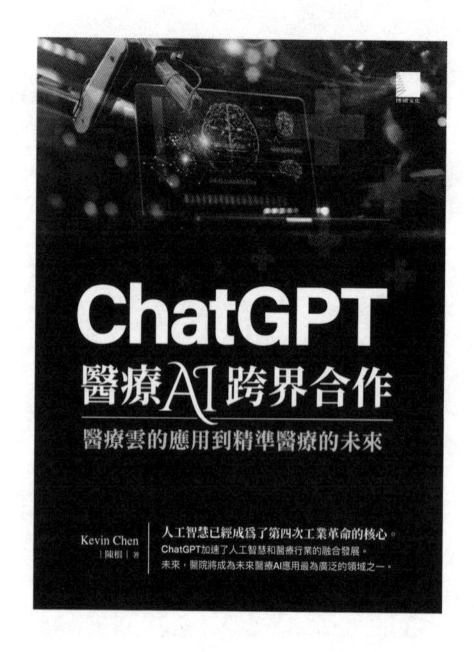

作　　者：Kevin Chen（陳根）
責任編輯：林楷倫

董 事 長：陳來勝
總 編 輯：陳錦輝

出　　版：博碩文化股份有限公司
地　　址：221 新北市汐止區新台五路一段 112 號 10 樓 A 棟
電話 (02) 2696-2869　傳真 (02) 2696-2867

發　　行：博碩文化股份有限公司
郵撥帳號：17484299　戶名：博碩文化股份有限公司
博碩網站：http://www.drmaster.com.tw
讀者服務信箱：dr26962869@gmail.com
訂購服務專線：(02) 2696-2869 分機 238、519
（週一至週五 09:30 ～ 12:00；13:30 ～ 17:00）

版　　次：2023 年 6 月初版一刷

建議零售價：新台幣 600 元
I S B N：978-626-333-496-0
律師顧問：鳴權法律事務所 陳曉鳴律師

本書如有破損或裝訂錯誤，請寄回本公司更換

國家圖書館出版品預行編目資料

ChatGPT 醫療 AI 跨界合作：醫療雲的應用到精準醫療的未來 / Kevin Chen(陳根) 著 . -- 初版 . -- 新北市：博碩文化股份有限公司 , 2023.06

面；　公分

ISBN 978-626-333-496-0(平裝)

1.CST: 醫療資訊學 2.CST: 醫療科技 3.CST: 人工智慧 4.CST: 產業發展

410.29　　112007908

Printed in Taiwan

博碩粉絲團

歡迎團體訂購，另有優惠，請洽服務專線
(02) 2696-2869 分機 238、519

商標聲明

本書中所引用之商標、產品名稱分屬各公司所有，本書引用純屬介紹之用，並無任何侵害之意。

有限擔保責任聲明

雖然作者與出版社已全力編輯與製作本書，唯不擔保本書及其所附媒體無任何瑕疵；亦不為使用本書而引起之衍生利益損失或意外損毀之損失擔保責任。即使本公司先前已被告知前述損毀之發生。本公司依本書所負之責任，僅限於台端對本書所付之實際價款。

著作權聲明

本書著作權為作者所有，並受國際著作權法保護，未經授權任意拷貝、引用、翻印，均屬違法。

前言

Preface

2016 年，人工智慧 AlphaGo 打敗世界圍棋冠軍李世乭，震驚世界，也掀開了人工智慧發展的新篇章。2022 年，聊天機器人 ChatGPT 一夜躥紅，ChatGPT 憑藉其不輸於人類的「聰明」，迅速成為人工智慧領域的現象級應用，並將人工智慧推向了一個真正的應用快車道上。

今天，目之所及，無人不討論 ChatGPT 和它的下一代 GPT-4。從矽谷科技巨頭，到一二級資本市場，所有對 GPT 感興趣的人都在討論 GPT 以及 AI 技術未來發展及所帶來的影響。對於 ChatGPT，馬斯克感歎「我們離強大到危險的人工智慧不遠了」，比爾·蓋茲則表示，聊天機器人 ChatGPT 的重要性不亞於網際網路的發明。

人工智慧已經成為了第四次工業革命的核心。人工智慧已走進我們的生活與工作中，從社交媒體到電子商務，從金融服務到自動駕駛，人工智慧都讓人類的日常生活變得便利無比。而與人們健康息息相關的醫療行業，更不可免地站在這一波新科技的浪頭上。

今天，人口高齡化、醫療健康消費升級正在推動醫療支出持續、顯著增長。醫療需求總量巨大，在結構上呈現出多樣化、多層次、個性化、動態化等特徵。雖然醫療供給總量在增加，但醫療資源配置不均衡、結構不合理。總體而言，供給與需求在總量上暫未達到平衡，在結構分佈上存在嚴重錯配。

在這樣的背景下，藉助人工智慧宣導價值醫療、優化資源配置，正在成為醫療行業發展趨勢。人工智慧正在協助醫療衛生系統向以人為本的整合型醫療衛生服務體系演進，力求實現「無處不在的醫療」、「全生命週期關懷」及「精準醫療」。同時，人工智慧在醫療健康服務的探索也在說明醫療健康服務從滿足基礎功能需求向提升個性化、智慧化診療服務體驗發展。

尤其是以 GPT 為代表的 AI 大模型的爆發，進一步加速了人工智慧和醫療行業的融合發展。醫療還將經歷有史以來最為徹底的一次變革。其中，最根本的原因就在於，ChatGPT 的爆紅和 ChatGPT API 的開放，真正打開了通用 AI 的大門。按照是否能夠執行多項任務的標準來看，ChatGPT 已經具備了通用 AI 的特性—— ChatGPT 被訓練來回答各種類型的問題，並且能夠適用於多種應用場景，可以同時完成多個任務，比如問答、對話生成、文本生成等。而 ChatGPT API 的發佈，讓人人都可以使用這種通用 AI 模型，可以說，ChatGPT API 為 AI 的發展建構了一個完善的底層應用系統。基於此，人工智慧就能快速的掌握現代醫療領域的專業知識，並迅速推廣應用。

未來，醫院將成為未來醫療 GPT 應用最為廣泛的領域之一。隨著以 GPT 為代表的通用 AI 大模型的發展和應用，醫療 GPT 將更好地為醫院提供智慧化服務和支援。醫療 GPT 將會對醫院的工作流程、醫療品質和效率產生重要影響。

這僅僅是未來醫療發展的開端。更重要的是，每個人都可以透過自己的智慧手機，產生一些個人的醫療資料，我們可以直接透過手機展開實驗室檢查、透過人工智慧來追蹤多項感測器指標，甚至是自主進行醫學成像檢查。實際上，基於你的日常生活生成的，而不是就診時或是在醫院裡這些特定的場景下獲得的個人醫療資料才是全新醫療時代的關鍵元素。這意謂著，個人將越來越有能力驅動自己的健康，擺脱對醫生的依賴，這將是一次醫患關係的重塑。

此外，隨著 GPT 的發展和應用，醫療 GPT 還將在醫藥研發中發揮更為重要的作用。醫療 GPT 可以透過分析大量的醫療資料和知識，為醫藥研發提供更為準確和高效的方法和工具。醫療 GPT 可以透過分析大量的醫療資料，發現疾病發展規律和治療方法的關聯，從而為新藥研發提供更準確的方向和思路。

本書帶給讀者的，正是從一個宏大的人工智慧技術背景來看醫療的未來。本書以 ChatGPT 的爆發為技術背景，以醫療 GPT 的發展和應用為主線，介紹了 ChatGPT 的誕生和爆發，並對 ChatGPT 對醫療行業帶來的衝擊進行了細緻分析，涉及醫院重塑、醫藥研發、健康管理、醫學教育、中醫變革等廣受人們關注的醫療產業，以 ChatGPT 為代表的 AI 大模型在醫療行業引起的震盪也讓我們進一步體會到 ChatGPT 所具有的變革力量；同時，本書還對「GPT+ 醫療」進行了未來展望，並探討了「GPT+ 醫療」會給人類帶來的種種挑戰。本書文字表達通俗易懂、易於理解、富於趣味，內容上深入淺出、循序漸進，能幫助讀者瞭解突然爆發的 ChatGPT 對醫療行業帶來的影響和衝擊，並在紛繁的資訊中梳理出認識通向未來醫療 AI 時代的關鍵線索。

在過去短短不到十年的時間裡，我們已經體會到人工智慧給我們的日常生活帶來如此翻天覆地的改變。未來的十年裡，我們將在醫療領域看到同樣的圖景，即人工智慧醫生將走進我們人類社會。

陳根

2023 年 4 月 28 日 於香港

目錄

Contents

PART 1　現實篇

01 「人工智慧 +」醫療

PART 2 技術篇

02 「大數據 +」醫療

03 「區塊鏈 +」醫療

「雲端運算 +」醫療

PART 3 產業篇

05 「GPT+」醫院

06 「GPT+」健康

07 「GPT+」醫藥

08「GPT+」中醫

09「GPT+」醫學教育

PART 4 商業篇

10 商業入局醫療 GPT

11 醫療 GPT 的掘金之路

12 「人工智慧 +」醫療商業案例

PART 5 未來篇

13 醫療 GPT 的未來挑戰

通向精準醫療新時代

PART 1
現實篇

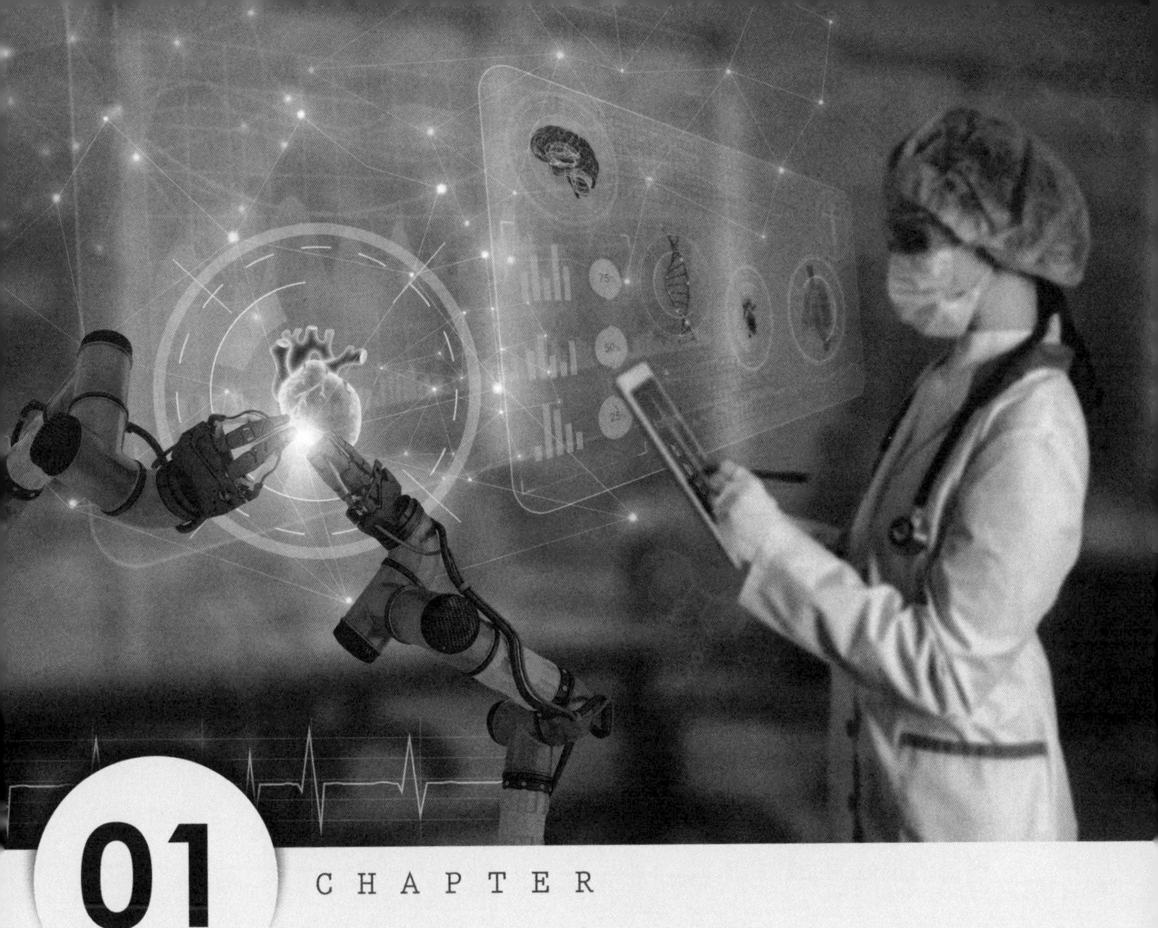

01 CHAPTER

「人工智慧＋」醫療

1.1 什麼是「人工智慧＋」醫療？

1.2 「人工智慧＋」怎麼看上了醫療？

1.3 「人工智慧＋」下，醫療正進擊

1.4 ChatGPT，如何影響醫療？

1.5 從曲折前進到拐點之年

1.1 什麼是「人工智慧 +」醫療？

人工智慧（AI）的概念從首次提出到現在已近 70 年，經歷了追捧和黯淡，近幾年，人工智慧終於呈現出爆發的趨勢。當前，人工智慧的勃興已經成為推動社會經濟發展的新動力之一，在提高社會生產效率、實現社會發展和經濟轉型等方面發揮重要作用。作為主導新一代產業變革的核心力量，人工智慧在醫療方面展示出了新的應用方式，在深度融合中又催生出新業態。

今天，作為一項創新性技術，醫療 AI 的足跡遍佈在醫療領域的各個方面。人工智慧在醫療衛生領域廣泛應用正形成全球共識。可以說，人工智慧以獨特的方式捍衛著人類健康福祉，但這一切還要從人工智慧與醫療的相逢開始說起。

1.1.1 國外醫療 AI 從哪開始？

20 世紀 70 年代，國外開始出現了在醫療領域的人工智慧探索嘗試。1972 年，里茲大學研發的 AAPHelp 能根據病人的症狀計算出產生劇烈腹痛可能的原因。1974 年，資深醫生診斷的準確率已經不如該系統。儘管 AAPHelp 運行耗時久，但在 20 世紀 70 年代電腦硬體條件下，AAPHelp 的產生仍具有突破性意義。

在隨後的幾年內，不少新的人工智慧醫療產品成果再次出現在人們的視野中。1974 年，匹茲堡大學研發出 INTERNISTI，它主要用於輔助診斷內科複雜疾病。1976 年，斯坦福大學研發出 MVCIN 系統，它能診斷出感染病患者並提供抗生素處方。MYCIN 系統的內部共有五百條規則，只要按照 MYCIN 系統的提問依次進行回答，就能自動判斷出患者所感染細菌的類別和開出相應處方。

此外，在 70 年代，還有斯坦福大學開發的 ONCOCIN，MIT 開發的 PP、ABE，羅格斯大學開發的 CASNET/Glaucoma 等。

20 世紀 80 年代，一些商業化應用系統開始出現，比如 QMR（QuickMedicalReference）和 DXplain，主要是依據臨床表現提供診斷方案。

20 世紀 90 年代，CAD（ComputerAidedDiagnosis，電腦輔助診斷）系統問世，它是比較成熟的醫學圖像電腦輔助應用，包括乳腺 X 射線 CAD 系統。

進入 21 世紀，IBM Watson 是人工智慧醫療領域最知名的系統，並且已經取得了非凡的成績。例如在腫瘤治療方面，Watson 能夠在幾秒內對數十年癌症治療歷史中的 150 萬份患者記錄進行篩選，並提出循證治療方案供醫生選擇。目前癌症治療領域排名前三的醫院都在使用 Watson，並且中國也正式引進了 Watson。

2016 年以來，美國、法國、加拿大、日本、英國、歐盟、印度、韓國、德國等國家和地區相繼發佈人工智慧國家戰略。2016 年 10 月，美國《國家人工智慧研究和發展戰略計畫》提出，要在醫學診斷等領域開發有效的人類與人工智慧協作的方法，當人類需要幫助時，人工智慧系統能夠自動執行決策和進行醫療診斷。日本將醫療健康及護理作為人工智慧的突破口。為了應對快速高齡化，日本基於醫療、護理系統的大數據化，將建成以人工智慧為依託、世界一流的醫療與護理先進國家。

英國提出發展人工智慧醫療的三大潛力領域：輔助診斷領域、早期預防控制流行病並追蹤其發病率領域和圖像診斷領域。

2016 年 2 月，Google DeepMind 宣佈成立 DeepMind Health 部門，並與英國國家健康體系（NHS）合作，輔助他們進行決策。DeepMind 還參與 NHS 的一項利用深度學習展開頭頸癌患者放療療法設計的研究。同時，DeepMind 與 Moorfields 眼科醫院展開將人工智慧技術應用於及早發現和治療威脅視力的眼部疾病的合作。遺憾的是，2021 年，Google 健康部門 Google Health 遭遇重大變故。該部門負責人大衛．范伯格（David Feinberg）宣佈於 9 月 1 日離職，並於 10 月 1 日起擔任美國最大電子健康記錄服務提供者之一 Cerner 的 CEO 兼總裁。之後，Google 也決定解散 Google Health。

1.1.2 中國醫療 AI 發展風雲

20 世紀 80 年代初，中國開始進行人工智慧醫療領域的開發研究，雖然起步落後於發達國家，但是發展迅猛。

1978 年，北京中醫醫院關幼波教授與電腦科學領域的專家合作開發了關幼波肝病診療程式，第一次將醫學專家系統應用到傳統中醫領域。此後中國加快展開了人工智慧醫療產品的研發，具有代表性的產品有「中國中醫治療專家系統」、「林如高骨傷電腦診療系統」以及具有諮詢和輔助診斷性質的「中醫電腦輔助診療系統」等。

進入 21 世紀以來，中國人工智慧在醫療的更多細分領域都取得了長足的發展。2016 年 10 月，百度發佈百度醫療大腦，對標 Google 和 IBM 的同類產品。百度醫療大腦作為百度大腦在醫療領域的具體應用，它大量採集與分析醫學專業文獻和醫療資料，透過模擬問診流程，基於使用者症狀，給出診療的最終建議。2018 年 11 月，百度發佈人工智慧醫療品牌「百度靈醫」，目前已有「智慧分導診」、「AI 眼底篩檢一體機」、「臨床輔助決策支援系統」三個產品問世。

2017 年 7 月，阿里健康發佈醫療 AI 系統「Doctor You」，包括臨床醫學科研診斷平台、醫療輔助檢測引擎等。此外阿里健康還與政府、醫院、科研院校等外部機構合作，開發了 20 種常見、多發疾病的智慧診斷引擎，包括糖尿病、肺癌預測、眼底篩檢等。2018 年 9 月，阿里健康和阿里雲聯合宣佈阿里醫療人工智慧系統「ET 醫療大腦」2.0 版本問世。

2018 年 11 月，騰訊領頭承擔的「數位診療裝備研發專項」啟動，該專案作為中國國家重點研發計畫首批啟動的 6 個試點專項之一，基於「AI+CDss」（人工智慧的臨床輔助決策支援技術）探索和助力醫療服務升級。

2020 年，新冠疫情期間，人工智慧在公共衛生領域特別是傳染病的預防與控制方面發揮重要作用，傳染病大數據分析預警系統、疫情排查系統、智慧測溫機器人、消毒機器人、語音服務機器人等在戰「疫」一線被廣泛應用。

在全球抗疫的背景下，人工智慧從「雲端」落地，在疫情之中出演關鍵角色，提高了抗疫防疫的整體效率。新冠肺炎疫情成為數位技術的試金石，人工智慧作為新一輪科技革命和產業變革的重要驅動力量，驗證了對社會的真正價值。

1.2「人工智慧 +」怎麼看上了醫療？

1.2.1 供需矛盾突出

從需求端來看，當前，40 多年的工業化進程也帶來了不同程度的環境污染，疊加中國人口高齡化加劇，慢性疾病數量增多，形成大量醫療需求。

中國第七次全國人口普查結果顯示，60 歲及以上人口為 26402 萬人，占 18.70%。未來幾十年，高齡化程度還將持續加深，到 2035 年前後，中國老年人口占總人口的比例將超過四分之一，2050 年前後將超過三分之一。目前，中國已成為全世界老年人口數量最多、高齡化速度最快的大國。其中，東北三省的高齡化現象尤為明顯。2020 年，東北三省總人口比十年前減少 1101 萬人，而高齡化程度加深，65 歲及以上人口比重為 16.39%，提高 7.26 個百分點，高於全國平均水準。遼寧省 65 歲及以上人口比重為 17.42%，為全國省市中最高。

在人口高齡化社會下，現代生活節奏加快，慢性疾病數量也隨之增加。中國已確診的慢病患病人數超 3 億，同時患病率以每年 5.8% 的速度增長。2021 年 11 月初，國際糖尿病聯合會（IDF）在官網上更新了今年 IDF 全球糖尿病概覽的相關資料，在中國，2011-2021 年的十年間，國人糖尿病患病人數從 9000 萬增長到了 1.4 億，占全國人口數的十分之一，與世界範圍內的發病率持平。在這 1.4 億人中，有 51.7% 的人群未被診斷，屬於「隱性」糖尿病群體。根據全國衛生服務調查，65 歲以上群體的慢性病患病率高達 78.4%，是全部人口患病率的 3.2 倍，即老齡人口越多慢病人群基數越大。如今，慢病已成為健康的頭號威脅，占到了中國 77% 的健康生命年損失和 85% 的死亡誘因，占全部疾病負擔的 60% 以上。

人口結構的變化還將帶來診療以外的醫療健康需求的結構性增加，包括疾病預防和治療、健康監測和管理、養生和保健、臨終關懷等。以體檢為例，與美、日、德超過 70% 的覆蓋率相比中國的健康管理市場還有巨大的發展空間。而健康管理藉助於 AI 可以極大的賦能，讓健康管理即時可見、可控。伴隨著生活水準的提高，以及國家政策對家庭醫生、慢病防治、健康生活等方面的支持，越來越多的人群將主動參與健康管理。

然而，從供給端來看，優質醫生及醫療資源不足，且醫療資源分佈不均，難以承受快速增長的醫療需求。從總量上來看，醫療資源供給增長落後於需求增長。中國醫師與人口比例約為 1：70000，而在美國這一數字為 1：2000，中國每十萬名患者擁有醫師數量與美國相比差 35 倍。醫生資源缺口問題在影像科、病理科以及全科醫生方面尤為嚴重。目前中國醫學影像資料的年增長率約為 30%，而放射科醫師數量的年增長率僅為 4.1%，病理科醫生缺口達到 10 萬。中國全科醫生數約 25 萬人，占醫生總數的 7.37%。這一數字還遠遠達不到建立真正的全科醫生制度體系的需求——德國、法國、日本占比均在 20% 以上，美國在 12% 以上。由於醫生的培養週期很長，中國醫生培養週期長達 8 年，較長的培養週期將會帶來醫療人力成本提高，難以滿足持續增長的醫療需求。

從分佈上看，醫療資源集中於三級醫院和發達地區，基層醫院醫療水準低、醫師資源少。從配置上看，據統計，2018 年中國醫院數量超過 3.2 萬家，三級醫院僅占總數量 19%，卻承接了全國 49.8% 的醫療需求。由於三級醫院長期超負荷運轉，承擔了過多基礎診療工作，導致核心醫療資源無法發揮最大價值。供需結構不匹配導致了醫院營運效率低、誤診率高、醫療體驗差等諸多問題。

可以說，供給與需求矛盾突出，是中國醫療行業的根本問題。而這些問題，不論是醫生的培養，還是醫生醫療技術水平的提升，藉助於人工智慧技術都能獲得有效的改進。不僅能提升效率，還能大幅度的降低醫療成本。

1.2.2 AI 技術不斷突破

一直以來，演算法、運算能力和資料被認為是人工智慧發展的三駕馬車，也是推動人工智慧發展的重要基礎。

在演算法層面，超大規模預訓練模型等成為近兩年最受關注的熱點之一。自 OpenAI 於 2020 年推出 GPT-3 以來，Google、華為、智源研究院、中科院、阿里巴巴等企業和研究機構相繼推出超大規模預訓練模型，包括 Switch Transformer、DALL · E、MT-NLG、盤古、悟道 2.0、紫東太初和 M6 等，不斷刷新著各榜單記錄。而 OpenAI 更是一舉將大型語言模型的訓練之路打開了，讓大家看到了基於深度學習的路徑方向，基於參數優化一旦正確、準確，機器就能具備類人的智慧邏輯。

深度學習是人工智慧技術的重要一脈，目前語音辨識和電腦視覺都基於深度學習技術來完成。隨著圖像領域深度學習 Resnet 網路結構發展，電腦視覺和綜合影像處理技術取得長足進步，醫療圖像分析在診療過程中發揮更大作用。例如，應用電腦視覺技術進行結腸鏡檢查，可以獲得更為有效可靠的資料，以降低結腸癌死亡率；在外科手術中，電腦視覺對腦瘤病人進行 3D 頭骨建模，有利於後續神經外科治療。

此外，近年來，人工智慧對海量資料的分析能力能夠讓研究者不再局限於常規的「推導定理式」研究，可以基於高維資料發現相關資訊繼而加速研究進程。2020 年，DeepMind 提出 AlphaFold2 在國際蛋白質結構預測競賽（CASP）拔得頭籌，能夠精確地預測蛋白質的 3D 結構，其準確性可以與使用冷凍電子顯微鏡等實驗技術解析的 3D 結構相媲美。中美研究團隊使用 AI 的方法，在保證「從頭計算」高精度的同時，將分子動力學極限提升了數個量級，比過去同類工作計算空間尺度增大 100 倍，計算速度提高 1000 倍，獲得 2020 年 ACM 戈登貝爾獎。

在運算能力層面，當前，人工智慧運算能力仍在持續突破，面向訓練用和推斷用的晶片仍在快速演進。這主要源於運算能力需求的驅動，一方面體現在模型訓練階段，根據 Open AI 資料，模型計算量增長速度遠超人工智慧硬體運算能力增長速度，存在萬倍差距；另一方面，由於推斷的泛在性，使得推斷用運算能力需求持續增長。與此同時，新的運算能力架構也在不斷研究中，類腦晶片、記憶體內計算、量子計算等備受關注，但總體上處於探索階段。

在資料層面，以深度學習為代表的人工智慧技術需要大量的標注資料，這也催生了專門的技術乃至服務，隨著面向問題的不斷具體化和深入，資料服務走向精細化和定制化；此外，隨著知識在人工智慧的重要性被廣泛提及，對知識集的建構和利用不斷增多。

在資料方面，人工智慧的快速發展推動資料規模不斷提升。據 IDC 測算，2025 年全球資料規模將達到 163ZB，其中 80%-90% 是非結構化資料。資料服務進入深度定制化的階段，百度、阿里巴巴、京東等公司推出根據不同場景和需求進行資料定制的服務；企業需求的資料集從通用簡單場景向個性化複雜場景過渡，例如語音辨識資料集從普通話向小語種、方言等場景發展，智慧對話資料集從簡答問答、控制等場景向應用場景、業務問答等方向發展。各方積極探索建立高品質知識集，支撐未來知識驅動的人工智慧應用發展。

根據 IDC 預測，到 2020 年全球醫療資料量將達到 40 萬億 GB，是 2010 年的 30 倍，資料生成和共用速度迅速增長。在資料方面，中國擁有得天獨厚的優勢，中國人口眾多，資料基數大，同時多樣性豐富，為大數據分析提供了豐富的資料來源，也為人工智慧不斷訓練與優化演算法模型提供了廣泛資料集。

中國儘管有比較龐大的人口數量與相對於的資料優勢，但醫療資訊化與資料化普及程度的不足，也制約著人工智慧醫療產業的發展。但相比較於美國而言，儘管美國的人口基數與資料樣本量沒有中國龐大，但美國有著比較健全的醫療資料化，或者說醫療的資訊化、資料化程度比較高。這就使得美國在人工智慧醫療方面的訓練上，更容易基於資料化與標準化訓練出診斷準確率更高的人工智慧醫生。

1.2.3 政策引導和支持

近年來，中國發布了一系列全國性政策及醫療人工智慧專項政策，鼓勵「AI+ 醫療」行業發展。在政策引導下，醫療產業有望迎來真正的變革，以及藉助於人工智慧釋放醫療改革的技術紅利。

2017 年 7 月，中國國務院發佈《新一代人工智慧發展規劃》，這也是中國在人工智慧領域進行系統部署的第一份檔案。《規劃》指出到 2030 年，中國人工智慧理論、技術與應用總體上要達到世界領先水準。

在《規劃》提出的六大重點任務中，特別提出要在醫療領域發展便捷高效的智慧服務，圍繞醫療等方面的迫切民生需求，加快人工智慧創新應用，使精準化智慧服務更加豐富多樣、社會智慧化治理水準大幅提升。

《規劃》提出發展智慧醫療：「推廣應用人工智慧治療新模式新手段，建立快速精準的智慧醫療體系。探索智慧醫院建設，開發人機協同的手術機器人、智慧診療助手，研發柔性可穿戴、生物相容的生理監測系統，研發人機協同臨床智慧診療方案，實現智慧影像識別、病理分型和智慧多學科會診。基於人工智慧展開大規模基因組識別、蛋白組學、代謝組學等研究和新藥研發，推進醫藥監管智慧化。加強流行病智慧監測和防控」。

2018 年，中國大陸教育部印發《高等學校人工智慧創新行動計畫》《關於促進「網際網路 + 醫療健康」發展的意見》，2020 年，中共中央政治局常委會上提出加大公共衛生服務、5G 網路、資料中心等「新基建」進度。

2020 年疫情暴發之時，中國大陸工信部網站也發佈了《充分發揮人工智慧賦能效用協力抗擊新型冠狀病毒感染的肺炎疫情倡議書》，倡議進一步發揮人工智慧賦能效用，組織科研和生產力量，把加快有效支撐疫情防控的相關產品攻關和應用作為優先工作，進一步推動了「人工智慧 +」醫療的發展。

2023 年更是著重於電子病歷的推行。中國國家衛健委在 4 月發佈新版國家二級公立醫院績效考核操作手冊。新版手冊考核要求逐步提高二級公立醫院的電子病歷應用功能水準分級和患者滿意度等指標。對於二級公立醫院的電子病歷應用功能水準分級、患者滿意度等指標，新版手冊要求逐步提高。以電子病歷為核心的醫院資訊化建設是深化醫改重要內容之一。

而電子病歷的推行，是數位化醫療的一個重要舉措，或者說是人工智慧醫療向前發展的一個基礎條件。沒有資料就很難訓練出高品質的人工智慧醫生，而電子病歷的資料化，給人工智慧的醫療變革奠定了基礎。

1.3 「人工智慧 +」下，醫療正進擊

相對於製造業、通訊傳媒、零售、教育等人工智慧應用領域，全球的人工智慧醫療還處於早期階段，商業化程度相對偏低，行業滲透率較低。但不可否認的是，人工智慧在醫療領域的結合點回應了傳統醫療的諸多困境，具有廣泛的市場需求和多元業務趨向，擁有廣闊的發展空間。

尤其是 OpenAI 大型語言模型的突破，將加速人工智慧技術介入醫療的普及與應用速度。比如訓練人工智慧輔助醫生完成病歷的撰寫，診療過程的問題概述。基於影像學與檢測指標的人工智慧診斷，以及專科醫生的打造，藉助於人工智慧技術，都正在實現的路上。

從具體應用層面來看，人工智慧在醫療領域主要在於五個應用方向：輔助診斷、醫學影像、健康管理、藥物研發、疾病預測。

1.3.1 輔助診斷

AI 輔助診斷主要提供了醫學影像、電子病歷、導診機器人、虛擬助理等服務，利用機器學習 + 電腦視覺緩解病理專家稀缺的現狀，利用人工智慧 + 大數據對患者進行系統化記錄和健康管理，利用人工智慧 + 機器人技術分擔醫院從醫人數不足的壓力。

在電子病歷方面，人工智慧普遍在病種專業化平台、智慧語音輸入、自然語言識別、臨床決策支援這 4 個場景開展服務。以語音電子病歷為例，人工智慧基於脱敏的病歷資料和臨床使用不斷訓練模型、優化演算法，透過語音辨識引擎實現人機交互和文本轉錄。

在導診機器人方面，機器人應用相對成熟，應用場景明晰，一般多為院內導診環節，使得醫療機器人具有相應的發展優勢。醫療領域機器人主要基於人臉識別、語音辨識等技術，再透過後台嫁接醫院資訊等知識系統，實現導診功能。

在虛擬助理方面，智慧問診是主要應用場景，透過建立疾病知識庫和歷史問診記錄，實現人機交互的智慧問診功能。比如，新冠疫情期間，入院問診存在交叉感染的風險，對有問診需求的患者造成不便，並且疫情對公眾帶來一定的心理恐慌，線上下醫療受阻，但是又急需專業的醫學資訊來解決問題的情況下。因此，騰訊雲基於醫療行業語料及醫療專業詞彙，打造醫療行業語音辨識模型。醫生無論在門診、住院查房、交接班等場景下，均可使用語音輸入軟體，將傳統的手寫病歷轉換為語音輸入，大幅度節約病歷輸入的時間，減輕工作負擔。在線上問診的過程中，當用戶線上上問診平台輸入症狀，AI 系統將識別使用者輸入的文本，並完成分詞、詞性標注、句法解析、資訊抽取等一系列工作，最終在知識庫中進行檢索，把類似資訊推給使用者，完成精準的資訊匹配。

此外，輔助醫療方面，人工智慧已經形成了一些實質性應用，手術機器人和醫療機器人就是比較活躍的嘗試。手術機器人已經在胃腸外科、泌尿、婦科和心外科等外科手術中滲透與應用。手術機器人通過高解析度 3D 立體視覺以及器械自由度，在狹小的手術空間內提供超越人類的視覺系統，更大的操作靈活性與精準度，拓展了腹腔鏡手術的適應症，增強手術效果。

人工智慧技術還可用於臨床輔助決策，臨床決策系統（CDSS）相當於一個不斷更新的醫學知識庫，是基於人機交互的醫療資訊技術應用系統，透過資料和模型輔助醫生完成臨床決策。CDSS 的使用場景涵蓋診前決策、診中支持和診後評價全流程，說明臨床醫生做出最為恰當的診療決策，提高診斷效率與診斷品質。

目前，世界上絕大多數 CDSS 都由三部分組成：即知識庫、推理機和人機交流介面部分，其中龐大可靠的臨床知識庫是 CDSS 的行業壁壘。一個完整的臨床知識庫應當包含各種最新臨床指南、循證醫學證據、醫學文獻、醫學辭典、醫學圖譜計算工具、大量電子病歷等海量資料，還應當交互良好，方便臨床醫生從資料庫獲取資訊。此外，資料庫必須是開放的，動態更新的。

1.3.2 醫學影像

作為輔助診斷的一個細分領域，將人工智慧技術應用於醫學影像診斷中，是在醫療領域中人工智慧應用最為廣泛的場景。AI 醫學影像得以率先爆發與落地應用，主要是由於影像資料的相對易獲取性和易處理性。相比於病歷等跨越三五年甚至更長時間的資料累積，影像資料僅需單次拍攝，幾秒鐘即可獲取，一張影像片子即可反映病人的大部分病情狀況，成為醫生確定治療方案的直接依據。醫學影像龐大且相對標準的資料基礎，以及智慧圖像識別等演算法的不斷進步，為人工智慧醫療在該領域的落地應用提供了堅實基礎。

具體而言，醫學影像診斷主要依託圖像識別和深度學習這兩項技術。依據臨床診斷路徑，首先將圖像識別技術應用於感知環節，將非結構化影像資料進行分析與處理，提取有用資訊；其次，利用深度學習技術，將大量臨床影像資料和診斷經驗輸入人工智慧模型，使神經元網路進行深度學習訓練；最後，基於不斷驗證與打磨的演算法模型，進行影像診斷智慧推理，輸出個性化的診療判斷結果。

從落地方向來看，AI 主要解決三種影像需求：第一種，病灶識別與標注。針對 X 線、CT、MRI 等影像進行圖像分割、特徵提取、定量分析和對比分析，識別與標注病灶，幫助醫生發生肉眼難以發覺的病灶，降低假陰性診斷發生率，提高醫生診斷效率；第二種，靶區自動勾畫與自我調整放療。針對腫瘤放療環節進行影像處理，説明放射科醫生對 200-450 張 CT 片進行自動勾畫，時間縮短到 30 分鐘一套；在患者 15-20 次上機照射過程中不斷識別病灶位置變化以達到自我調整放療，減少射線對病人健康組織的輻射與傷害。第三種，影像三維重建。基於灰度統計量的配準演算法和基於特徵點的配準演算法，解決斷層圖像配準問題，有效節約配準時間，在手術環節有重要應用。

從落地情況來看，目前中國 AI 醫療影像產品主要應用在疾病篩檢方面，以腫瘤和慢病領域為主。其中，肺癌和眼底篩檢領域介入企業最多，近兩年乳腺癌也成為熱門佈局領域之一。此外，不同企業針對客戶群體也有所差別，除三甲醫院和基層醫院外，也有面向 C 端和保險公司等產品。

在新冠疫情期間，AI 醫學影像就參與到新冠肺炎病灶定量分析與療效評價中，成為提升診斷效率和診斷品質的關鍵力量。伴隨疫情的迅速蔓延，各重點防疫單位胸部 CT 量暴漲，超過平時數倍，一線醫生多處於高壓和疲勞狀態，加之許多輕症患者的肺部影像並不典型，與肺部基礎疾病等相似病症疊加，進一步加大了診斷難度。如何提升閱片效率，同時保證對這種全新疾病診斷的準確性，成為一大防疫痛點。為此，多家人工智慧醫療公司推出了新冠肺炎人工智慧輔助診斷系統，或在原有的肺部 AI 影像產品基礎上新增了新冠肺炎檢出功能，為放射科醫生的 CT 影像診斷提供智慧化分析與預後方案。這也就意謂著，基於 AI 的診斷模型建構之後，我們隨時可以導入新的疾病進行訓練，並快速的形成診斷與應用能力。

1.3.3 健康管理

將人工智慧技術應用到健康管理的具體場景，通常與雲端醫療緊密結合，被視為雲端醫療的深化發展階段。目前，人工智慧技術主要應用於風險識別、虛擬護士、精神健康、移動醫療、可穿戴設備等健康管理領域。

人工智慧可實現精準健康管理。從技術驅動的角度看，人工智慧能透過高效的計算和精準的決策分析，使個性化健康管理成為可能，推動健康管理的精準化，甚至未來營養師和運動專家可以基於人工智慧系統生成精準健康干預方案，並探究資料背後的學科邏輯。

比如，日本就將醫療健康管理和護理作為結合人工智慧的突破口，旨在緩解本國嚴重的高齡化問題帶來的壓力。藉助於各種智慧設備為載體，比如智慧馬桶的應用，可以透過對尿液與糞便的自動監測與檢測，結合人工智慧的健康管理系統，不僅能即時的掌握健康狀況，同時還能推演出潛在的健康問題。中國的人工智慧健康管理事業起步較晚，但隨著各種檢測技術（如可穿戴設備、基因檢測等）的發展，伴隨著物聯網大環境的促進，當前，健康管理市場正在進入一個高速發展階段。

儘管可穿戴設備產業之間已經發展了十多年，但一直沒有獲得足夠的市場認同，其中兩大核心制約要素就是硬體與軟體。所謂的硬體，就是可穿戴設備產品本身，不論是感測器還是其他的監測技術，其針對於人體健康指標的健康精密度都還存在著優化的空間；其次就是軟體層面，也就是基於可穿戴設備所採集的大量健康資料，我們需要藉助於人工智慧的健康管理系統，才能建構即時的健康管理效果。

否則可穿戴設備就只能停留在運動記步等初級運動資料的監測，難以進入真正的健康管理領域。不過可以預見的是，在人工智慧醫療技術的突破之下，可穿戴設備產業將會迎來更加廣闊的發展前景。尤其是在健康管理領域，可穿戴設備是不可或缺的實現載體。

1.3.4 藥物研發

藥物研發主要包括藥物發現、臨床前研究、臨床研究以及審批上市四個階段。目前，藥物研發的核心困難在於研發過程中存在諸多不確定性因素，如靶點有效性、模型有效性等問題，需要透過大量實驗予以確認。而在藥物研發過程中引入人工智慧技術，利用深度學習技術對分子結構進行分析與處理，在不同研發環節建立擁有較高準確率的預測系統，可以減少各個研發環節的不確定性，從而縮短研發週期，降低試誤成本，提高研發成功率。

新冠疫情中，透過大數據處理、機器學習、深度學習等技術，人工智慧正在藥物研發領域發揮了重要作用，這些應用主要集中在靶點發現、疾病網路建構和藥物篩選等領域。例如，燧坤智慧應急小組利用人工智慧文本探勘技術，對已有藥物分子和相關文獻進行探勘，輸出數十個對 SARS、MERS 等冠狀病毒有抑制效果的藥物化合物。中國科學院上海藥物研究所和上海科技大學聯合研究團隊綜合利用虛擬篩選和酶學測試相結合的策略，發現了一批可能對新型肺炎有治療作用的老藥和中藥，包括洛匹那韋和瑞德西韋等。華中科技大學同濟醫學院等醫院和研究所與華為雲聯合科研團隊利用人工智慧技術篩選出五種可能對 2019-nCoV 有效的抗病毒藥物。

而基於大型語言模型人工智慧技術的不斷發展，將會在最大程度上加速人工智慧在醫療領域的應用，其中智慧藥物研發必然是不可或缺的環節。人工智慧技術在智慧藥物研發中主要有以下三方面的優勢：

首先是加速研發。正如上文所談到的，傳統的藥物研發需要耗費大量的時間和人力物力，而人工智慧技術可以透過對海量資料的分析和探勘，加快藥物篩選和優化的過程，並且可以大幅度的針對於疾病配對出更加有效的藥物，就能在最大的程度上縮短研發時間，降低研發成本。

其次是提高成功率。人工智慧技術可以透過對疾病與藥物資料的深度學習和模式識別，發現和分析隱藏在資料中的規律和特徵，包括對不同藥物分子的合成模擬配對，最大程度的提高藥物研發的準確性與成功率。

最後是提高效率。通常對藥物研發需要處理大量的資料、實驗和資訊，而人工智慧技術可以透過自動化的演算法和模型，不僅對資料進行快速準確的分析和處理，同時可以模擬推演各種配對結果，讓實驗從實驗室走向人工智慧虛擬實驗，從而提高研發效率。

不過，目前人工智慧技術在智慧藥物研發中還存在一些局限性，主要體現在以下三方面：

一是數據不足。人工智慧驅動下的智慧藥物研發，顯然需要基於大量的資料和資訊，但是目前可用的資料仍然相對有限，不論是臨床疾病的資料，還是藥物資料庫的資訊，這在很大的程度上限制了人工智慧技術在藥物研發領域的應用；

二是演算法不完善。尤其是在沒有大型語言模型技術之前，人工智慧的演算法技術更像是資料統計分析，而不具備自研發的能力。但隨著大型語言模型技術的突破，基於人工智慧藥物研發的演算法技術將會在最大程度上獲得優化；

三是倫理和法律問題。人工智慧技術的應用涉及到一些倫理和法律問題，一方面是資料隱私保護與資料安全等方面的問題，另外一方面則是基於人工智慧技術驅動下的藥物研發，需要相對應的監管與審批流程，尤其是一些臨床測試環節在藉助於人工智慧技術獲得了模擬與優化之後。

總而言之，藉助於人工智慧技術優化藥物研發，以及推動藥物研發、監管、審批等體系的變革與優化，以及記住與人工智慧技術實現快速、高效、精準、個性化藥物配對、研發、生產、治療的時代正在到來。

1.3.5 疾病預測

對於公共衛生領域來說，人工智慧技術的疾病預測無疑具有重要意義。傳染病防控是目前人工智慧在疾病預測領域的最大應用場景，人工智慧主要在傳染病暴發預測、傳播與溯源路徑排查、發展趨勢預測等方面發揮作用。

對傳染病暴發作出可能性預測：利用網路爬蟲技術、自然語言處理及其他人工智慧技術，持續收集並分析全球範圍內關於疾病和重大公共衛生事件的新聞、報告、評論和搜尋引擎指數，從海量資料中過濾並提取有效資訊，對關鍵資訊進行智慧化分析，可對傳染病暴發作出可能性預測。

在傳染病傳播與溯源排查方面：利用深度學習技術，根據出行軌跡流動資訊、社交資訊、消費資訊、暴露接觸史等大量資料進行科學建模，結合感染者確診時間及其密切接觸者的空間位置資訊確定可能存在交叉感染的時間點與具體傳播路徑，為傳染病溯源分析提供可靠依據。

對傳染病發展趨勢進行預測：基於高危人群感染資料，結合新增確診病例、疑似病例、死亡病例與治癒病例數等，藉助傳播動力學模型、動態感染模型、回歸模型等大數據分析模型，人工智慧技術可以對發病熱力分佈與密切接觸者的熱力分佈進行分析與展示，並對疫情峰值與拐點等重要趨勢進行研判。

新冠疫情期間，基於人工智慧技術的創新防疫應用也在各地相繼落地。在韓國，基於地理位置和行動軌跡的大數據資訊平台成為控制病毒傳播的重要工具，當人們靠近疫情危險區時，會自動收到危險報警。在美國加州，科學家正在研發針對易感者的健康預警系統，能夠遠端監控包括獨居老人在內的易感人群身體健康狀況，起到傳染病預警作用。在中國，人工智慧在無接觸式體溫檢測、社區居民健康快速篩檢、疫情宣教、流行病學資料獲取與應用、智慧化管理平台建設等方面展開應用，對扼制疫情蔓延起到重要作用。例如，復旦大學公共衛生學院對上海市新冠肺炎疫情進行分析和流行病學研究，建構上海市新冠肺炎預測預警模型並提供疫情和醫療資源需求動態預測預警，為決策提供重要參考。

1.4 ChatGPT，如何影響醫療？

從 2022 年末到 2023 年，聊天機器人 ChatGPT 火遍了全網。推出才兩個月，ChatGPT 月活躍人數就已經達到 1 億人次，成為了網際網路歷史上用戶增長最快的消費應用。而當初，海外版抖音 TikTok 在全球發佈後，花了大約 9 個月的時間才達到這個成績。作為人工智慧領域的「頂流」產品。ChatGPT 的出現進一步加速了 AI 在醫療領域的落地，並展現出令人興奮的應用前景。

1.4.1 ChatGPT 是什麼？

ChatGPT 是 OpenAI 公司發佈的最新一代的 AI 語言模型，是自然語言處理（NLP）中一項引人矚目的進展。這款當今最火爆的 AI 語言模型，與過去那些智慧語音助手的回答模式有很大的不同，ChatGPT 出人意表的聰明。跟當前的一些人工智慧客服相比較，ChatGPT 從人工智障真正走向了人工智慧，有了我們期待的模樣。很多人形容它是一個真正的「六邊形戰士」——不僅能拿來聊天、搜尋、做翻譯，還能撰寫詩詞、論文和程式碼，甚至開發小遊戲、參加學術性向測驗（SAT），還能做科研、當醫生等。外媒評論稱，ChatGPT 會成為科技行業的下一個顛覆者。

GPT 英文全稱為 Generative Pre-trained Transformer（生成式預訓練轉換器），是一種基於網際網路可用資料訓練的文本生成深度學習模型。ChatGPT「脫胎」於 OpenAI 在 2020 年發佈的 GPT-3，是訓練參數量最大的 AI 模型。

GPT-3 剛問世時，也曾引起相似的轟動。當時，GPT-3 也展示出了包括答題、翻譯、寫文章，甚至是數學計算和編寫程式碼等多種能力。由 GPT-3 所寫的文章幾乎達到了以假亂真的地步，在 OpenAI 的測試中，人類評估人員也很難判斷出這篇新聞的真假，檢測準確率僅為 12%。GPT-3 被認為是當時最強大的語言模型，甚至在當時就有網友評價 GPT-3「無所不能」。

但現在，ChatGPT-4 所表現出來的能力比 GPT-3 模型還要強大。可以說是智商、情商都線上，而智商更是超過 150。ChatGPT 不僅能進行天馬行空的長對話，可以回答問題，還能根據人們的要求撰寫各種

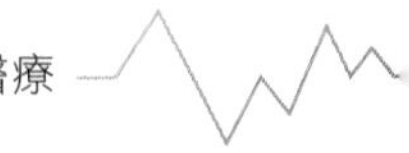

書面材料，例如商業計畫書、廣告宣傳材料、詩歌、笑話、電腦程式碼和電影劇本等，甚至還可以進行化學用品的模擬研發。簡單來說，就是 ChatGPT 具備了類人的邏輯、思考與溝通的能力，並且它的溝通能力在一些領域表現的相當驚人，超過專家級的對話。

文學創作對於 ChatGPT 而言，更是不在話下。比如，給 ChatGPT 一個話題，它就可以寫小說框架。我們讓 ChatGPT 以「AI 改變世界」為主題寫一個小說框架時，ChatGPT 清晰地給出了故事背景、主角、故事情節和結局。一次沒有寫完，經過提醒後，ChatGPT 還能在「調教」之下，繼續回答，補充完整。ChatGPT 已經具備了一定的記憶能力，能夠進行連續對話。 有使用者體驗之後評價稱，「ChatGPT 的語言組織能力、文本水準、邏輯能力，可以說已經令人驚豔了」。甚至已經有用戶打算把日報、週報、總結反思這些文字工作，都交給 ChatGPT 來輔助完成。

普通的文本創作，只是最基本的。ChatGPT 還能給程式設計師的程式碼找 Bug，一些開發者在試用中表示，ChatGPT 針對他們的技術問題提供了非常詳細的解決方案，比一些搜尋軟體的回答還要可靠。美國程式碼託管平台 Replit 首席執行官 Amjad Masad 在推特發文稱，ChatGPT 是一個優秀的「除錯夥伴」，「它不僅解釋了錯誤，而且能夠修復錯誤，並解釋修復方法」。

ChatGPT 還敢於質疑不正確的前提和假設，主動承認錯誤以及一些無法回答的問題，主動拒絕不合理的問題，提升了對用戶意圖的理解，提高了答題結果的準確性。目前，已經有網友嘗試讓 ChatGPT 參加 SAT 測驗；誘騙 ChatGPT 規劃如何毀滅世界；甚至讓 ChatGPT 扮演 OpenAI，在系統內建構 ChatGPT 套娃。

在醫學領域，根據美國《科學公共圖書館·數位健康》2 月 9 日刊載文章稱，ChatGPT 在沒有經過專門訓練或加強學習的情況下就能通過或接近通過美國執業醫師資格考試（USMLE）。不僅能夠通過考試，並且 ChatGPT 還在考試中表現出高度的一致性和洞察力。這些結果讓我們看到，基於大型語言模型的人工智慧技術，可能有輔助醫學教育、甚至臨床診療、決策的潛力。

1.4.2 比 ChatGPT 更強大的版本

ChatGPT 的強悍已經讓人們足夠震驚，而 ChatGPT 的下一代——GPT-4 則讓人們進一步感受到，人工智慧帶來的顛覆，或許真的要來了。

事實上，ChatGPT 其實只是 OpenAI 公司匆忙推出的測試品。據美國媒體報導，2022 年 11 月中旬，OpenAI 員工被要求快速上線一款聊天機器人。一位高層管理人員稱，該聊天機器人將被稱為「Chat with GPT-3.5」，兩週後將免費向公眾開放。這與原本安排不符。近兩年，OpenAI 一直在開發名為「GPT-4」的更強大型語言模型，並計畫於 2023 年發佈。2022 年，GPT-4 都在進行內部測試和微調，做好上線前準備。但 OpenAI 的高層管理人改變了主意。

由於擔心競爭對手可能會在 GPT-4 之前，搶先發佈自己的 AI 聊天機器人超越他們，因此，OpenAI 拿出了 2020 年推出的舊語言模型 GPT-3 的強化版本 GPT-3.5，在此基礎上進行了微調。這才有了新款的聊天機器人 ChatGPT 誕生。

與 ChatGPT 的匆忙發佈不同，GPT-4 是有所準備的結果。根據網傳的消息，GPT-4 早在去年 8 月就訓練完成了。之所以現在才上市，是 OpenAI 需要花 6 個月時間，讓它變得更安全。而圖像識別、進階推理、龐大的單詞掌握能力，是 GPT-4 的三大特點。

就圖像識別功能來說，GPT-4 可以分析圖像並提供相關資訊，例如它可以根據食材照片來推薦食譜，為圖片生成圖像描述和圖注等。但是，出於對潛在濫用的擔憂，OpenAI 推遲了圖像描述功能的發佈。也就是說，GPT-4 的圖像輸入功能還處於尚未公開的預覽階段，目前僅能在 OpenAI 的直播中觀看效果。

就進階推理功能來說，GPT-4 能夠針對 3 個人的不同情況做出一個會議的時間安排，回答存在上下文關聯性的複雜問題。再比如你問，圖片裡的繩子剪斷會發生什麼。它答，氣球會飛走。GPT-4 甚至可以講出一些品質不怎麼樣、模式化的冷笑話。雖然並不好笑，但至少，它已經開始理解「幽默」這一人類特質，要知道，AI 的推理能力，正是 AI 向人類思維慢慢進化的標誌。

就詞彙量來說，GPT-4 能夠處理 2.5 萬個單詞的能力，GPT-4 在單詞處理能力上是 ChatGPT 的八倍，並可以用所有流行的程式設計語言撰寫程式碼。其實，在隨意談話中，ChatGPT 和 GPT-4 之間的區別是很微妙的。但在當任務的複雜性達到足夠的閾值時，差異就出現了，GPT-4 比 ChatGPT 更可靠、更有創意，並且能夠處理更細微的指令。

並且，GPT-4 還能以高分通過各種標準化考試：GPT-4 在模擬律師考試中的成績超出 90% 的人類考生，在 SAT 測驗的 SA 閱讀考試中超出 93% 的人類考生，在 SAT 數學考試中超出 89% 的人類考生。而同樣面對律師資格考試，ChatGPT 背後的 GPT-3.5 排名在倒數 10% 左右，而 GPT-4 考到了前 10% 左右。

1.4.3 GPT-4 意謂著什麼？

自人工智慧誕生以來，科學家們就在努力實現通用 AI，而所謂的通用 AI，其實就是指應對多種甚至泛化問題的人工智慧技術。通用 AI 將擁有在事務中推理、計畫、解決問題、抽象思考、理解複雜思想、快速學習和從經驗中學習的能力，能夠像人類一樣輕鬆地完成所有這些事情。ChatGPT 和 GPT-4 的成功證明了大型語言模型路線的有效性，這直接打開了通用 AI 發展的大門，讓 AI 終於完成了從 0 到 1 的突破，開啟真正的 AI 時代。

ChatGPT 和 GPT-4 的成功，根本原因其實是技術路徑的成功。在 OpenAI 的 GPT 模型之前，人們在處理自然語言模型 NLP 時，都用的是迴圈神經網路（RNN），然後再加入注意力機制（Attention Mechanism）。所謂注意力機制，就是想將人的感知方式、注意力的行為應用在機器上，讓機器學會去感知資料中的重要和不重要的部分。比如，當我們要讓 AI 識別一張動物圖片時，最重要該關注的地方就是圖片中動物的面部特徵，包括耳朵，眼睛，鼻子，嘴巴，而不用太關注背景的一些資訊，注意力機制核心的目的就在於希望機器能在很多的資訊中注意到對當前任務更關鍵的資訊，而對於其他的非關鍵資訊就不需要太多的注意力側重。換言之，注意力機制讓 AI 擁有了理解的能力。

但 RNN + Attention，會讓整個模型的處理速度變得非常非常慢，因為 RNN 是一個詞一個詞處理的。所以才有了 2017 年 Google 大腦團隊在那篇名為「Attention is all you need」(自我注意力是你所需要的全部)的論文的誕生，簡單來說，這篇論文的核心就是不要 RNN，而要 Attention。而這個沒有 RNN 只有 Attention 的自然語言模型就是 Transformer ，也就是今天 ChatGPT 能夠成功的技術基礎。

這個只有 Attention 的 Transformer 模型不再是一個詞一個詞的處理，而是一個序列一個序列的處理，可以平行計算，所以計算速度大幅提升，一下子讓訓練大模型，超大模型，巨大模型，超巨大模型成為了可能。

於是 OpenAI 在一年之內開發出了第一代 GPT，第一代 GPT 在當時已經是前所未有的巨大語言模型，具有 1.17 億個參數。而 GPT 的目標只有一個，就是預測下一個單詞。如果說過去的 AI 是遮蓋掉句子中的一個詞，讓 AI 根據上下文「猜出」中間那一個詞，進行完形填空，那麼 GPT 要做的，就是要「猜出」後面一堆的詞，甚至形成一篇通順的文章。事實證明，基於 Transformer 模型和龐大的資料集，GPT 做到了。

特別值得一提的是，在 GPT 誕生的同期，還有另一種更火的語言模型，就是 BERT。BERT 是 Google 基於 Transformer 做的語言模型，BERT 是一種雙向的語言模型，透過預測遮罩子詞——先將句子中的部分子詞遮罩，再令模型去預測被遮罩的子詞——進行訓練，這種訓練方式在語句級的語義分析中取得了極好的效果。BERT 模型還使用了一種特別的訓練方式——先預訓練，再微調，這種方式可以使一個模型適用於多個應用場景。這使得 BERT 模型刷新了 11 項 NLP 任務處理的紀錄。在當時，BERT 直接改變了自然語言理解(NLU)這個領域，引起了多數 AI 研究者的跟隨。

面對 BERT 的大火，GPT 的開發者們依然選擇了堅持做生成式模型，而不是去做理解。於是就有了後來爆紅的 GPT-3 和那個可以幫我們寫論文、編寫程式碼、進行多輪對話，能完成各式各樣只要是以文字為輸出載體的任務的神奇 AI。

從 GPT-1 到 GPT-4，OpenAI 做了兩年多時間，用大力出奇跡的辦法，證明了大型語言模型的可行性，參數從 1.17 億飆升至 1750 億甚至更多，也似乎證明了參數越多越大，AI 能力越強。可以說，作為一種通用 AI，ChatGPT 的成功更是一種工程上的成功，ChatGPT 證明了大型語言模型路線的勝利，讓 AI 終於完成了從 0 到 1 的突破，從而走向真正的通用 AI 時代。

在這樣的模型下，加以時日，開放埠給專業領域的組織合作，以 GPT-4 的學習能力，再結合參數與模型的優化，將很快在一些專業領域成為專家級水準。

就像我們人類的思考和學習一樣，比如，我們能夠透過閱讀一本書來產生新穎的想法和見解，人類發展到今天，已經從世界上吸收了大量資料，這些資料以不可估量、無數的方式改變了我們大腦中的神經連接。人工智慧研究的大型語言模型也能夠做類似的事情，並有效地引導它們自己的智慧。

當 GPT-4 廣泛地開放給大眾使用，並且數以億計的人湧入與 GPT-4 進行互動中，GPT-4 就將獲得龐大又寶貴的資料，於是，憑藉著比人類更為強大的學習能力，GPT-4 學習與進化速度正在超越我們的想像。未來，藉助於各種國際科研期刊與科研資料，AI 就能基於這些前沿研究來為科學家的科研提供分析、建議、模型、推演，甚至可以進行模擬科研的推演。

而一旦我們將人類社會所沉澱的醫療數據資訊開發給 GPT 進行訓練之後，基於 GPT 的人工智慧醫生，在常規與標準化的診療方面超越我們人類醫生，是指日可待的事情。

1.4.4 ChatGPT 進軍醫療

ChatGPT 是 Transformer、RLHF 和 GPT 等相關技術發展的集大成者。它可以被理解為 NLP 領域的結晶，也可以被理解為透過深度學習，進而理解文本，同時生成類似於人類所創造文本的人工智慧模型。ChatGPT 強悍的性能令世界震驚，在 ChatGPT 的熱潮席捲各行各業之時，也來到了醫療行業。

比如，美國執業醫師資格考試以難度大著稱，而美國研究人員測試後卻發現，聊天機器人 ChatGPT 無需經過專門訓練或加強學習就能通過或接近通過這一考試。參與這項研究的研究人員主要來自美國醫療保健初創企業安西布林健康公司 (AnsibleHealth)。他們在美國《科學公共圖書館．數字健康》雜誌 9 日刊載的論文中說，他們從美國執業醫師資格考試官網 2022 年 6 月發佈的 376 個考題中篩除基於圖像的問題，讓 ChatGPT 回答剩餘 350 道題。這些題類型多樣，既有要求考生依據已有資訊給患者下診斷這樣的開放式問題，也有諸如判斷病因之類的選擇題。兩名評審人員負責閱卷打分。

結果顯示，在三個考試部分，去除模糊不清的回答後，ChatGPT 得分率在 52.4% 至 75% 之間，而得分率 60% 左右即可視為通過考試。其中，ChatGPT 有 88.9% 的主觀回答包括「至少一個重要的見解」，即見解較新穎、臨床上有效果且並非人人能看出來。研究人員認為，「在這個出了名難考的專業考試中達到及格分數，且在沒有任何人為強化（訓練）的前提下做到這一點」，這是人工智慧在臨床醫學應用方面「值得注意的一件大事」，顯示「大型語言模型可能有輔助醫學教育、甚至臨床決策的潛力」。

除了通過醫考外，ChatGPT 的問診水準也得到了業界的肯定。《美國醫學會雜誌》（JAMA）發表研究性簡報，針對以 ChatGPT 為代表的線上對話人工智慧模型在心血管疾病預防建議方面的使用合理性進行探討，表示 ChatGPT 具有輔助臨床工作的潛力，有助於加強患者教育，減少醫生與患者溝通的壁壘和成本。

過程中，根據現行指南對 CVD 三級預防保健建議和臨床醫生治療經驗，研究人員設立了 25 個具體問題，涉及到疾病預防概念、風險因素諮詢、檢查結果和用藥諮詢等。每個問題均向 ChatGPT 提問 3 次，記錄每次的回覆內容。每個問題的 3 次回答都由 1 名評審員進行評定，評定結果分為合理、不合理或不可靠，3 次回答中只要有 1 次回答有明顯醫學錯誤，可直接判斷為「不合理」。

結果顯示，ChatGPT 的合理概率為 84%（21/25）。僅從這 25 個問題的回答來看，線上對話人工智慧模型回答 CVD 預防問題的結果較好，具有輔助臨床工作的潛力，有助於加強患者教育，減少醫生與患者溝通的壁壘和成本。

顯然，ChatGPT 與其他人工智慧工具不同。事實上，它很像醫生解決問題的方式：從一個大型資料庫開始，對於醫生來說，資料來自於課堂、已經發表的研究和專業經驗。對 ChatGPT 來說，資料是數位出版材料的總和。醫生會回憶或查找符合病人症狀的相關資訊；ChatGPT 也將使用大量參數來精確定位合適的文本。

當然，ChatGPT 在醫療場景的應用，遠不止於此。GPT 是一項極具韌性的技術，它本身可以做非常多的應用。只要稍經改動便可以遷移到其他領域，同時產生良好結果。儘管，當前 ChatGPT 主要應用在文本對話領域，但未來融合語音、文本、圖像訊號的多模態交互技術依然可能成為未來行業研究的熱點方向。全球最快的圖像生成應用 Stable Diffusion 便是一個成功的應用案例。Stable Diffusion 可以透過文字描述生成圖片，實現 1 秒出圖。如果在醫學影像 AI 上能夠應用類 GPT 技術，透過建立起文本與圖像之間的聯繫，反過來將圖像上的關鍵資訊轉化為準確的文字資訊，或許就能進一步提升醫生檢測效率和檢測能力。

此外，從醫學教育的過程來看，醫學生和住院醫生透過結合教科書、期刊文章、課堂指導和觀察熟練的臨床醫生來學習這些技能。而以 ChatGPT 為代表的 AI 大模型也能夠遵循同樣的方法。一旦 ChatGPT 連接到床邊的病人監護系統，就可以訪問實驗室資料並聽到醫患之間的互動，該應用程式將開始預測最佳的一系列臨床步驟。每次 ChatGPT 將這些決定與電子健康記錄中的臨床記錄和主治醫生的指令進行比較時，它都會學習和改進。一年級的醫學生需要十年的教育和培訓才能技巧嫻熟。未來幾代的 ChatGPT 將在幾個月或更短的時間內完成這一過程。隨著時間的推移，ChatGPT 將不斷改進並解決越來越複雜的醫療問題。

1.5 從曲折前進到拐點之年

隨著人工智慧技術的加速成熟，人工智慧在醫療領域的應用場景不斷豐富，為疾病檢測、診斷及治療模式帶來深刻變革，為提升居民健康品質提供新方式。不過，一直以來，醫療 AI 的商業化難題也限制著醫療

AI 的進一步發展，而今天，對於也曾經歷波峰的醫療 AI 而言，ChatGPT 和 GPT-4 的成功無疑是一個絕佳的機會。

1.5.1 醫療 AI 的起落

事實上，很早之前，醫療 AI 就已經啟動。

1978 年 -2013 年是醫療 AI 的萌芽階段，中國開始進行醫療 AI 領域研究開發，整體以臨床知識庫為主，1978 年，「關幼波肝病診療程式」的開發被認為是中國首次將醫學專家系統應用到傳統中醫領域此後，「中國中醫治療林如高骨傷專家系統」、「電腦診療系統」以及具有諮詢和輔助診斷性質的「中醫電腦輔助診療系統」等醫療 AI 雛形產品相繼湧現。

2014 年 -2019 年是醫療 AI 的起步階段。2014 年以來，中國醫療 AI 領域創投熱度持續升溫，2018 年投資案例數達到近年來最高，有 197 起。2018 年，HC3i 盤點了超過 120 家中國醫療 AI 初創企業，應用場景覆蓋醫學影像、輔助診斷、健康管理、藥物探勘等八大領域。同時期，外媒也曾列舉過 105 家醫療 AI 初創企業，其中也包括了 IBM、google 等投資的企業。中國人工智慧技術加速突破，AI 醫學影像廠商陣營逐漸壯大，AI 技術在新藥研發、基因檢測等領域的融合不斷加深，新產品相繼問世。領先廠商憑藉技術、資源等優勢逐步構築競爭壁壘。

2020 年至今，醫療 AI 則進入商業化探索階段。2020 年 1 月，第一張醫療 AI 產品三類證落地頒發；2020 年醫療 AI 行業合計落地 10 張 NMPA 三類證，開啟醫療 AI 商業化元年 2021 年，科亞方舟、推想醫療、數坤科技等企業相繼遞交招股書，醫渡科技、鷹瞳科技正式登陸港交所，行業開始進入商業化探索階段。

雖然醫療 AI 的賽道在近年被資本熱捧，單是 2020 年一年，醫療 AI 領域的投資就高達 64 億。不過，資本火熱改變不了 AI 在醫療場景落地面臨的商業化困境。究其原因，首先，系統標準化程度低。經歷了 30 年的發展，醫院執行資訊系統（HIS）系統逐漸從零到一，迭代完善。走到今天，受到不同歷史時期技術限制以及不同體系醫院需求影響，各廠家版本均有不同程度的差異，今天每家醫院的系統都是不完全一樣的。然而，對於所有後來者，進醫院的第一步就是先搞清楚每家醫院的 HIS，包括功能、流程和資料，再進行針對性開發。而這個過程耗時、費力，而且難度很大，但需要後來者消耗大量的人力成本和時間成本，彌合這個歷史帶來必須要面對的行業現狀。

其次，資料標準化程度低。近年來，醫院開始推互連互通，搭建資料中心，漸漸開始重視資料治理工作。然而，一千家醫院有一千種資料管理方式、資料儲存結構、資料呈現方法，結果拿到的資料有不同儲存格式、資料架構和標準，資料一致性、完整性和準確性都很難保障。

最後，交付能力弱，這也是最重要的原因所在。而導致交付能力弱的根本原因，還是在於人工智慧依然停留在智慧不智的層面。顯然，隨著 AI 技術普及發展，AI 不是再需要諾貝爾級別的創新，而是將現有技術產品化，商業化，創造出真正的價值。但由於部分人工智慧企業及媒體傳播的誇大，導致了人工智慧仍然青澀的能力在某些領域存在被誇大的情況。

更直觀的看待，當前的人工智慧更像是人工智障。市場對人工智慧寄予過高的期望，而實際的產品體驗卻往往欠佳。人們對人工智慧能力、易用性、可靠性、體驗等方面的要求都給當前的人工智慧技術帶來了更多挑戰。

目前，人工智慧能夠真正商業化處理的還只是對資料或者資訊的歸類、識別，以及一些簡單特定問題的機器回覆。比如，以交通事故來說，在全程監控的道路上發生交通事故，人工智慧需要的是能夠讀懂交通的判定法規，依據其全程錄製的行車與道路情況作出識別，並依據交通法規作出判定，這樣的人工智慧才是人工智慧應該有的樣子。

再比如，線上人工智慧客服就是很多人都面臨的一個尷尬問題。雖然各種線上平台都推出了人工智慧的客戶，但是這個人工智慧客服更直觀的理解是標準化問題的程式主動回覆，跟人工智慧似乎沒有什麼關係，超出標準化的問題，人工智慧就不再智慧，而需要人工。

並且，當前的人工智慧高度依賴資料，但資料積累、共用和應用的生態仍然比較初級，這直接阻礙著人工智慧部分應用的實現。此外，人工智慧作為一種新的技術，在市場的應用無疑需要長期與實體世界和商業社會進行磨合，避免意外的情況發生。

1.5.2 破局之路，行則將至

醫療 AI 苦於商業化難題久矣，對於也曾經歷波峰的醫療 AI 而言，ChatGPT 的成功無疑是一個機會。ChatGPT 強大的整合資訊和語言組織能力，以及接近於人類的常識、認知和價值觀，都讓用戶更願意接納它。以 ChatGPT 和 GPT 技術為代表的 AI 大模型，將為醫療 AI 提供了新的機遇和突破口，推動醫療 AI 進入全新的智慧階段。

首先，醫院將成為未來醫療 AI 應用最為廣泛的領域之一。未來，隨著通用 AI 大模型的發展和應用，醫療 AI 將更好地為醫院提供智慧化服務和支援。醫療 AI 將會對醫院的工作流程、醫療品質和效率產生重要影響。

醫療 AI 可以大幅提高醫院的工作效率。例如，醫療 AI 可以透過自動化診斷流程，減輕醫生的工作負擔，提高醫生的工作效率。醫療 AI 還可以提高醫院的醫療品質。透過分析大量的醫療資料和知識，醫療 AI 可以為醫生提供更準確的診斷和治療建議。此外，醫療 AI 還可以為醫院提供智慧化的管理和監控服務，説明醫院更好地管理和控制醫療過程，從而提高醫院的管理效率和醫療品質。

其次，醫療 AI 將給健康管理注入新的活力。未來，隨著通用 AI 大模型的發展和應用，醫療 AI 將在健康管理中發揮更為重要的作用。醫療 AI 可以透過分析個人的健康資料和行為，為健康管理提供更為智慧和個性化的服務和支援。

在今天，40% 的美國人患有兩種或兩種以上的慢性疾病，這些疾病每天都影響他們的健康。這些患者需要的是持續的日常監測和護理。但傳統的面對面醫療體系並沒有為他們提供這種服務。這就是未來人工智慧可以發揮巨大作用的地方。未來，被改進過的 GPT 技術的加入，將能夠全天候監測患者，並提供持續的醫療專業知識。這將有助於預防心臟病、高血壓和糖尿病等慢性疾病，並最大限度地減少致命的併發症，包括心臟病、中風和癌症。GPT 技術可以與可穿戴設備和支援性消費技術同步，提供全天候監控，也能將可穿戴設備的讀數與每位元患者的醫生預先設定的預期範圍進行比較，從而在出現問題時向患者和醫生發出警報。另外，GPT 技術還能提醒在家的患者何時應該進行預防性篩檢、補充藥物或每日鍛煉。

醫藥研發是醫療 AI 應用的另一個重要領域。未來，隨著通用 AI 大模型的發展和應用，醫療 AI 將在醫藥研發中發揮更為重要的作用。醫療 AI 可以透過分析大量的醫療資料和知識，為醫藥研發提供更為準確和高效的方法和工具。醫療 AI 可以透過分析大量的醫療資料，發現疾病發展規律和治療方法的關聯，從而為新藥研發提供更準確的方向和思路，醫療 AI 還可以透過模擬和仿真技術，加速新藥研發的進程。此外，醫療 AI 還可以為藥物臨床試驗提供更高效和準確的方法和工具，從而提高臨床試驗的成功率和效率。

此外，未來，醫療 AI 還可以為醫學教育提供全新的學習方式和教學工具。醫療 AI 可以透過智慧化的學習和教育方式，説明醫學生更好地掌握醫學知識和技能。醫療 AI 可以為醫學生提供智慧化的學習輔助工具。例如，醫療 AI 可以透過自然語言處理技術，説明學生更好地理解醫學文獻和知識。醫療 AI 還可以透過模擬和虛擬實境技術，為學生提供更真實的醫學實踐環境，幫助學生更好地掌握醫學技能和操作技巧。醫療 AI 還可以為醫學生提供智慧化的評估和回饋服務，説明學生瞭解自己的學習情況和不足之處，從而更好地提高自己的醫學水準。ChatGPT 就像一道火光閃過，讓人們重新審視 AI 技術，並學會如何與之進行對話。ChatGPT 也為醫療 AI 提供了方向指引，ChatGPT 對於醫療 AI 的顛覆，是綜合而又全面的，是從醫療到醫藥，從診療到治療的全過程的顛覆。

PART 2

技術篇

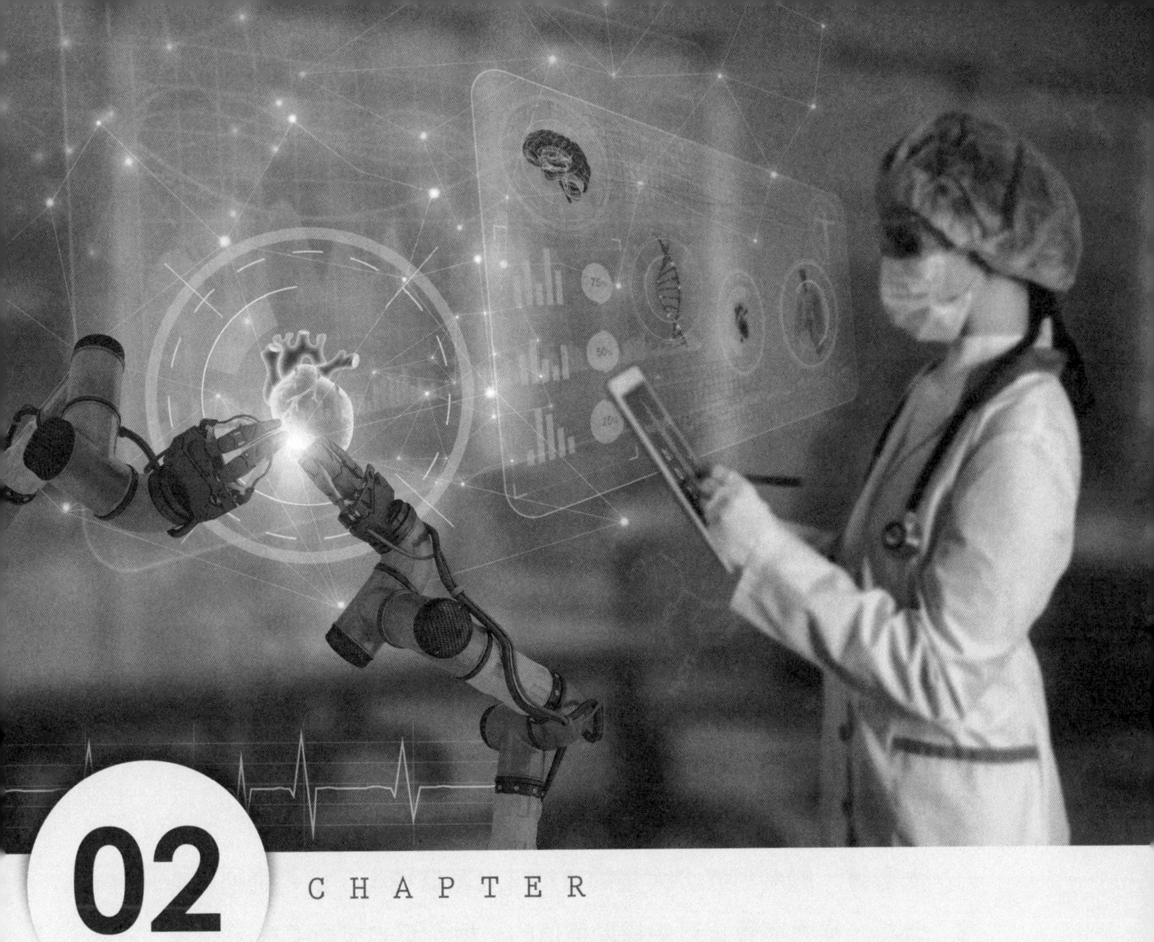

02 CHAPTER

「大數據 +」醫療

2.1 大數據，大價值

搭上「人工智慧」的醫療，要走上發展快車道，離不開「大數據」這把金鑰匙。如果我們把醫療 AI 比作一幢高樓大廈，那麼，「大數據」就是這幢大廈的地基，萬丈高樓平地起，沒有堅固的地基，空中樓閣難以觸及；甚至，「大數據」還可以說是這幢大廈的磚瓦，沒有充足的磚瓦，海市蜃樓不長久。一個小小的比方，讓大數據，或者說醫療大數據的重要性不言而喻。這讓我們在探究醫療 AI 之前，不得不先去認識一下如此風靡的「大數據」。

2.1.1 什麼是大數據？

大數據，顧名思義，大量的資料。大數據技術，則是透過獲取、儲存、分析，從大容量資料中探勘價值的一種全新的技術架構。

從資料的體量來看，傳統的個人電腦，處理的資料，是 GB/TB 級別的資料。其中，1 KB = 1024 B (KB - kilobyte)；1 MB = 1024 KB (MB - megabyte)；1 GB = 1024 MB (GB - gigabyte)；1 TB = 1024 GB (TB - terabyte)。比如，硬碟就通常是 1TB/2TB/4TB 的容量。

而大數據則處理的是 PB/EB/ZB 級別的資料體量。其中，1 PB = 1024 TB (PB - petabyte)；1 EB = 1024 PB (EB - exabyte)；1 ZB = 1024 EB (ZB - zettabyte)。

如果說一塊 1TB 的硬碟可以儲存大約 20 萬張的照片或 20 萬首 MP3 音樂，那麼 1PB 的大數據，則需要大約 2 個機櫃的存放裝置，儲存約為 2 億張照片或 2 億首 MP3 音樂。1EB，則需要大約 2000 個機櫃的存放裝置。

當前，全球資料量仍在飛速增長的階段。根據國際機構 Statista 的統計和預測，2020 年全球資料產生量預計達到 47ZB，而到 2035 年，這一數字將達到 2142ZB，全球資料量即將迎來更大規模的爆發。換言之，大數據時代已真正降臨。大量的資料增長，來自每個人每天的日常行為：查天氣、查股票、查地圖導航、購物、聊天、刷微信朋友圈、轉發、點讚等。2015 年，每人每天的資料交互行為為 218 次，預計到 2025 年，將飆升到每人每天 4785 次。

除了體量之大，大數據真正的「大」還在於其發揮的價值之大。早在 1980 年，著名未來學家阿爾文·托夫勒在他的著作《第三次浪潮》中，就明確提出：「資料就是財富」，大數據的核心本質，就是價值。 這種價值在人工智慧時代的意義越來越重大，已經不僅僅是用於大數據的使用者行為分析與商業價值探勘，更重要的是用於人工智慧應用的訓練。

牛津大學網際網路研究所維克托·邁爾·舍恩伯格教授指出，「大數據」所代表的是當今社會所獨有的一種新型的能力——一種前所未有的方式，透過對海量資料進行分析，獲得有巨大價值的產品、服務和見解。透過大數據處理與分析，人們就能獲得客戶、友商、產品、管道在各個維度的資訊情報，藉此為創新應用模式及商業模式的設計提供研判線索和技術基礎。

大數據的價值在 2020 年疫情的強壓下也得到體現。比如，透過大數據對疫情監測追蹤和防控救治。在疫情趨勢研判、流行病學調查、輿情資訊動態、人員遷徙和車輛流動、資源調配和物流運輸等方面，透過政企合作開發大數據分析產品或服務，為政府、企業和公眾提供即時動態的資訊以輔助決策。諸多大數據企業和網際網路平台發揮了大數據技術的優勢，為人們提供線上教育、線上醫療、遠端辦公、無接觸外送、線上娛樂等服務，大批中小微企業開啟數位化轉型。

當前，「大數據」正在給整個社會帶來從生活到思維上革命性的變化：企業和政府的管理人員在進行決策的時候，會出現從「經驗即決策」到「資料輔助決策」再到「資料即決策」的變化；人們所接受的服務，將以數位化和個性化的方式呈現，藉助 3D 列印技術和生物基因工程，零售業和醫療業亦將實現數位化和個性化的服務；以小規模實驗、定性或半定量分析為主要手段的科學分支，如社會學、心理學、管理學等，將以向大規模定量化資料分析轉型；將會出現資料營運商和資料市場，以資料和資料產品為物件，透過加工和交易資料獲取商業價值；人類將在哲學層面上重新思考諸如「物質和資訊誰更基礎」、「生命的本質是什麼」、「生命存在的最終形態是什麼」等本體論問題。

並且，作為一種商品，資料可以買賣，可以增值，更重要的是還可以用於訓練，這不僅是大數據時代特徵，更是人工智慧時代的特徵。國際市場的資料交易大致開始於 2008 年，一些前瞻性的企業開始加大對資料業務的投入，初見端倪的資料應用新業態包括「資料市場」、「資料銀行」、「資料交易公約」等，知名資料服務商則有 Microsoft 資料市場、Amazon 公共資料集、Oracle 線上資料交易等。中國資料交易則起步於 2010 年左右，2015 年 9 月，中國發佈的《促進大數據發展行動綱要》中明確提出要引導培育大數據交易市場，開展面向應用的資料交易市場試點，探索開展大數據衍生產品交易，建立健全資料資源交易機制和定價機制。

綜上所述，我們對「大數據」概念基本能有一個全方面的認識。「大數據」不是資料量的簡單刻畫，也不是特定演算法、技術或商業模式上的發展，而是從資料量、資料形態和資料分析處理方式，到理念和形態上重大變革的總和。大數據具有大價值，這也是為什麼今天社會各界如此關注大數據的原因所在。

2.1.2 大數據和人工智慧

《英國發展人工智慧產業》中，對於大數據和人工智慧的關係，用一句話進行了簡要概括：資料是為了開發人工智慧，人工智慧是為了管理資料 (Data for developing AI, AI for managing data)。該報告指出正是資料的快速增長催生了人工智慧，獲取大量資料和特定資料是成功訓練機器學習演算法的關鍵。在有關機器學習的報告中，英國皇家學會指出，如果要在一個行業中使用人工智慧，必須使用與該行業相關的資料來培訓人工智慧。如果缺乏相關性和高品質的資料，人工智慧將無法得到發展。若訓練資料的可用性增加，人工智慧演算法的準確性也會相應提高。日益增加的資料量使得人工智慧變得尤為必要，有些部門的資料量已經大到只有人工智慧有能力處理其數量和複雜性。

可以說，大數據和人工智慧是密不可分的兩項技術。一方面，人工智慧的發展需要有大數據支撐。在過去，人工智慧由於處理器速度慢、資料量小而不能很好地工作。而今天，大數據為人工智慧提供了海量的資料，使得人工智慧技術有了長足的發展，能夠實現電腦數據資訊分類儲存目標，擴展數據資訊儲存容量，全面提升電腦網路系統的活躍性。

另一方面，大數據採擷少不了人工智慧技術的支援。大數據的「資料」可以分為「結構化資料」、「非結構化資料」與「半結構化資料」。

「結構化資料」是指企業的客戶資訊、經營資料、銷售資料、庫存資料等，儲存於普通的資料庫之中，專指可作為資料庫進行管理的資料，例如，填的表格就是結構化的資料，民族：漢，性別：男。這種就叫結構化資料。相反，「非結構化資料」是指不儲存於資料庫之中的，包括電子郵件、文字檔、圖像、影片等資料。目前，非結構化資料激增，企業資料的 80%左右都是非結構化資料。隨著社交媒體的興起，非結構化資料更是迎來了爆發式增長。複雜、海量的資料通常被稱為大數據。半結構化資料則是一些 XML 或者 HTML 的格式的資料。

從大數據採擷角度來看，大數據的分析並不簡單，尤其是非結構化資料。文本探勘需要「自然語言處理」技術，圖像與影片解析需要「圖像解析技術」。如今，「語音辨識技術」也不可或缺。這些都是傳統意義上人工智慧領域所研究的技術。

總而言之，大數據和人工智慧二者相輔相成、相互連接，這才有了今天人工智慧的持續進化給人們帶來的驚喜。而這對於人工智慧醫療，或者人工智慧醫生的打造，資料與技術也同樣是相互驅動的要素。

2.2 當醫療接軌大數據

隨著資訊技術的快速發展，各類資料急劇增長，資料資源與自然資源一樣，已成為重要的戰略資源，人類社會進入到大數據時代。大數據時代下的醫療活動，如就診治療、醫學研究、健康保健和衛生管理，時刻在產生大量的醫療資料。

醫療大數據是醫生對患者診療和治療過程總產生的資料，包括患者基本資料、電子病歷、診療資料、醫學影像資料、醫學管理、經濟資料、醫療設備和儀器資料等。而不斷資料化的資訊，在使醫院資料庫資

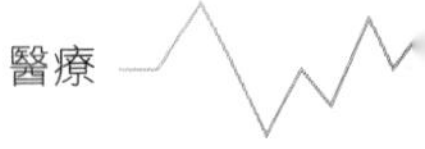

訊容量不斷膨脹的同時，也對疾病及病人的管理、控制和醫療研究起到了積極的作用，價值不菲。

透過對醫療大數據的分析和加工，我們就可以探勘出和疾病診斷、治療、公共衛生防治等方面的重要 價值。醫療大數據的應用並不僅僅是在資訊化時代才出現。早在 19 世紀，英國流行病學家、麻醉學家約翰·斯諾（John Snow）博士運用近代早期的資料科學，記錄每天的死亡人數和傷患人數，並將死亡者的位址標注在地圖上，繪製了倫敦霍亂爆發的「群聚」地圖。霍亂在過去被普遍認為是由「有害」空氣導致的，斯諾透過調查資料的匯總，確定了「霍亂」的元兇是被污染的公共水井，並同時奠定了疾病細菌理論的基礎。可以說，現代醫學就是基於資料的醫學，基於大數據的醫學。

2.2.1 醫療資料從哪來？

隨著醫療衛生資訊化建設進程的不斷加快，醫療資料的類型和規模也在以前所未有的速度迅猛增長，醫療大數據主要由結構化資料和非結構化資料構成，且以非結構化資料為主。不過，如此具有特殊性、複雜性的龐大的醫療大數據，其搜集如果僅靠個人甚至個別機構，那基本是不可能完成的任務，那麼，這些資料到底是怎麼產生的，又都來自哪裡呢？

經過簡單的梳理，我們大致可以分為四類來源：

1. **病人就醫過程中產生的資訊**：從患者進入醫院開始，掛號環節便將個人姓名、年齡、住址、電話等資訊輸入資料庫了；隨後在醫生就醫環節，病患的身體狀況、醫療影像等資訊也將被輸入資料庫；看病結束以後，患者買單結算的過程中，又將有費用資訊、報銷資訊、醫保使用情況等資訊被添加到醫院的大數據庫裡面。這將形成醫療大數據最基礎卻也是最龐大的原始資源。

2. **臨床醫療研究和實驗室資料**：臨床和實驗室資料整合在一起，將形成龐大的醫療資料集，一張普通 CT 圖像含有大約 150 MB 的資料，一個標準的病理圖則接近 5 GB。如果將這些資料量乘以人口數量和平均壽命，僅一個社區醫院累積的資料量就可達數萬億位元組甚至數千萬億位元組（PB）之多。

3. **製藥企業**：藥物研發所產生的資料是相當密集的，從分子設計到臨床試驗，每個環節都會產生大量的資料。根據《自然·生物技術》雜誌發表的一篇論文，藥物研發過程中產生的資料量已經遠遠超過了天文學、基因組學等領域。文章中提到，到 2020 年，全球每年產生的生物醫學資料量已經達到了 2.8 ZB（1 zettabyte = 10 的 21 次方位元組），其中大部分是由藥物研發產生的資料。

4. **智慧穿戴設備帶來的健康管理**：隨著移動設備和行動網際網路的飛速發展，可攜式的可穿戴醫療設備正在普及，各種智慧可穿戴設備的出現，使得血壓、心率、體重、體脂、血糖、心電圖等健康體征資料的監測都變成可能，個體健康資訊都可以直接連入網際網路。除了生命體征之外，還有其他智慧設備收集的健康行為資料，比如每天的卡路里攝入量、喝水量、步行數、運動時間、睡眠時間等等。由此將實現對個人健康資料隨時隨地的採集，而帶來的數據資訊量將更是不可估量的。

2.2.2 醫療大數據有什麼特性？

規模巨大的臨床實驗資料、疾病診斷資料以及居民行為健康資料等彙聚在一起所形成的醫療大數據，已然呈現出其作為大數據的特性，即：

資料規模大（volume），例如一個 CT 圖像含有大約 150MB 的資料，而一個基因組序列檔大小約為 750MB，一個標準的病理圖則大得多，接近 5GB。

資料增長快速（velocity）。一方面，醫療資訊服務中包含大量線上或即時資料分析處理，例如，臨床決策支持中的診斷和用藥建議、流行病分析報表生成、健康指標預警等；另一方面，得益於資訊技術的發展，越來越多的醫療資訊被數位化，而未來，醫療衛生領域資料的增長速度還將更快。

資料價值巨大（value）。毋庸置疑，資料是石油，是資源，是資產，醫療大數據不僅與每個人的個人生活息息相關，對這些資料的有效利用更關係到國家乃至全球的疾病防控、新藥品研發和頑疾攻克的能力。

而除了大數據所具有的特徵外，醫療大數據還具有多態性、不完整性、時間性及冗餘性等醫療領域特有的一些特徵。

1. **多態性**：醫療大數據包括純資料（如體檢、化驗結果）、訊號（如腦電訊號、心電訊號等）、圖像（如 B 超、X 線等）、文字（如主訴、現／往病史、過敏史、檢測報告等），以及用於科普、諮詢的動畫、語音盒影片資訊等多種形態的資料，是區別於其他領域資料的最顯著特徵。

2. **不完整性**：醫療資料的搜集和處理過程經常相互脫節，這使得醫療資料庫不可能對任何疾病資訊都能全面反映。大量資料來源於人工記錄，導致資料記錄的偏差和殘缺，許多資料的表達、記錄本身也具有不確定性，病例和病案尤為突出，這些都造成了醫療大數據的不完整性。

3. **時間性**：患者的就診、疾病的發病過程在時間上有一個進度，醫學檢測的波形、圖像都是時間函數，這些都具有一定的時序性。

4. **冗餘性**：醫學資料量大，每天都會產生大量資訊，其中可能會包含重覆、無關緊要甚至是相互矛盾的記錄。當然，這其中就牽涉到資料的清洗，從海量的醫療資料中清洗出具有價值的醫療數據資訊。

2.3 醫療大數據走向價值輸出

經過資料的原始積累，並逐步走向成熟的醫療大數據，無疑將給醫療帶來巨大價值。從應用場景來看，結合了人工智慧的醫療大數據已經在輔助診療、健康管理、醫學研究上有了諸多成就。

2.3.1 輔助診療

透過收集醫院各資訊化子系統的臨床資料，將疾病的表徵、患者體征和治療方式的資料儲存起來，建立特定疾病的資料庫。再根據資料的智慧分析，可以對患者進行多種診療措施比較分析，制定有效的診療路徑，說明醫生進行決策。在輔助診療中，人工智慧起到了關鍵的作用，它可以透過知識的學習，進一步提煉資料的價值。輔助診療的應用場景包含了一系列輔助診療工具，比如電子病歷、影像工具、智慧問診等。

電子病歷是以醫療資訊學為基礎，將以自然語言方式輸入、電腦不能識別的病歷文本、診斷結果等醫療資料，根據醫學語境使用自然語言理解、機器學習、知識圖譜技術轉化為可儲存、查詢、統計、分析和探勘的資料結構。結構化電子病歷優勢十分明顯：醫生在診療過程中，需要很多相關資訊的輔助，最重要的資訊來源是患者的各種臨床檢驗、檢查資料。這些檢驗、檢查資料，匯入到疾病資料庫之後，能夠形成疾病輔助決策支援，進一步指導醫生的工作，從而準確判斷疾病，給出診療方案。

影像組學的概念起源於腫瘤學領域，之後其外延擴大到整個醫學影像領域，即從 CT、MRI、PET 或 SPECT 等影像中高通量地提取大量影像資訊，實現感興趣區（通常指病灶）圖像分割、特徵提取與模型建立，憑藉對海量影像數據資訊進行更深層次的探勘、預測和分析來定量描述影像中的空間時間異質性，揭示出肉眼無法識別的圖像特徵。影像組學可直觀地理解為將視覺影像資訊轉化為深層次的特徵來進行量化研究。

理解醫學圖像、提取其中具有診斷和治療決策價值的關鍵資訊是診療過程中非常重要的環節。以往，醫學影像前處理＋診斷需要 4-5 名醫生參與。而基於影像組學與大數據技術，再訓練人工智慧對醫學影像進行分析，只需 1 名醫生參與質控及確認環節，這對提高醫療行為效率有很大幫助。將影像組學解讀「資料語言」、AI 輔助閱片作用於疾病早篩及診斷，已經成為醫學影像必然的發展方向。

智慧問診是指模擬醫生問診流程，與使用者多輪交流，依據用戶的症狀，提出可能出現問題，反覆驗證，給出建議。可輔助基層醫生進行初步決策；人機對話記錄也可作為資料，提高線下就診效率。智慧問診應用是透過採集與分析海量醫療資料、專業文獻，建構醫學知識庫，經人工智慧的產品設計實現的。智慧問診系統在該過程中收集並整理的大量症狀描述，又可以作為訓練資料優化機器學習成果，從而使智慧問診結果更準確。

在 2020 年新冠肺炎疫情初期，結合人工智慧的大數據技術就在病情諮詢、病情診斷等方面發揮了重要作用。在輔助診療方面，大數據技術可以説明醫生判斷病情，減少研判的時間。平安智慧醫療研發的輔助診療系統，可以綜合患者的症狀、主訴、各種檢查檢驗指標等進行智慧分析，為各級醫療機構的醫生提供包括新冠肺炎在內的 3000 多種疾病診斷、17 萬多種藥品、1 萬多種最新臨床指南、數萬經典病例和上千萬文獻庫分析的輔助診療建議，從臨床輔助診療和知識推送兩個維度提升基層對新冠肺炎的診療能力。

大數據還為線上問診提供了技術支撐，疫情下，對於有發熱、咳嗽等不適反應的民眾，無法及時準確判定自己是否感染新冠肺炎。而如果所有不適的人員均前往醫院就診，勢必給醫院帶來巨大負擔，同時也將增加疫情防控工作的難度。因此，線上問診系統，及時解答民眾對於身體異常情況的疑問尤顯必要。平安智慧醫療雲端醫院可支援匹配醫生資源 ，橫向可覆蓋疫情自查、疫情動態、疫情分析以及線上預約、諮詢、診療、支付、藥品配送等全業務場景，縱向可支援慢病管理、孕產等專科化服務，助力各級衛生健康行政部門在疫情防控中做好雲端診療諮詢服務 ，讓人民群眾獲得及時的健康評估和專業指導。

儘管這些基於大數據的線上診療技術距離真正的人工智慧醫療還有一定的差距，但至少讓我們看到了藉助於人工智慧技術可以極大的改善醫療產業，改善診療水準，提升醫療效率，實現精準醫療的可能。而隨

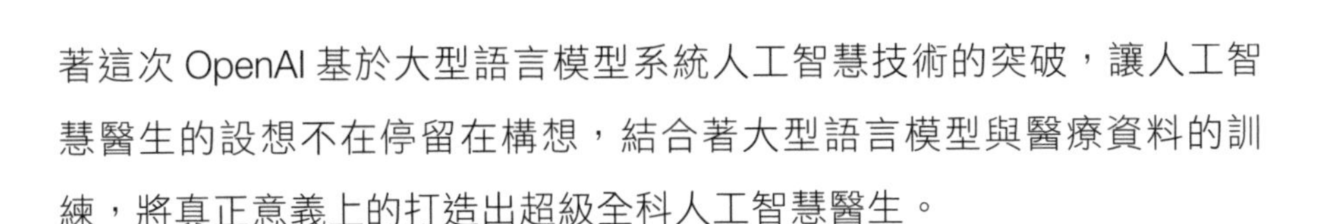
著這次 OpenAI 基於大型語言模型系統人工智慧技術的突破，讓人工智慧醫生的設想不在停留在構想，結合著大型語言模型與醫療資料的訓練，將真正意義上的打造出超級全科人工智慧醫生。

2.3.2 健康管理

健康管理是指對個體或群體的健康進行全面監測、分析、評估，並提供健康諮詢和指導以及對健康危險因素進行干預的全過程。其核心是健康風險的評估和控制。新型健康管理系統是利用雲端運算、大數據資訊、人工智慧技術充分探勘大量人群健康狀態的資料，針對不同健康狀態可個性化的健康干預診斷指標體系，可成功地阻斷、延緩、甚至逆轉疾病的發生和發展進程，從而達到維持健康狀態、「治未病」的目的。

過去的醫療大數據應用，大多和疾病相關，是對患者的疾病體征、治療方案等進行資料搜集。比如慢病管理，對患者的行為習慣、用藥記錄進行智慧的監護和追蹤。比如，在糖尿病的管理領域，微糖就是一家提供血糖健康解決方案的慢病管理公司。微糖透過慢病管理軟體，收集了海量的糖尿病患者的血糖資料，研發完成連接專業醫護團隊和用戶的「天雁」系統。微糖天雁系統基於亞洲糖尿病基金會超過十年的大數據積累，透過專利演算法提供併發症風險的預測和分析。微糖還引進了業界領先的動態血糖技術雅培「瞬感」，基於動態的資料分析和服務產品，提供針對糖尿病患者的血糖健康解決方案，幫助患者穩定血糖。

除此之外，今天基於人工智慧的新健康大數據管理更需要側重於日常健康監測、體檢資料管理、心理資料、運動資料、營養資料以及基因大數據。透過即時的資料分析實現健康人的前瞻性潛在健康風險管理，讓人不生病、少生病，這是醫療大數據應用的終極方向。基於人工智慧的健康管理模型，藉助物聯網、智慧醫療器械、智慧穿戴設備，即時收集人們的健康大數據，透過對體征資料的監控，結合人工智慧健康管理模型的監測、模擬、推演，實現真正意義上的健康管理。

並且基於人工智慧健康管理模型，結合「大數據」的動態變化資料，給出個性化、針對性的健康管理方案的關鍵在於資料品質。在優質資料來源基礎上，如能實現隨訪資訊動態記錄，則更有助於提升結果準確性、方案專業性，使得企業在這一賽道的競爭中凸顯優勢。目前，針對某些特定慢性病推出的家庭檢測包（通常包含可穿戴設備、健康報告）已嶄露頭角，慢病管理仍是未來一段時間內的熱門場景。

當然，核心還在於兩方面，一方面則是人工智慧健康管理醫生，或者健康管理專家模型的打造；另外一方面則是基於可長穿戴設備的健康管理監測設備的優化與普及。

2.3.3 藥物研發

在藥物研發方面，大數據分析技術的妥善運用，能夠全面體現出藥物的治療效果，透過醫療、醫藥大數據，利用人工智慧深度學習能力的演算法系統，對研發藥物中各種不同的化合物以及化學物質進行分析，預測藥品研發過程中的安全性、有效性、副作用等，可以有效的降低藥品研發成本，縮短研發週期，降低藥品價格。

與傳統的醫療藥物作用追蹤相比較而言，大數據分析技術能透過分析臨床試驗註冊資料與電子健康檔案，優化臨床試驗設計，招募適宜的臨床試驗參與者。透過分析臨床試驗資料和電子病歷，輔助藥物效用分析與合理用藥，降低耐藥性、藥物相互作用等帶來的影響。透過及時收集藥物不良反應報告資料，加強藥物不良反應監 測、評價與預防。透過分析疾病患病率與發展趨勢，模擬市場需求與費用，預測新藥研發的臨床結果，幫助確定新藥研發投資策略和資源配置。

比如，2021 年初，勃林格殷格翰與 Google 量子人工智慧實驗室（Google Quantum AI）達成重要合作，雙方將合力研究與實現藥物研發領域量子計算的前沿應用，特別是在分子動力學模擬領域。儘管 Google 在大型語言模型技術層面，或者説生成式語言技術層面沒有建構絕對的領先地位，但 Google（包括其母公司 Alphabet）在醫療健康領域，尤其是人工智慧藥物研發領域已經佔據一席之地，其業務涵蓋了小分子藥物發現、臨床前和臨床研究、人工智慧驅動的醫療保健、免疫療法和疫苗開發等多種方向。

尤其是在製藥方向，Google 在 AI 領域的專業知識使其具有發現候選藥物的獨特優勢。尤其是 Google 的 AI 在蛋白質結構方面，曾經，根據氨基酸序列預測蛋白質三維結構是一項「不可能的任務」，但以 AlphaFold2 為代表的人工智慧卻改變了這種局面。2020 年，AlphaFold2 在蛋白質結構預測大賽 CASP 14 中，對大部分蛋白質結構的預測與真實結構只差一個原子的寬度，達到了人類利用冷凍電子顯微鏡等複雜儀器觀察預測的水準。2021 年，AlphaFold 成功破解持續 50 年的蛋白質折疊問題，被 Science 評為年度科學突破。而到了 2022 年，DeepMind 官方網站發佈 AlphaFold2 最新進展：透過與 EMBL-EBI 合作，AlphaFold2 已經確定了地球上幾乎所有已知生物體中大約 2 億種蛋白質的結構，並能夠預測出 98.5% 的人類蛋白結構。

2023 年 4 月 20 日，美國生物技術公司莫德納在官網宣佈，其與 IBM 公司達成一項協定，將合作探索使用量子計算和人工智慧等下一代技術，加速推進 mRNA 的研究。根據所公佈的協定資訊，莫德納將加入 IBM 量子加速器計畫（IBM Quantum Accelerator program）和 IBM 量子網路（IBM Quantum Network）。IBM 方面將向莫德納提供量子計算系統的存取權限，協助其探索和創造新的 mRNA 疫苗和療法。

另外，IBM 的人工智慧模型「MoLFormer」可以說明科學家們瞭解潛在的 mRNA 藥物的特徵，兩家公司將結合最先進的配方與生成式人工智慧（Generative AI）來設計具安全性和有效性的 mRNA 藥物。

這讓我們看到在結合了量子計算，基於人工智慧藥物研發系統，配對於先進的生物醫藥研發技術，將會研發藥物從研發、生產到臨床的深度變革。將帶領我們人類在疾病治療方向上，不僅能實現個性化的藥物定制，並且能夠實現快速的藥物定制研發、生產、應用。

2.3.4 醫學研究

在傳統的臨床研究模式下，無論是提出科學問題，還是實驗設計、資料獲取、資料處理分析、結果驗證，都是一項耗費大量人力、財力和時間的工作，嚴重制約臨床科研成果的產出效率。在大數據背景下，以電子病歷資料為主的醫療大數據規範應用，結合資料採擷、智慧化分析方法，為臨床科研有效建立了基於真實世界資料和資料採擷技術的科研思路和科研方法；以資料為重點賦能臨床和管理決策，醫療大數據在臨床科研中的應用場景不斷豐富，比如，探索疾病關聯關係、進行臨床預測、建立醫療品質監測評估、助力專科疾病研究等。

對於探索疾病關聯關係來說，多學科、多維度數據是患者健康資訊的主要特點，將離散的資料進行整合與規範化，對大量、關聯性的疾病資料進行分析整理，建立疾病、症狀、診斷、用藥、手術、檢查、檢驗之間的相關關係，形成知識圖譜，可以探索疾病的關聯關係，進行診療效果比較、合併用藥研究、疾病特徵和患者分析，有利於加深對疾病的瞭解，拓展科研發現，輔助臨床診斷。

對於臨床預測來說，醫療大數據的優勢在於有大量的真實世界資料用於模型建立及臨床預測。例如，透過統計和展示各類疾病的症狀，監控疾病治療效果，監控疾病的區域發病趨勢，對疾病的發展趨勢進行預測，為疾病的精準判斷和治療提供證據。

對於醫療品質監測評估來說，醫療大數據可滿足橫向比較和縱向細化的需求，透過對醫院臨床和運行資料的綜合探勘和分析，發現醫療品質問題的真相，準確定位原因和指導改進。透過關聯患者歷史健康資料、檢查治療資料、治療結局資料，對診療過程進行全流程、閉環管理，對比不同疾病症狀的用藥、治療效果，為進行臨床診療效果比較、精細化治療提供科學依據。同時，伴隨資料的積累、利用，有助於進一步提升醫療品質。

助力專科疾病研究方面，搭建專科疾病資料庫一直是科室、醫院乃至國家層面的重要需求。在醫療大數據科研平台基礎上，搭建專科疾病資料庫，能夠説明專科疾病的科研設計、資料收集、既往成果查詢、跨科室跨醫院協作等科研流程的實現，使專科疾病相關的檢查檢驗資料、隨訪資料、CRF 表單等資料得到快速收集和高效利用。透過建立專科疾病資料庫，大幅節約了開展臨床科研的人力成本，縮短了科研資料的獲得週期，可以幫助醫生確定最佳治療方案。

比如，就阿茲海默症又稱老年癡呆這個領域的研究而言。隨著年齡的增長，很大一部分的人都會出現阿茲海默症，這類患者常常出現的臨床症狀是記憶障礙、失語、失用、失認、視空間技能損害、執行功能障礙以及人格和行為改變等全面性癡呆表現為特徵。根據統計研究，每 10 個 65 歲以上的人中就有一位阿茲海默症。

針對於這一醫學問題，在 2020 年，波士頓大學醫學院的研究人員就藉助於人工智慧技術，開發了一種基於人工智慧的電腦演算法，該演算法透過整合腦部磁共振造影、認知障礙測試以及年齡和性別資料，準確預測阿茲海默症的患病風險，並對是否患病做出診斷。而該研究團隊，正是基於一種可解釋的深度學習技術，將阿茲海默症的資料特徵進行總結與劃分，從磁共振造影、年齡、性別和微精神狀態考試成績的多模態輸入中，提取出獨特的阿茲海默症特徵。然後將這些資料連接進一個完全卷積網路，它從局部大腦結構到多層感知器建構了高解析度的疾病概率圖，並生成了精確、直觀的阿茲海默症風險的個體視覺化，從而達到準確診斷的目的。

這項研究不僅能夠讓醫生藉助於人工智慧實現快速的診斷，並且在進一步的模型優化之下，如果將研究繼續往前進行推進，就可以找到患阿茲海默症的前置特徵，並進行前置的診斷、研究與干預。

2.3.5 醫院管理

醫院管理，即以醫院為物件的管理科學，它根據醫院工作的客觀規律，運用現代的管理理論和方法，對人、財、物、資訊、時間等資源，進行計畫、組織、協調、控制，充分利用醫院的現有資源，實現醫療效用的最大化。透過對醫院的臨床資料、營運資料、物資資料進行探勘，解決醫院管理中的各種問題，提高設備的使用效率，降低醫院營運成本。

醫療大數據在醫院管理應用上主要有兩個方向，分別是優化醫療資源配置和彌補醫院管理漏洞。第一種是優化醫療資源配置：人工智慧根據醫院的情況，制定即時的工作安排，其目的在於優化醫院的服務流程，最大限度利用好現有的醫療資源。第二種是彌補醫院管理漏洞。藉助於數位孿生醫院的建構，對醫院的各種設施以及營運進行即時監測，透過大數據分析總結醫院管理與營運存在的問題，並給出解決方案，降低醫院成本，提高醫院的營收。

而從醫院建設管理層面來看，藉助人工智慧可以實現對醫院醫療資源的合理分配。在醫院管理方面，藉助於人工智慧技術的介入，可以保證臨床監測管理工作朝著自動化的方向發展。比如，以自動流體管理系統為例，藉助於人工智慧的輸液管理系統的應用可以對輸液的流量進行有效的控制，自動對患者的血容量進行即時的監測，並對相關需要人員配合的問題進行警報提示。藉助於這種智慧化的管理系統，可以最大程度的降低醫院在人力、物力等管理方面的浪費。

現階段，大部分醫院在管理層面還存在各式各樣的問題，主要涉及以下幾個方面。

首先，從醫院的安全管理角度來看，需要藉助於數位孿生技術與人工智慧管理結合，對醫院的環境、消防、水電煤、物資、人流等方面進行即時的監測，能在最大程度上實現與保障醫院的高效、安全營運；

其次，從物資管理的角度來看，由於醫院的物資複雜，並且涉及到危險品與一些特殊存放要求的物品，尤其在藥品管理的過程中，由於出入庫的資訊化程度會直接導致藥品管理的準確性；

再次，從人力資源角度來看，由於現代化的醫院有著不同的分工體系，內部的科室協作流程複雜，包括最新知識分享體系的不完善，都在一定的程度上制約了醫生效率的提升，但是藉助於人工智慧的資訊管理技術，就能最大程度的實現醫患資訊的共用，以及醫生的技能提升訓練。

最後，從成本管理角度來看，基於人工智慧的醫療管理體系可以最大程度的賦能醫生，包括輔助診斷技術、虛擬手術訓練、智慧診療助手等人工智慧輔助系統的導入，可以大幅度的提升效率以及降低成本。

因此，人工智慧在醫院管理中的重要性較為顯著，從醫院的硬體管理，到醫院的物資管理，以及到醫院的醫生培訓、輔助診療，包括對於患者的智慧化輔助管理，人工智慧都將大幅度的改善與提升現代醫院的營運效率。

再比如，在公立醫院成本監管上，東軟望海透過對區域內醫院各科室的收入與成本、醫療服務專案的收費與成本、病種收費與成本和 DRG 付費標準與成本的同比、環比、構成和探勘分析，衛生 主管部門能夠詳細瞭解區域內各醫院的營運狀況、醫院內部各成本物件的盈虧情況，對區域內各醫院醫改重點監測指標達成情況進行監測和排名分析，為建立現代化醫院管理制度、控制醫療費用不合理增長、合理配置醫療資源、降低醫院運行成本提供指導，為政府主管部門合理制定醫療服務價格、研究財政補償機制、進行按病種收費和按 DRG 付費等支付方式改革以及對醫 院的績效考核提供資料依據。

2.4 AI 時代下的大數據醫療

搭乘著 AI 的大數據正在影響著傳統醫療模式發生改變，著眼未來，我們有理由相信大數據將是決定著醫療 AI 在未來的發展道路上能否變得智慧的重要因素之一。那麼，接軌於大數據的醫療 AI 到底將走向何方？

2.4.1 精準醫療和個性化醫療

精準醫療是指基於個體的遺傳、環境和生活方式等多因素資訊，通過基因組學、生物資訊學、醫學影像學和大數據分析等技術手段，實現對疾病的更準確預測、更精細分型和更個性化治療的一種醫療模式。

其中，基因組學是利用高通量定序技術，對個體基因組資訊進行定序和分析，探索不同基因型與健康和疾病的關聯，以實現精準診斷、治療和預防。生物資訊學是利用高通量技術，對個體的組學資訊進行測定和分析，如蛋白組學、代謝組學、轉錄組學等，以更全面地瞭解個體生物特徵。醫學影像學是透過電腦輔助診斷和治療技術，對個體的影像資訊進行更細緻和精準的分析和判斷。精準醫療的目的是實現更準確、更個性化的醫療服務，提高醫療效果和患者滿意度，同時也可以避免不必要的治療和醫療費用浪費。

精準醫療的一個重要前提就是精準資料。金域檢驗首席資料官汪浩在一次演講中提到，他們的團隊為 27 個省市，1600 多萬人做了子宮頸癌的篩檢，從資料中獲得了很多以前不知道的資訊，這才找到了針對中國人口漏檢率最低的檢測方式。

汪浩指出，對於子宮頸癌篩檢來說，細胞學檢測方式會有 1.9% 的漏檢率，病毒學的檢測方式，更是會有 9.7% 的漏檢率。但是如果把兩種檢測結合起來一起做，漏檢率就可以降低到 0.6%。 而根據篩檢的大數據，他們發現，子宮頸癌的感染病毒 HPV 的 100 多種型別中，中國人群感染率最高的型別是 52 型，16 型，58 型，這和全球 HPV 資料中心報導的感染率最高的 16 和 18 型不同。

而目前，子宮頸癌的預防、子宮頸癌的篩檢和患者管理指南主要是基於 HPV16/18 型等高危型 HPV 設計和制定的，中國並沒有自己獨特的預防、篩檢和患者管理方案。也就是說，如果有了中國人口的大數據，就能夠說明我們中國人開發有助於自己特點的，更優化的醫療手段和藥物，並且，大數據也使預防成為可能。

個性化醫療是指根據每個患者的具體情況，制定針對性更強的醫療方案，以實現更加精準、更有針對性的治療。與傳統的一刀切式的治療方案不同，個性化醫療是基於患者的遺傳、環境、生活方式等多方面因素，採用各種先進的技術手段和方法，從個體的角度出發，為患者量身定制最適合的治療方案。

個性化醫療的核心就是強調「個體化」，即根據每個患者的特定情況，確定最適合其病情的治療方案。作為一種高度精細化、高度定制化的醫療模式，個性化醫療不同於傳統醫療模式的「一刀切」，正展現出廣闊的應用前景。

在今天，一個嬰兒從出生那一刻就開始產生大量的資料，我們把它成長的每個階段的資料都記錄、保存起來，在後面就能夠在人的任何方面，進行資料的探勘和分析。比如我們去了醫院，留下了電子病歷；我們去了超市，我們留下了購買食物的證據；我們去了診所跟醫生談過，那麼醫生給了我們什麼建議；我們在學校做了什麼、我們的生活習慣是什麼、我們抽不抽煙，這些資料都可以量化，都可以在城市內對大範圍的人群進行量化。

要知道，90% 的子宮頸癌是可以預防和治癒的。子宮頸癌從感染到癌變可以長達 10 年，10 年足以讓患者做很多的工作，讓它不產生癌變。而子宮頸癌跟很多風險因數有很直接的關係，如果我們有了資料，就可以針對這些高風險的子宮頸癌感染人群進行預防和護理，改變不利的生活方式，那麼就能夠延遲，甚至成功地阻止子宮頸癌癌變。在大數據的指引下，如果醫療能夠對個人生活的每一個階段進行干預和指導，做個性化的醫療服務，那麼，社會中的每一個人將會因此而更健康，我們的生存環境將會因此而更美好。

2.4.2 大數據醫療的遠方

精準醫療和個性化醫療都是在醫療領域中基於患者的具體情況，實現更加精準、更有針對性的治療方式。只不過個性化醫療是在精準醫療的基礎上，進一步強調「個體化」，即根據每個患者的特定情況，確定最適合其病情的治療方案。可以說精準醫療是實現個性化醫療的基礎，個性化醫療是在精準醫療的基礎上進一步完善和深化的治療方式。

但不論是精準醫療還是個性化醫療，都離不開大數據的支援和說明。在精準醫療和個性化醫療中，醫療機構需要收集、整合和分析大量的患者資料，包括基因組學資料、臨床資料、影像資料、生命體征資料、生活方式資料等等，以獲取患者的全面資訊，輔助醫生進行更為精準的診斷和治療。這些資料的收集和整合需要藉助大數據技術，如資料採擷、機器學習、人工智慧等，以快速、準確地分析和解讀數據。

同時，大數據技術還可以説明醫生更好地理解和預測患者的病情，制定更加精準的治療方案，並隨著治療的進行不斷地調整和優化治療方案。靶向治療就是一種利用藥物針對病人特定的分子靶點，從而實現精準治療的方法。大數據技術在靶向治療中起著重要作用。例如，基於大數據的分析，科學家發現 HER2 陽性是乳腺癌的一種亞型，其細胞表面有 HER2 蛋白，利用針對 HER2 蛋白的藥物可以針對性地治療該亞型乳腺癌。透過對大量病例的資料分析，研究人員可以找到其他與疾病相關的靶點，從而發現更多的針對性治療方法。大數據技術還可以説明醫療機構實現醫療資源的優化配置，提高醫療效率和效果。

精準醫療和個性化醫療的實現，需要藉助大數據技術的支援和説明，而大數據技術也為精準醫療和個性化醫療的發展提供了重要的技術基礎。可以說，精準醫療和個性化醫療正是 AI 時代下，醫療大數據將要走向的遠方。

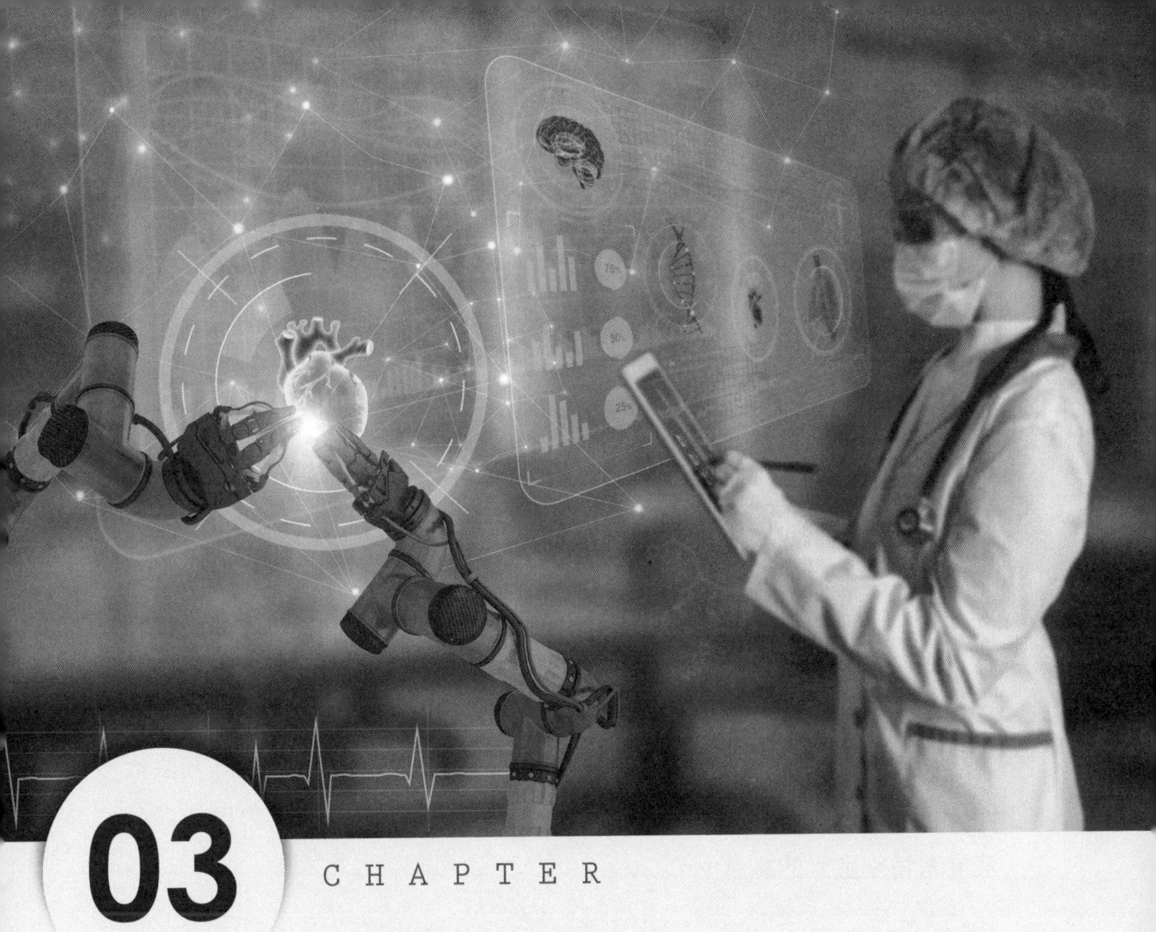

03 CHAPTER

「區塊鏈+」醫療

3.1 區塊鏈的過去、現在和未來

區塊鏈是人類科學史上偉大的發明和技術，但大眾現在所見到的區塊鏈技術，並不是完完全全新創的技術，它其實包含了不同歷史時期多個領域的研究成果。從區塊鏈的技術出發，既是對區塊鏈發展的回溯，也是對區塊鏈未來的展望。

3.1.1 區塊鏈的技術邏輯

1969 年，網際網路在美國誕生，此後網際網路從美國的四所研究機構擴展到整個地球。在應用上從最早的軍事和科研，擴展到人類生活的各個方面，在網際網路誕生後的近 50 年中，有 5 項技術對區塊鏈的發展有特別重大的意義。

▨ TCP/IP 協定

1974 年美國科學家文頓瑟夫和羅伯特卡恩共同開發的網際網路核心通訊技術── TCP/IP 協定正式發布，決定了區塊鏈在網際網路技術生態的位置，這個協定實現了在不同電腦，甚至不同類型的網路間傳送資訊使網際網路世界形成了統一的資訊傳播機制。所有連接在網路上的電腦，只要遵照這個協定，都能夠進行通訊和交互。

▨ 思科路由器技術

1984 年思科公司發明的路由器技術，是區塊鏈技術的模仿物件，思科公司電腦中心主任萊昂納德。波薩克和商學院的電腦中心主任桑

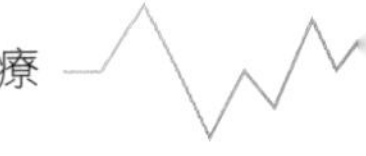

蒂。勒納設計了叫作「多協定路由器」的聯網設備，放到網際網路的通訊線路中，説明資料準確快速從網際網路的一端到達幾千公里的另一端。

整個網際網路硬體層中，有幾千萬台路由器繁忙工作，指揮網際網路資訊的傳遞，思科路由器的一個重要功能就是每台路由都保存完成的網際網路設備位址表，一旦發生變化，會同步到其他幾千萬台路由器上 (理論上)，確保每台路由器都能計算最短最快的路徑。對於路由器來說，即使有節點設備損壞或者被駭客攻擊，也不會影響整個網際網路資訊的傳送，這也就是區塊鏈後來的重要特徵。

B/S(C/S) 架構

B/S(C/S) 架構來自全球資訊網，簡稱為 Web，分為 Web 用戶端和伺服器。所有更新的資訊只在 Web 伺服器上修改，其他幾千，上萬，甚至幾千萬的用戶端電腦不保留資訊，只有在訪問伺服器時才獲得資訊的資料，這種結構即為網際網路的 B/S 架構，也就是中心型架構。

B/S 架構對區塊鏈技術有重要的意義，B/S 架構是資料只存放在中心伺服器裡，其他所有電腦從伺服器中獲取資訊。區塊鏈技術是幾千萬台電腦沒有中心，即去中心化，所有資料會同步到全部的電腦裡，這就是區塊鏈技術的核心。

對等網路 (P2P)

對等網路 P2P 是與 C/S(B/S) 對應的另一種網際網路的基礎架構，它的特徵是彼此連接的多台電腦之間都處於對等的地位，無主從之分，一台電腦既可作為伺服器，設定共用資源供網路中其他電腦所使用，又可以作為工作站。區塊鏈技術就是一種對等網路架構的軟體應用，它是對等網路試圖從過去的沉默爆發的標杆性應用。

▨ 雜湊演算法

雜湊演算法是將任意長度的數位用雜湊函數轉變成固定長度數值的演算法，雜湊演算法對整個世界的運作至關重要，從網際網路應用商店、郵件、防毒軟體到瀏覽器等，所有這些都在使用安全雜湊演算法，它能判斷網際網路用戶是否下載了想要的東西，也能判斷網際網路用戶是否是中間人攻擊或網路釣魚攻擊的受害者。

3.1.2 區塊鏈的進化

區塊鏈的歷史地位和未來趨勢，可以透過研究區塊鏈的階段式進化，發掘區塊鏈產生的動因，並由此推斷區塊鏈的未來。從區塊鏈 1.0 到區塊鏈 3.0，區塊鏈已經進入大航海時代。

▨ 區塊鏈 1.0

2008 年 10 月 31 號，比特幣創始人中本聰 (化名) 在密碼學郵件組發表了一篇論文——《比特幣：一種點對點的電子現金系統》。在這篇論文中，中本聰聲稱發明了一套新的不受政府或機構控制的電子錢系統，明確了比特幣的模式，並表明去中心化、不可增發、無限分割是比特幣的基本特點，區塊鏈技術是支援比特幣運行的基礎。

2009 年 1 月，中本聰在 SourceForge 網站發佈了區塊鏈的應用案例 - 比特幣系統的開源軟體，他同時透過「挖礦」得到了 50 枚比特幣，產生的第一批比特幣的區塊鏈就叫「創世塊」。一週後，中本聰發送了 10 個比特幣給密碼學專家哈爾 · 芬尼，這也成為比特幣史上的第一筆交易。從此，比特幣的狂潮一發不可收拾。

中本聰的存在可謂神秘，2010 年 12 月，中本聰離開比特幣，留下了無數懸念，他是誰？他從哪裡來？他到哪裡去了？有人說中本聰的離去使得比特幣的去中心化理念更完善，這也是他的理想，畢竟他的存在就是中心。雖然中本聰已經消失在網路中，但是區塊鏈的好戲才剛剛開場。

區塊鏈 2.0

2013 年年末，維塔利克創立了乙太坊（Ethereum），最早的數位代幣生態系統誕生了。乙太坊是一個基於區塊鏈的智能合約平台，是區塊鏈上的「安卓系統」。任何人都可以使用乙太坊的服務，在乙太坊系統上開發應用。現在，在乙太坊改造後的地基上，已經有上千應用大廈被搭建起來。

乙太坊的設計目標就是打造區塊鏈 2.0 生態，這是一個具備圖靈完備腳本的公共區塊鏈平台，被稱為「世界電腦」。除進行價值傳遞外，開發者還能夠在乙太坊上創建任意的智能合約。乙太坊通過智能合約的方式，拓展了區塊鏈商用管道。比如，眾多區塊鏈專案的代幣發行，智能合約的開發，以及去中心化 DAPP（分散式應用）的開發。

以 2016 年 6 月 23 日英國脫歐公投，2016 年 9 月朝鮮第五次核子試驗，2016 年 11 月 9 日特朗普當選美國總統等事件為標誌，世界經濟不確定性增強，市場需求增大，區塊鏈技術開始進入了全球視野。

▨ 區塊鏈 3.0

區塊鏈只是一種底層技術，是分散式資料儲存、點對點傳輸、共識機制、加密演算法等電腦技術的新型應用模式。區塊鏈就好像是大家的手機，而比特幣只是其中一個 APP，它還可能有更多的應用。區塊鏈技術正向著建構產業生態級別底層架構、攻克各層級技術難點之後實現商用級別高性能應用的方向發展前進。當其能夠實現商業應用之後，便進入了區塊鏈 3.0 時代。

3.2 區塊鏈加盟醫療

區塊鏈應用於醫療行業具有天然優勢。

區塊鏈本質上是一種分散式記帳技術，從資料角度可以看作一個去中心節點的資料庫。由於各方行為都是可追溯的，確保資料不被篡改或損毀，因此區塊鏈的自身技術特點更加適用於醫療場景。這就是區塊鏈能破局醫療改革的關鍵，區塊鏈賦能醫療將為醫療注入新活力。

醫療領域的發展有兩大基本推動力，一是醫療技術發展，二是資料的精準獲取與高效利用。而區塊鏈在資料隱私保護、資料儲存等方面有著較大的優勢。因此兩者相互結合，將形成良好的解決方案。

3.2.1 分散式儲存保證資料的一致性

區塊鏈的結構本質上是一個按照時間順序串聯起來的事件鏈，創立塊以後的所有交易都記錄在區塊中。交易記錄等帳目資訊會被打包成一個一個的區塊並進行加密，同時蓋上時間戳記，所有區塊按時間戳記順序連接成一個總帳本。

區塊鏈使用了協定規定的密碼機制進行認證，保證不會被篡改和偽造，因此任何交易雙方之間的價值交換活動都是可以被追蹤和查詢到的。

如果有人想要在區塊鏈中修改「帳本記錄」，需要把整個鏈條上的加密資料進行破解和修改，其難度相當大，這是由區塊鏈的結構所決定的。另一個保證安全的因素就是區塊鏈采用了分散式儲存的方式。也就是說，即使篡改者破解和修改了一個節點上的資訊，也沒有什麼用，只有同時修改網路上超過半數的系統節點資料才能真正地篡改資料。這種篡改的代價極高，幾乎不可能完成，這也就保證了區塊鏈的安全性。

區塊鏈建構了一整套協定機制，讓全網每一個節點在參與記錄的同時也來驗證其他節點記錄結果的正確性。只有當全網大部分節點（或甚至所有節點）都同時認為這個記錄正確時，或者所有參與記錄的節點都進行結果比對並一致通過後，記錄的真實性才能得到全網認可，記錄資料才允許被寫入區塊中。

區塊鏈技術采用分散式資料儲存的方式來解決帳本的容災問題，同時建立了一種個體之間的對等關係（P2P），形成去中心化的資料系統。這個系統沒有中心機構，所有節點的權利和義務都一樣，任一節點停止工作都不會影響整體的運行。所以，分散式儲存的一個優勢就是「去中心化」。

金融、法律、醫療保健和其他類型的交易有一些共同的要求，如有必要確定各方交易的身份，保持各方間的信任，確保交易記錄正確、不能變更，保證交易發生的基礎設施穩定。在區塊鏈技術出現之前，實現這些目標的唯一途徑是建立一個強有力的中心化角色來提供這些服務，如銀行、政府和清算機構。

在醫療健康檔案領域，每個醫院或衛生系統都擁有自己的中心機構來提供記錄、保存和傳輸健康檔案的服務。傳統的中心式儲存設施是解決這個問題的最佳辦法。雖然它有許多優點，但也有缺點。中心式儲存容易遭受資料丟失、更改和攻擊。這種架構的存在，也導致當今在醫療領域普遍存在的資訊孤島現象。

而區塊鏈採用的資料多節點、分散式多重存取，擺脫對網際網路中心伺服器依賴，避免了中心伺服器單點篡改資料、丟失資料的可能性。並且使用者能夠隨時查看病患的歷史資料和使用者資料，從而免去資料丟失的風險。這也可以有效地提高行業的效率，患者在就醫時，醫生無須在給患者進行已做過的相關的檢查，直接查看歷史資料即可，大幅地節約了人力物力。

3.2.2 非對稱加密解決信任問題

非對稱加密是對加密和解密過程的一種描述。

加密，是透過一種演算法，對原始的明文資訊進行轉換，轉換而成的密文資訊是一組亂數。解密，是密文資訊的接收者透過金鑰進行解密，從而還原得到原始明文再進行閱讀。金鑰就是加密和解密過程中的那把鑰匙。

如果加密和解密使用同一把鑰匙，那就是對稱加密。對稱加密的好處在於加密和解密的速度快，但是對稱演算法的安全性依賴於金鑰，洩露金鑰就意謂著任何人都可以對其發送或接收的消息進行解密，所以金鑰的保密性至關重要。

非對稱加密的金鑰有兩把：一把叫公開金鑰；一把叫私密金鑰。其中公開金鑰可以公開，私密金鑰則具有私密性。通訊時，發送方利用公開金鑰對資訊進行加密，接收方透過私密金鑰對資訊進行解密，反之亦然。因為加密與解密用的是兩把不同的金鑰，所以這種演算法也被稱為非對稱加密演算法。

非對稱加密在通訊前不需要先同步私密金鑰，避免了在同步私密金鑰過程中被駭客盜取資訊的風險。例如，銀行頒發給個人使用者的私密金鑰就儲存在個人的 U 盾裡。非對稱加密演算法一般比較複雜，執行時間相對較長，好處在於無金鑰的分發問題。

非對稱密碼系統的安全性基於一些困難的數學問題，比如，基於大整數的因式分解問題、橢圓曲線問題等數學問題，也就是說，密碼的解密過程要遠遠比驗證答案費時。分解質因數做起來很難，但如果給出幾個質數求它們的乘積，那就簡單多了。這就是一個典型的不對稱演算法。事實上，基於大整數的因式分解問題的密碼學演算法即是 RSA 加密演算法的基本原理，而橢圓曲線密碼學演算法則屬於非對稱加密演算法。

在區塊鏈技術中，所有的規則事先都以數學演算法的形式進行規範，人們完全不需要知道交易的對方是誰，更不需要求助中心化的協力廠商機構來進行交易背書，而只需要信任數學演算法就可以建立互信。

實質上是演算法在為人們創造信用，達成共識背書。現有的區塊鏈系統中，根據實際應用需求已經衍生出多私密金鑰加密技術，以滿足多重簽名等更為靈活和複雜的場景。

隨著社會的發展，一方面人們也越來越注重個人尊重和隱私，另一方面醫療健康領域的特點需要使用者去公開自己的資訊，最起碼在就醫階段對醫院是公開的，這樣才能有效地解決就醫問題。區塊鏈的加密和去中心化的特點迎合了使用者隱私資訊保護的訴求，一方面可以把相關資訊公開給醫院，使得患者可以接受最好的醫療服務，另一方面可以有效地做好匿名處理，即使資訊被公開，對使用者本身的保護也可以達到最大化。

3.2.3 智能合約提高行業效率

智能合約又稱智慧合同，是由事件驅動的，具有狀態的、獲得多方承認的、運行在區塊鏈之上的、且能夠根據預設條件自動處理資產的程式，智能合約最大的優勢是利用程式演算法替代人仲裁和執行合同。簡單來講，就是一種用電腦語言取代法律語言去記錄條款的合約。

智能合約具有永久運行、資料透明、不可篡改的技術特點。首先，支撐區塊鏈網路的節點往往達到數百甚至上千，部分節點的失效並不會導致智能合約的停止，其可靠性理論上接近於永久運行，這樣就保證了智能合約能像紙質合同一樣每時每刻都有效。其次，區塊鏈上所有的資料都是公開透明的，因此智能合約的資料處理也是公開透明的，運行時任何一方都可以查看其程式碼和資料。最後，區塊鏈本身的所有資料不可篡改，因此部署在區塊鏈上的智能合約程式碼以及運行產生的資料輸出也是不可篡改的，運行智能合約的節點不必擔心其他節點惡意修改程式碼與資料。

智能合約的最大作用就是自動化執行相關程式流程，減少人員參與的環節，提高效率。區塊鏈系統能夠實現大部分計費、支付程式的自動化，從而跳過中間人，降低行政成本，為病患和醫療機構雙方節省時間。並且這一系列的資金以及過程資料，可以為後期的保險理賠以及帳單管理提供有效的依據，一方面可以減少醫療健康領域的騙保、報假帳等灰色花費，另一方面也可以提高驗證的效率。

3.3 區塊鏈醫療落地何處

區塊鏈技術本身的優勢，再加上人工智慧的賦能，將給醫療健康領域帶來新的活力，比如，區塊鏈分散式的結構可應用於醫療資料共用；不可篡改的時間戳記特性可解決資料和設備追溯及資訊防偽問題；其高冗餘度及多私密金鑰的複雜保管許可權的優點可解決目前醫療資訊化技術的安全認證缺陷等。透過區塊鏈＋人工智慧技術，醫療行業有望建立起一套互信共用的機制。

3.3.1 醫療資料管理和共用

區塊鏈可以幫助醫療機構和醫生更好地管理和共用患者資料，以及實現醫療過程不可篡改的可追溯。

區塊鏈提供了一個安全、去中心化的資料儲存平台，保護患者資料的隱私和安全。透過區塊鏈技術，患者資料可以被加密和分散儲存，只有授權的人員才能夠訪問，從而保障了患者的隱私。人工智慧則可以透過對患者資料進行分析和探勘，幫助醫生更好地瞭解患者病情和病史，提高醫療保健服務的品質和效率。例如，人工智慧可以透過對大量患者資料的分析，發現疾病的發病率、預測病情的進展和制定更好的治療方案等。

在醫療資料管理和共用方面，MediBloc 是一個成功的例子。MediBloc 是一家韓國初創公司，旨在創建一個去中心化的健康資料生態系統。該系統利用區塊鏈技術來保護個人健康資料的安全和隱私，同時使用人工智慧演算法來分析和應用這些資料。MediBloc 的健康資料生態系統由三個主要組成部分組成：MediBloc Core、MediBloc App 和 MediBloc Enterprise。

MediBloc Core 是一個基於區塊鏈技術的去中心化的健康資料儲存和管理平台，它可以讓個人和醫療機構將健康資料儲存在區塊鏈上，以保護資料的隱私和安全。MediBloc App 是一個基於區塊鏈和人工智慧技術的健康管理應用程式，它可以説明個人和醫療機構更好地管理和分析健康資料。MediBloc Enterprise 是一個面向醫療機構和保險公司的解決方案，它可以幫助這些機構更好地管理和分析健康資料，從而提供更好的醫療服務和保險產品。

MediBloc 的健康資料生態系統已經在韓國得到了廣泛的應用。例如，該系統已經與韓國最大的醫療保險公司之一合作，建立了一個基於區塊鏈和人工智慧技術的健康資料管理平台。該平台可以讓患者更好地管理和共用他們的健康資料，並讓醫生更好地瞭解他們的患者的病史和病情。

另外，MediBloc 的健康資料生態系統還與韓國多個醫療機構合作，建立了一個基於區塊鏈和人工智慧技術的醫療資訊共用平台。該平台可以讓不同醫療機構之間更好地共用和訪問病人的醫療記錄，從而提高醫療服務的品質和效率。此外，該平台還可以幫助醫生更好地診斷和治療疾病，從而提高疾病治癒率。

總而言之，MediBloc 利用區塊鏈和人工智慧技術成功創建一個去中心化的健康資料生態系統，並為個人、醫療機構和保險公司提供更好的健康資料管理和醫療服務。

3.3.2 改進醫療保健服務

區塊鏈和人工智慧可以説明改進醫療保健服務。透過使用區塊鏈和人工智慧技術，醫療機構可以更好地管理和共用患者資料，提高醫療保健服務的品質和效率。比如，患者可以使用區塊鏈技術將自己的醫療記錄儲存在區塊鏈上，這些記錄可以由醫生和醫療機構訪問和使用。同時，人工智慧可以對這些醫療記錄進行分析和探勘，幫助醫生更好地瞭解患者病情和病史，制定更好的治療方案。

此外，區塊鏈和人工智慧還可以説明改進醫療保健服務的支付和理賠流程。透過使用區塊鏈技術，醫療機構可以實現醫療費用的透明和準確計算，同時也可以防止欺詐行為的發生。人工智慧可以透過對醫療記錄和理賠資料的分析，説明保險公司更好地識別欺詐行為，從而降低醫療保健服務的成本和提高服務的品質。

在改進醫療保健服務方面，Lumedic 是一個應用的典型。Lumedic 是一家總部位於美國西雅圖的區塊鏈和人工智慧醫療科技公司，專注於開發和提供醫療資料管理和結算服務。該公司利用區塊鏈和人工智慧技術改善了醫療保險索賠和支付的效率和準確性，同時保護患者的隱私和資料安全。

Lumedic 開發了一個基於區塊鏈技術的醫療資料管理平台，透過該平台，醫療機構和保險公司可以即時共用和訪問醫療資料，並利用人工智慧演算法對資料進行分析和預測。該平台可以有效地減少醫療保險索賠和支付的複雜性和不透明性，從而提高醫療行業的效率和可靠性。

Lumedic 還開發了一個基於區塊鏈技術的醫療保險結算平台。該平台可以自動化醫療保險索賠和支付的流程，並減少錯誤和欺詐的風險。同時，該平台還可以提高醫療機構和保險公司的效率和利潤，降低醫療保險的成本和複雜性。

Lumedic 已經成功地將其區塊鏈和人工智慧技術應用於醫療保險結算和資料管理。該公司與美國西北大學醫學中心、華盛頓州立大學醫學中心等眾多醫療機構和保險公司建立了合作關係。

例如，Lumedic 與華盛頓州立大學醫學中心合作，成功地開發了一個基於區塊鏈和人工智慧技術的醫療保險結算平台。該平台可以自動化醫療保險索賠和支付的流程，減少了醫療保險的成本和複雜性。同時，該平台還可以提高醫療機構和保險公司的效率和利潤，並保護患者的隱私和資料安全。

3.3.3 提高診斷和治療的準確性和效率

區塊鏈和人工智慧還可以幫助提高醫療診斷和治療的準確性和效率。透過使用區塊鏈和人工智慧技術，醫生可以更好地瞭解患者的病情和病史，制定更好的治療方案。

比如，區塊鏈可以說明記錄患者的基因組資料和治療記錄，從而說明醫生更好地瞭解患者的病情和制定更好的治療方案。人工智慧可以透過對大量患者資料的分析和探勘，幫助醫生快速診斷疾病並制定更好的治療方案。同時，人工智慧還可以透過對藥物資料的分析和探勘，幫助醫生選擇最適合患者的藥物治療方案。

此外，區塊鏈和人工智慧還可以幫助監測患者的健康狀況。透過使用感測器和其他智慧設備，可以收集患者的生物指標資料，如血壓、心率、血糖等。這些資料可以透過區塊鏈儲存和共用，同時透過人工智慧進行分析和探勘，幫助醫生及時發現健康問題並制定治療方案，從而提高醫療服務的效率和品質。

Aifred Health 是一家加拿大初創公司，旨在創建一個基於人工智慧和區塊鏈技術的個性化精神疾病治療平台。Aifred Health 平台就是利用人工智慧演算法來分析患者的健康資料，為患者提供個性化的治療方案，同時使用區塊鏈技術來保護患者的隱私和資料安全。

Aifred Health 的個性化精神疾病治療平台包括三個主要組成部分：Aifred Insight、Aifred Care 和 Aifred Token。Aifred Insight 是一個基於人工智慧演算法的精神疾病診斷和預測工具，它可以幫助醫生更好地診斷和治療精神疾病。Aifred Care 是一個基於人工智慧和區塊鏈技術的個性化治療平台，它可以幫助患者更好地管理和控制他們的疾病。Aifred Token 是一個基於區塊鏈技術的患者資料管理和隱私保護平台，它可以讓患者更好地控制他們的健康資料，並保護這些資料的安全和隱私。Aifred Health 的個性化精神疾病治療平台已經在加拿大得到了廣泛的應用。該平台已經被多個精神科醫院和診所採用，並取得了顯著的疾病治療效果。

3.3.4 優化藥物研發和臨床試驗

區塊鏈可以幫助優化藥物研發和臨床試驗。在藥物研發過程中，研究人員需要對大量的資料進行分析和探勘。透過使用區塊鏈和人工智慧技術，藥物研發過程可以變得更加高效和準確。

區塊鏈可以說明記錄藥物研發過程中的所有資料，從藥物發現到臨床試驗結果。這些資料可以被所有參與者共用和訪問，使藥物研發過程更加透明和可信。同時，區塊鏈還可以幫助監管藥物的生產和分銷，保證藥物的品質和安全性。人工智慧則透過對藥物資料的分析和探勘，幫助研究人員快速發現有效的藥物治療方案，並優化臨床試驗的設計和執行。例如，人工智慧可以透過分析藥物作用機制和患者特徵，預測患者對藥物的反應和不良反應，從而減少臨床試驗的失敗率。

Nebula Genomics 是一家 和資料管理公司，利用區塊鏈和人工智慧技術來優化藥物研發和臨床試驗的流程。該公司的目標是打破傳統醫療行業的壁壘，實現醫學研究和創新的共用和協作。

Nebula Genomics 開發了一個基於區塊鏈技術的醫療資料管理平台，透過該平台，研究人員和醫生可以共用和訪問患者的基因資料，並利用人工智慧演算法對資料進行分析和預測。這可以幫助研究人員和醫生更好地理解患者的基因變異和疾病風險，從而提高藥物研發和臨床試驗的效率和準確性。

Nebula Genomics 還開發了一個基於區塊鏈技術的藥物研發和臨床試驗平台。該平台可以自動化藥物研發和臨床試驗的流程，並提高效率和準確性。同時，該平台還可以降低藥物研發和臨床試驗的成本和時間，並加快醫學創新的進程。

當前，Nebula Genomics 已經與多家醫療機構和藥企建立了合作關係，並取得了一定的成效。例如，該公司與加州大學三藩市分校合作，開發了一個基於區塊鏈和人工智慧技術的癌症研究平台。該平台可以自動化癌症研究的流程，並提高效率和準確性。同時，該平台還可以降低癌症研究的成本和時間，並加快醫學創新的進程。Nebula Genomics 還與多家藥企合作，利用區塊鏈和人工智慧技術優化藥物研發和臨床試驗的流程。例如，該公司與 Regenxbio 合作，利用區塊鏈和人工智慧技術開發了基於基因治療的新藥。，且獲得了美國食品藥品監督管理局的批准。

3.3.5 藥品溯源的安全性保障

區塊鏈和人工智慧還可以幫助提高藥品溯源和管理的安全性和透明度。透過使用區塊鏈技術，可以實現藥品的全生命週期管理，包括生產、銷售、流通和使用等環節，實現藥品的安全追溯和可追溯性，從而提高藥品的安全性和品質。

同時，人工智慧可以透過對藥品資料的分析和探勘，幫助監測藥品的品質和安全性。例如，人工智慧可以透過對藥品資料的分析和探勘，幫助發現藥品中存在的問題和缺陷，從而及時採取措施保障藥品的品質和安全性。

MediLedger 就是一個基於區塊鏈技術的藥品供應鏈管理平台，它利用區塊鏈技術來提高藥品供應鏈的透明度和安全性，同時使用人工智慧演算法來優化藥品供應鏈的效率和品質。在傳統的藥品供應鏈中，存在著許多問題，例如藥品假冒、失效、過期等問題。這些問題不僅會危及患者的生命健康，還會造成巨大的經濟損失。為了解決這些問題，

MediLedger 採用了區塊鏈技術來建立一個去中心化的藥品供應鏈管理平台，這樣就可以確保藥品的透明度和安全性。

具體來說，MediLedger 利用區塊鏈技術來建立一個去中心化的藥品供應鏈管理平台，這個平台由多個節點組成，每個節點都可以添加、驗證和更新藥品供應鏈的資訊。在這個平台上，每個藥品都有一個獨特的身份證明，包括藥品名稱、生產日期、批次號、供應商等資訊。這些資訊都被記錄在區塊鏈上，不可篡改和刪除，這樣就可以確保藥品的真實性和安全性。

除了區塊鏈技術外，MediLedger 還利用人工智慧演算法來優化藥品供應鏈的效率和品質。具體來說，MediLedger 利用人工智慧演算法來分析藥品供應鏈中的各種資料，包括藥品銷售資料、庫存資料、生產資料等。透過這些資料分析，MediLedger 可以預測藥品的需求量和供應量，優化藥品的採購和配送計畫，提高藥品供應鏈的效率和品質。MediLedger 已經得到了許多醫藥企業和藥品監管機構的廣泛應用。例如，該平台已經得到了美國 FDA 和歐盟 EMA 的認可，並被多個醫藥企業採用，如希波諾公司和摩根大通等。這些企業都認為，MediLedger 可以幫助他們提高藥品供應鏈的透明度、安全性和效率，降低成本，提高服務品質。

3.3.6 提高醫療研究的效率和品質

區塊鏈和人工智慧還可以幫助提高醫療研究和開發的效率與品質。使用區塊鏈和人工智慧技術，可以收集與共用大量的醫療資料，從而促進醫療研究和開發 □ 的進展。同時，人工智慧可以透過對大量醫療資料的分析和探勘，幫助發現新的醫療知識與技術，從而推動醫療研究和開發的進展。例如，人工智慧可以透過對大量患者資料的分析和探勘，幫助發現新的病因和病理機制，從而推動疾病的治療與預防。同時，人工智慧還可以透過對大量藥物資料的分析和探勘，幫助發現新的藥物療效和安全性，從而推動藥物的研究和開發。

OneLedger 就是一家基於區塊鏈技術，同時利用人工智慧技術來提高醫療研究的效率和品質的醫療資料管理公司。OneLedger 的目標就是實現醫學資料的共用和協作，從而促進醫學研究和創新的發展。

OneLedger 的區塊鏈技術可以確保醫學資料的可追溯性和完整性。該技術可以確保醫學資料不被篡改或刪除，並追蹤資料的來源和使用記錄。這可以提高醫學研究的可信度和品質，並避免醫學資料的不當使用和濫用。

OneLedger 的人工智慧技術則可以對醫學資料進行分析和預測，從而幫助醫生和研究人員更好地理解疾病的發生和發展機制。該技術可以根據醫學資料的特徵和模式，預測疾病的風險和進展，從而幫助醫生和研究人員更好地制定治療方案和研究策略。

OneLedger 已與多家醫療機構和藥企建立了合作關係，例如，該公司與美國國立衛生研究院合作，利用區塊鏈和人工智慧技術來研究 HIV 病毒的傳播和治療。該研究利用 OneLedger 的醫療資料管理平台和人工智慧技術，對 HIV 病毒的傳播和治療進行了分析和預測，並提出了一些新的治療策略和研究方向。

另外，OneLedger 還與多家藥企合作，利用區塊鏈和人工智慧技術優化藥物研發和臨床試驗的流程。例如，該公司與 AstraZeneca 合作，利用區塊鏈和人工智慧技術優化肺癌藥物的研發和臨床試驗。該研究利用 OneLedger 的區塊鏈技術來管理臨床試驗的資料和記錄，從而確保資料的完整性和可信度。該研究還利用 OneLedger 的人工智慧技術來分析和預測藥物的效果和副作用，從而幫助研究人員更好地制定治療方案和臨床試驗策略。

3.4 區塊鏈醫療之阻礙

雖然區塊鏈＋人工智慧技術本身的優勢能給醫療健康領域帶來新的活力，其在醫療領域的應用也日益廣泛。但區塊鏈在醫療領域的發展仍然面臨著一些困境和挑戰。

首先，區塊鏈面臨技術標準不統一的問題，目前，區塊鏈醫療應用中缺乏統一的技術標準，這使得不同的區塊鏈平台之間無法互相通訊和協作。這意謂著在醫療行業中使用區塊鏈技術的各個參與方，例如醫療機構、研究人員、藥企和患者等，需要在不同的平台上運行和管理其資料和業務。這樣，這些參與方需要承擔更高的成本和風險，同時也會降低醫療資料的安全和可信度。

解決這一問題的一個途徑是建立統一的技術標準和規範。例如，制定適用於區塊鏈醫療應用的資料格式、共識機制、智能合約等技術標準，從而促進不同平台之間的資料交換和協作。此外，建立統一的認證機制和合規框架也可以加強對醫療資料和隱私的保護。目前，一些標準化機構和協會正在制定和推廣醫療資料標準和互通性協定，以便在區塊鏈上實現資料的共用和交換。例如，HL7（Health Level Seven International）是一個專門致力於醫療資料標準化和互通性的組織，它制定了一系列的標準和協定，使得不同的醫療系統可以互相通訊和交換資

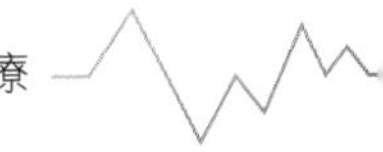

料。此外，一些區塊鏈醫療專案也在嘗試建立自己的標準和協定，以便在區塊鏈上實現醫療資料的互通性。

不過，醫療資料交換非常複雜，目前區塊鏈技術在資料處理能力方面還比較薄弱。真正的互通性不僅僅指資訊交換，而是兩個或多個系統或實體相互信任的能力，然後使用共用資訊。在此基礎上，健康資料互通性的真正挑戰不僅僅在於技術層面，還在於更基本的概念，如缺乏受信任的框架和現有系統的完整性。在某種意義上，區塊鏈技術要實現對健康資料的管理，需要醫療衛生領域的全面資料化，並且醫療機構之間需要建立一套行之有效的跨鏈連結以實現資料共用，這對區塊鏈技術規模化提出了很高的要求。

另一個困擾區塊鏈醫療的問題是隱私和安全問題。由於區塊鏈的去中心化特性，所有的參與者都可以訪問和共用所有的交易資訊，因此可能會導致醫療資料洩露和隱私侵犯的風險。尤其是對於敏感的醫療資料，如基因資料、疾病診斷、藥物處方等，這些資料的洩露會對患者的隱私造成嚴重的損害。

此外，由於區塊鏈是一個不可篡改的分散式帳本，一旦資料被記錄在區塊鏈上，就無法修改或刪除。這意謂著如果某個醫療機構或個人的醫療資料被錯誤地記錄在區塊鏈上，這個錯誤將會一直存在並影響到未來的醫療研究和治療決策。

為了解決這些問題，許多區塊鏈醫療項目採用了加密技術和身份驗證來保護資料的隱私和安全。例如，一些項目採用了零知識證明（Zero-knowledge proof）技術，使得資料在區塊鏈上的儲存和共用可以在不暴露實際資料內容的情況下完成。另外，一些項目也採用了多方計算

（Multi-party computation）技術來確保參與者之間的資料共用是安全的，同時也可以保護每個參與者的隱私。

此外，區塊鏈醫療還面臨法律和監管環境的不確定性。雖然區塊鏈技術可以提供更安全和透明的資料處理和共用，但醫療保健行業的監管規定和法律法規仍然相對較複雜和不確定。例如，個人健康資訊在很多國家都受到了隱私保護法的保護，這就需要區塊鏈技術在處理資料時確保符合隱私保護規定，但不同國家的法律規定不同，導致區塊鏈醫療在跨國應用時會面臨法律和監管的挑戰。

區塊鏈醫療的發展也對醫療行業的參與者帶來了一定的挑戰。例如，醫生、護士、藥劑師等醫療工作者可能對新的數位技術不熟悉或不信任，因此，他們就需要更多的培訓和教育，以適應新技術的使用和應用。從患者角度來看，醫療健康需求最大的人群是老齡人，這部分人群對資訊化的認知程度較低，在數位化過程中，老年人的教育成本較高，難度較大。區塊鏈技術的普及需要系統更加簡化，實現「傻瓜式」操作，使用者不需要瞭解太多關於這個系統的知識也能良好地使用這個系統，且系統能明確地向使用者展示其功能和帶來的結果。

最後，區塊鏈技術的成本也是一個挑戰。儘管區塊鏈技術可以提供更高的安全性和透明度，但在醫療行業中，成本是非常重要的考慮因素。由於醫療行業的盈利模式和融資方式不同，使得對於區塊鏈技術的應用在經濟上具有挑戰性。在現有的醫療系統中，如何將區塊鏈技術整合到成本可控、可持續的業務模型中，是一個需要解決的現實問題。

也就是說，儘管當前區塊鏈技術在醫療保健領域具有巨大的潛力，但還存在許多困境和挑戰。如何推動區塊鏈＋人工智慧醫療的進一步發展，是當前醫療行業亟待考慮和解決的難題。

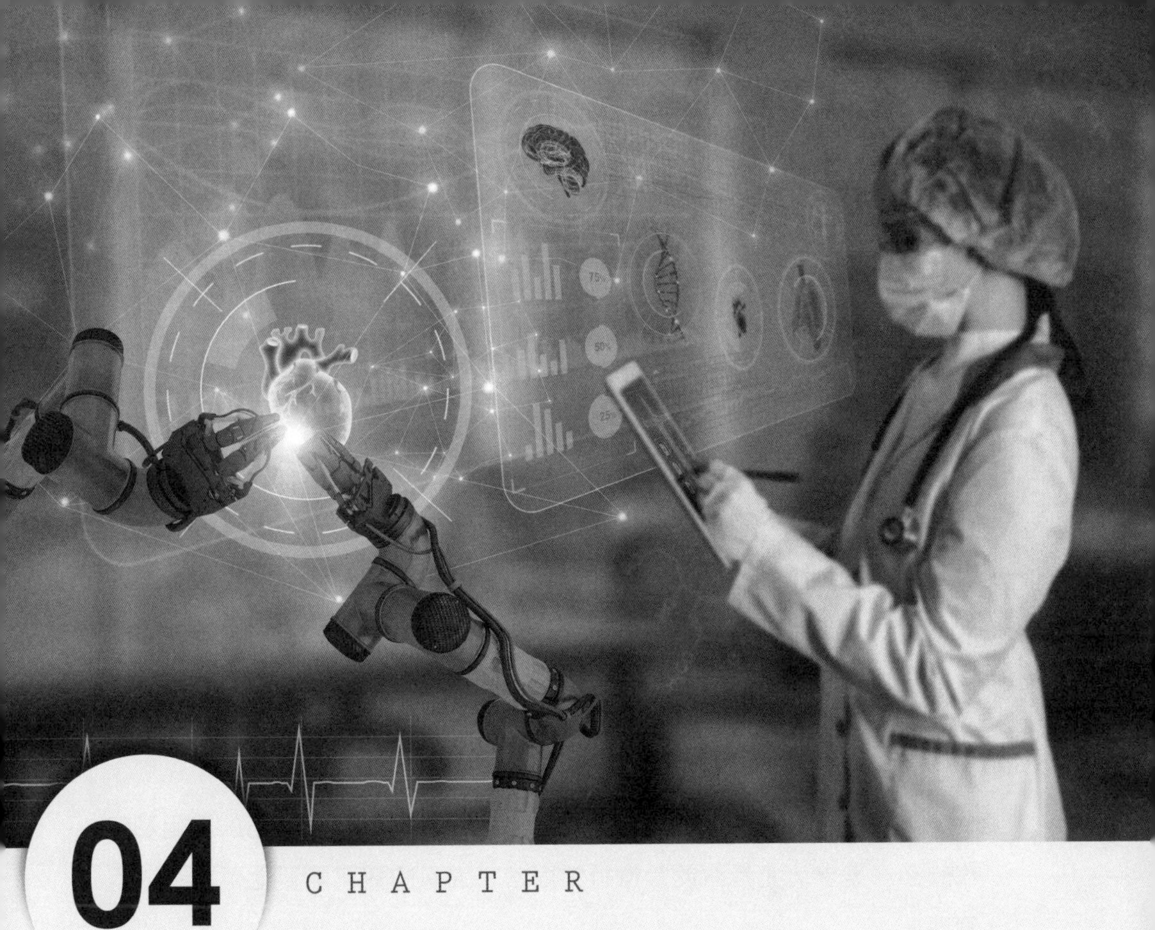

04 CHAPTER

「雲端運算＋」醫療

4.1 造化萬象的雲端運算

4.2 從雲端運算到醫療雲

4.3 醫療的資訊化未來

4.1 造化萬象的雲端運算

今天，「雲」的概念正在蔓延，雲端運算技術已經成為數位世界的重要支柱。雲端運算已經深入到我們生活的各個方面，比如網上購物、交通出行、影片直播、政務辦公、線上學習等。可以這樣說，身處當代這個資訊化、數位化的社會中，只要有網路的地方就有雲端運算的參與。雲端運算與我們的關聯如此緊密，那麼，究竟什麼是雲端運算？雲端運算又是如何影響我們的生活？

4.1.1 什麼是雲端運算？

關於「雲端運算」的概念，各界專家各有評判。但雲是人工智慧時代的必然需求，尤其對於醫療行業而言，大量的資料需要上傳雲端進行管理。

比如，早期 Gartner 諮詢公司定義雲端運算為一種計算方式，「利用 Internet 技術和大規模的 IT 計算能力，以‘服務’的形式提供給外部客戶」。

美國國家標準和技術研究院給出的定義則是「雲端運算是一種能夠透過網路以便利的、按需付費的方式獲取計算資源（包括網路、伺服器、儲存、應用和服務等）並提高其可用性的模式，這些資源來自一個共用的、可配置的資源地，並能夠以最省力和無人干預的方式獲取和釋放」。

網格計算之父 Ian Foster 則如此定義，雲端運算是一種大規模的分散式運算機制，由規模經濟效應驅動，可根據使用者需求透過網際網路提供抽象的、虛擬的、可動態伸縮的計算能力、儲存容量、平台和服務。

IBM 在《「智慧的地球」—— IBM 雲端運算 2.0》中闡述了對雲端運算的理解：雲端運算是一種計算模式，在這種模式中，應用、資料和 IT 資源以服務的方式透過網路提供給使用者使用；雲端運算也是一種基礎架構管理的方法論，大量的計算資源組成 IT 資源池，用於動態創建高度虛擬化的資源以供用戶使用。

縱觀各家之觀點，所謂雲端運算的核心，其實就是可以自我維護和管理的虛擬計算資源，通常是一些大型伺服器集群，包括計算伺服器、儲存伺服器和寬頻資源等。雲端運算將計算資源集中起來，並透過專門軟體實現自動管理，無須人為參與。使用者可以動態申請部分資源，支援各種應用程式的運轉，無須為煩瑣的細節而煩惱，能夠更加專注於自己的業務，有利於提高效率、降低成本和技術創新。簡言之，雲端運算就是一種提供資源的網路，使用者可以隨時獲取「雲」上的資源，就像獲取水、電一樣，隨取隨用，按需獲得。

根據不同維度，雲端運算也被分為不同類別。從部署形式上，可以分為公有雲、私有雲、混合雲等。公有雲是由協力廠商提供商提供的雲服務，使用者無需自己採購 IT 資源，只需為其使用的資源付費即可；彈性、按需付費是其特徵。私有雲是為一個企業單獨使用而建構的雲服務，由單個公司擁有和營運，或託管在協力廠商服務商；專屬、私有是其特徵。混合雲則是公有雲和私有雲的混合。

從服務類型上，可以分為 IaaS/PaaS/SaaS 等三類，此外還有 DaaS 等最新定義的雲端運算服務形式。IaaS 類（基礎設施即服務）是雲端運算服務的基礎形式之一，是指雲廠商向個人或組織提供虛擬化計算資源的服務。PaaS 類（平台即服務）為開發、測試和管理軟體應用程式提供按需開發環境，為開發人員提供透過全球網際網路建構應用程式和服務的平台。SaaS 類（軟體即服務）是雲廠商提供的託管和管理軟體應用程式，並允許其使用者連接到應用程式並透過全球網際網路訪問應用程式。SaaS 類的雲端運算服務，是距離普通使用者最近的雲端運算服務，它能夠說明使用者解決某個具體問題或者實現特定的功能。

4.1.2 雲端運算的過去和現在

雲端運算的發展歷程可以分為三個階段，分別是前雲時代、初雲時代和成熟雲時代。

前雲時代即 20 世紀 80 年代至 90 年代初期，這個時期電腦技術和網際網路技術都處於比較初級的階段，大型電腦和個人電腦的普及程度不高，計算資源的共用和利用率也比較低。

初雲時代是 2000 年至 2010 年，這個時期網際網路技術迅速發展，電腦技術也得到了空前的提高，虛擬化技術和分散式運算技術得到了廣泛應用，各種雲端運算服務商相繼湧現。在初雲時代，亞馬遜公司推出了亞馬遜網路服務（AWS），Google 推出了 Google 應用引擎（GAE），微軟推出了 Windows Azure 等雲端運算平台，這些平台將雲端運算技術帶入了商業應用領域，使雲端運算成為數位化經濟的重要支撐。初雲時代的雲端運算主要應用於企業級應用、資料儲存、網站託管、測試開發等領域，得到了廣泛的應用和認可。

成熟雲時代則是 2010 年至今，這個時期，雲端運算技術得到了更加廣泛的應用和發展。隨著行動網際網路和物聯網的快速發展，雲端運算逐漸擴展到了各個領域，如行動應用程式、智慧家居、醫療健康、金融服務、能源環保等。同時，雲端運算的安全性、可靠性、性能等方面得到了大幅提升，雲端運算平台的開放性和靈活性也得到了大力發展。現在，雲端運算已經成為數位化經濟的核心技術之一，對於全球各行各業的數位化轉型和升級都發揮著重要的作用。

雲端運算的發展離不開一系列技術的支援，包括虛擬化技術、分散式運算技術、自動化管理技術、多租戶技術、彈性伸縮技術等方面。

其中，虛擬化技術是雲端運算的核心技術之一，它可以將物理伺服器分割成多個虛擬伺服器，為用戶提供按需分配計算資源的服務。透過虛擬化技術，雲端運算可以將計算、儲存和網路等資源進行集中管理和分配，提高資源的利用率和效率。

分散式運算技術是雲端運算的另一個重要技術，它可以將計算任務分配到不同的伺服器上進行處理，從而提高計算速度和效率。透過分散式運算技術，雲端運算可以實現大規模資料處理、機器學習、人工智慧等複雜計算任務。

自動化管理技術可以透過自動化的方式實現雲端運算資源的管理和分配，從而提高雲端運算平台的效率和穩定性。自動化管理技術包括自動化配置、自動化監控、自動化備份等方面，可以有效地減少人工干預的成本和風險。

多租戶技術可以將不同用戶的計算資源隔離開來，實現資源的共用和安全保障。透過多租戶技術，雲端運算可以為不同規模和類型的使用者提供不同的服務模式和服務水準，實現資源的合理分配和利用。

彈性伸縮技術是雲端運算的另一個重要特徵，它可以根據使用者的實際需求自動調整計算資源的數量和配置，從而實現資源的靈活分配和利用。透過彈性伸縮技術，雲端運算可以為使用者提供更加靈活的服務模式和服務水準，實現計算資源的最大化利用和優化。

4.1.3 雲端運算能帶來什麼？

作為一種基於網際網路的計算模式，雲端運算將計算資源和服務透過網路提供給使用者，使得用戶能夠更加高效、靈活、安全和可靠地使用計算資源和服務。

第一，雲端運算帶來了更高效的計算資源利用。傳統的計算模式，往往需要購買和維護大量的計算設備，這不僅需要大量的資金和人力投入，而且會產生大量的浪費和閒置。而雲端運算透過虛擬化和自動化技術，可以將計算資源進行彙聚和優化，使得計算資源的利用率更高，從而減少了資源的浪費和成本。

第二，雲端運算不僅提供了更高效的計算資源利用，還可以根據使用者的需求和使用情況，動態地調整計算資源的配置和使用方式。比如，使用者可以根據自己的需要，靈活地選擇不同類型和規模的計算資源，也可以根據實際的負載情況，動態地進行資源的擴縮容，從而實現更加靈活和高效的計算資源使用。

第三，雲端運算帶來了更加安全和可靠的計算服務。雲端運算透過提供多重備份和冗餘機制，保證了計算服務的高可用性和資料的安全性。同時，雲端運算還提供了豐富的安全防護和監控機制，能夠及時發現和處理安全性漏洞和攻擊事件，從而提高了計算服務的安全和可靠性。

第四，雲端運算帶來了更廣泛的應用場景和服務。雲端運算不僅可以提供基礎的計算資源和服務，還可以擴展到更廣泛的應用場景和服務。比如，雲端運算可以支援大規模的資料儲存和處理、高性能計算和科學計算、人工智慧和機器學習等領域。同時，雲端運算還可以提供豐富的應用程式和服務，比如線上辦公、電子商務、行動網際網路等，為用戶提供更加便捷和高效的應用體驗。

最後，透過實現計算資源的共用和彙聚，雲端運算還可以大幅度減少計算設備的數量和能源消耗，從而降低了對環境的影響。同時，雲端運算還可以透過綠色資料中心、可再生能源等技術手段，實現更加可持續和環保的計算模式。

對於個體用戶來說，雲端運算的發展讓生活變得更加簡單（不必更換任何軟體）也更加便宜。在雲端運算網路平台，每個人都可以在幾分鐘內建立、開通自己的網站，空間大、速度快、費用低、資訊安全。雲中的資料可以無限增加。而資料的增加只是伺服器數量的增加，系統提取資料的速度不受影響。而雲端運算也令資訊搜尋更快、更精準、更豐富。使用一種以雲端運算為基礎的電子郵件服務意謂著：假如你的電腦當掉的話，你也不用去擔心會失去你所有的電子郵件。而且，你還可以從任何一個網頁瀏覽器上登錄你的郵件。隨著雲端運算的服務增多，同樣的事情也將會在其他的文檔和資料上實現。

對於企業來說，透過轉變成使用以雲端運算為基礎的電郵、會計及客戶追蹤體系，公司能夠減少複雜性和養護的費用，因為所有的一切都運行在一個網頁瀏覽器之內。企業不再在「孤島」中生存，在雲端運算網路平台，透過搜尋引擎目標核心優化技術放大經營者有價值的資訊，資訊體在開放的雲端平台上自由平等展示，讓客戶能透過網際網路快速找到企業。與此同時，雲端運算服務的提供商們，也能夠透過規模效應獲得利潤。

此外，雲端運算網路平台採用技術手段能夠對社會公共資訊資源進行社區化管理劃分，打破了少數利益集團獨享公共資訊資源的局面。龐大的社區網站營運商擁有該社區的公共資訊資源，並透過資訊資源的轉換獲得經濟利益。

4.2 從雲端運算到醫療雲

作為雲端運算在醫療領域的重要應用，醫療雲是指將醫療資訊化和雲端運算技術結合起來，為醫療機構、醫生和患者提供全面、高效、安全和可靠的醫療資訊管理和服務平台。醫療雲可以提供多種醫療服務和應用，為人們的健康保健和疾病治療提供了全新的思路和方式。

4.2.1 如何實現醫療雲？

在醫療領域中，雲端運算技術已經被廣泛應用。醫療雲是在雲端運算基礎上，專門針對醫療領域所開發的一種應用形態。它基於雲端運算技術，將醫療資訊系統和醫療資料儲存於雲端，以便於醫護人員進行即時的資料訪問、共用和分析，從而實現醫療資訊的全面管理和應用。

想要實現從雲端運算到醫療雲，需要經歷幾個必要的步驟。首先，建構雲基礎設施。醫療雲需要一個強大的雲基礎設施來支援醫療資料的儲存、管理和分析。雲基礎設施應該包括計算、儲存和網路資源，同時應該具備高可用性、高性能、高安全性和高擴展性。

其次，為了將醫療資料引入到雲端平台中，需要對醫療資料進行數位化和管理。數位化可以將醫療資料從紙質或非結構化的形式轉化為結

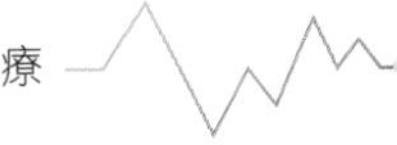

構化的數位化資料，方便醫療資料的儲存和分析。資料管理包括對醫療資料的分類、歸檔、備份和恢復等操作。

第三，醫療機構可以透過雲端運算平台上的分析工具對醫療資料進行分析和探勘，以發現醫療領域的新知識和規律。這些分析工具可以幫助醫生更好地瞭解患者的病情、診斷和治療方案，提高醫療效率和品質。

最後，醫療機構可以透過雲端運算平台提供的服務，將醫療資料共用給其他機構或個人。這些服務可以說明醫療機構實現資料共用和協作，促進醫療知識的共用和交流，提高醫療服務的品質和效率。

可以說，雲端運算為醫療領域提供了極大的發展機遇，基於雲端運算的醫療雲至少擁有了以下五大優勢：

1. **資料安全性高**：醫療雲端平台採用多種技術保障資料的安全性，如資料加密、身份認證、防火牆、備份等。同時，醫療雲端平台必須遵守相關法規和隱私政策，確保病人的醫療資訊不被洩露。

2. **資料共用和互通性強**：在醫療雲端平台上，醫療資料被統一儲存，可透過合適的許可權管理機制進行共用和訪問。醫療雲端平台可以打通醫療機構之間的資訊壁壘，實現多點互通，提高醫療資訊的利用率和醫療水準。

3. **系統可擴展性強**：醫療雲端平台可以根據實際需求隨時擴展計算和儲存能力，可實現彈性擴展，從而滿足醫療機構的不斷發展和變化需求。

4. **資料處理效率高**：採用雲端運算技術的醫療雲端平台，可大幅提高資料處理效率和性能，提升醫療資訊系統的回應速度和處理能力，使醫療資訊的獲取、傳輸、處理、共用和分析更加便捷、高效、可靠。

5. **統一標準化：**醫療雲端平台可以規範醫療資訊的格式、結構和標準，實現醫療資料的規範化和標準化，從而方便資料的交互和共用，提高醫療資訊的利用價值。

4.2.2 醫療雲＋人工智慧？

人工智慧技術在醫療雲中扮演著重要的角色，人工智慧透過醫療雲資料分析和探勘，為醫生提供更準確和個性化的診斷和治療方案，同時也可以為患者提供個性化的健康管理服務。

首先，醫療雲中儲存了大量的醫療資料，包括患者的個人資訊、病歷、化驗單、影像資料等等。這些資料對於醫學研究和臨床診療具有重要意義，但是對於醫生來說，如何從這些資料中獲取有用的資訊是一個巨大的挑戰。人工智慧技術可以透過資料採擷和分析，說明醫生從海量資料中提取有用的資訊，為診斷和治療提供重要支援。例如，透過機器學習演算法，可以根據患者的個人資訊、病歷和化驗單等資料，預測患者的疾病風險和治療效果。此外，人工智慧技術還可以透過醫學圖像分析，說明醫生更準確地診斷病情和制定治療方案。例如，透過電腦輔助診斷技術，可以自動識別醫學影像中的異常部位和病灶，輔助醫生進行診斷和治療。

其次，人工智慧技術可以透過資料分析和探勘，為醫生提供個性化的診斷和治療方案，實現精準醫療。精準醫療是根據患者的個體差異，制定個性化的診斷和治療方案，以達到最佳的治療效果。人工智慧技術可以根據患者的基因、病歷和其他生理參數等資料，進行個性化診斷和

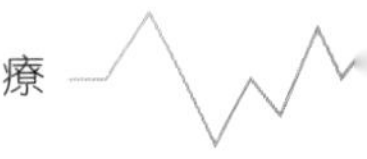

治療，為患者提供更準確、更安全、更有效的治療方案。例如，根據患者的基因資料，可以預測患者對不同藥物的反應，從而選擇最適合患者的治療方案。此外，人工智慧技術還可以根據患者的病歷和其他生理參數，為患者制定個性化的康復計畫，幫助患者更好地恢復健康。

此外，人工智慧技術還可以作為醫生的智慧助手，輔助醫生進行診療。透過自然語言處理技術，人工智慧可以理解醫生的指令，並自動提取和整合患者的病歷和其他相關資訊，為醫生提供更準確、更快速的診斷和治療支援。例如，人工智慧技術可以透過語音辨識技術，將醫生的語音指令轉化為文字，並自動整合患者的病歷和其他相關資訊，説明醫生更快速地瞭解患者的病情。此外，人工智慧技術還可以透過自然語言處理技術，説明醫生自動生成診斷報告和治療計畫，提高醫生的工作效率和診療品質。

最後，人工智慧技術還可以為患者提供個性化的健康管理服務，説明患者預防疾病和維護健康。透過收集患者的健康資料，例如睡眠品質、飲食習慣、運動量等等，人工智慧可以為患者制定個性化的健康計畫，並監測患者的健康狀況，及時提醒患者進行健康管理和預防措施。例如，人工智慧技術可以透過智慧手環等可穿戴設備，監測患者的心率、血壓、睡眠品質等指標，並自動分析和生成健康報告，為患者提供個性化的健康管理和預防建議。

一方面，人工智慧與醫療雲的結合，能提高醫療服務的效率和精準度，在醫療雲中，人工智慧技術可以透過對大量醫療資料的分析和學習，為醫生提供更加準確、精準的診斷和治療建議，從而提高醫療服務的效率和精準度。此外，人工智慧還可以減輕醫生的工作負擔，為醫生節省更多時間和精力，讓醫生更加專注於患者的治療和護理工作。

另一方面，還能降低醫療成本和風險。在醫療雲中，人工智慧技術可以透過對醫療資料的分析和學習，提供更加個性化的治療方案和預防措施，從而降低醫療成本和風險。此外，人工智慧還可以透過康復監測和健康管理，幫助患者更好地掌握自身健康情況，預防疾病的發生，從而減少醫療服務的需求。

隨著醫療雲和人工智慧技術的不斷發展和應用，醫療服務將逐漸從傳統的醫療模式向網際網路和科技的方向轉型。醫療雲和人工智慧技術的結合，將大幅提高醫療服務的效率和精準度，降低醫療成本和風險，改善醫療服務的品質和安全。未來，醫療雲和人工智慧技術將得到更廣泛的應用和普及，推動醫療健康產業的升級和發展。

4.3 醫療的資訊化未來

醫療資訊化是醫療雲最重要的應用之一。醫療資訊化的核心是將醫療資訊數位化，並透過網際網路、人工智慧等技術手段進行共用和交流。醫療雲作為一種高效的數位技術，可以極大地促進醫療資訊化的發展，為患者提供更加便捷、高效、安全的醫療服務。醫療雲在醫療資訊化方面的應用非常廣泛，包括病歷管理、醫療影像、電子處方、醫療保險、健康管理等方面。透過醫療雲端平台，醫療機構可以實現醫療資料的集中管理和共用，醫生和患者可以隨時隨地訪問和管理自己的醫療資料。

4.3.1 病歷管理資訊化

當前，電子病歷管理已經成為醫療資訊化的重要組成部分之一。透過醫療雲端平台，醫療機構可以實現電子病歷的即時儲存、管理和共

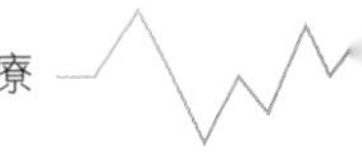

用。醫生可以透過電子病歷系統隨時查詢患者的病歷資訊，以便更好地瞭解患者的病情和制定治療方案。

比如，平安好醫生旗下的「一帖通」平台就實現了醫療雲在電子病歷方面的應用，為患者提供便捷、安全、高效的醫療服務。「一帖通」的電子病歷管理工具主要由兩部分組成：雲端和用戶端。雲端是指平安好醫生伺服器上的系統，用戶端則是指醫生和患者透過手機應用或電腦瀏覽器使用的系統。雲端和用戶端透過網際網路連接，實現資料的即時同步和共用。

「一帖通」電子病歷管理工具的實現，主要涉及以下幾個方面：

1. **資料收集和輸入**：醫生在診療過程中透過用戶端向雲端上傳患者的個人資訊、病史、體檢資料、檢查結果、診斷結論等資訊，雲端將這些資料整合儲存在伺服器上。

2. **資料管理和分析**：雲端對上傳的資料進行統一管理和分類儲存，醫生可以透過用戶端快速檢索和查看患者的電子病歷，並進行病歷分析和診斷。

3. **資料共用和安全**：醫生可以透過用戶端將患者的電子病歷分享給其他醫生，實現多學科協作。

同時，「一帖通」平台採用了多重安全措施，保障患者的隱私和病歷資料的安全。在實際應用中，「一帖通」電子病歷管理工具已經得到了廣泛的應用和推廣。例如，在新冠疫情期間，平安好醫生與湖北省疾控中心合作，在「一帖通」平台上開通了「新冠肺炎病例自我診斷和管理服務」，患者可以透過用戶端自主填寫症狀和病情資訊，系統根據患者的輸入自動判斷患者是否感染新冠病毒，並給出相應的建議和指導。

此外，華潤三九醫藥有限公司的「零售藥房電子病歷管理平台」也透過雲端運算技術實現電子病歷的集中儲存和管理，為患者提供快捷、安全的電子病歷查詢和管理服務，同時為醫療機構提供更加高效的病歷管理和資料分析服務。

阿里雲的醫療雲端平台也提供了一種名為智慧電子病歷（Smart EHR）的解決方案，旨在為醫療機構提供全面的電子病歷解決方案。該平台可以對患者的醫療記錄進行分類和整合，提供視覺化的報告和分析，從而幫助醫療機構實現高效的醫療資訊化管理。

儘管當前的這些基於雲的電子病歷還只是處於一個數位化的初級階段，但隨著人工智慧技術的深入，未來，醫療雲在病歷管理方面還將向自動化、智慧化的病歷管理方向發展。首先，未來的醫療雲將會採用自然語言處理技術，實現對醫生、護士、患者等多方輸入的語音或文字資訊進行自動分析、歸納和提取，從而建構完整的電子病歷檔案。同時，醫療雲還將利用人工智慧技術對病歷檔案進行智慧化分析，透過對大量病例資料的學習和總結，發掘出潛在的診療規律和風險因素，提供更加準確、全面的診斷和治療建議。其次，未來的醫療雲還將採用資料採擷技術，從大量醫療資料中探勘出疾病的流行趨勢、高風險族群等資訊，並根據這些資訊提供個性化的疾病預防和管理建議。最後，未來的醫療雲還將推出一系列智慧化的病歷管理工具，如醫學影像智慧分析、疾病預警系統等，説明醫生更加高效地診斷、治療和預防疾病，為人們的健康保駕護航。

4.3.2 醫療影像資訊化

醫療影像包括X光片、CT、MRI等影像資料。傳統的醫療影像管理方式需要藉助膠片或光碟，容易出現資訊遺失、傳輸困難等問題。而醫療雲端平台可以說明醫療機構進行醫療影像儲存和共用，將醫學影像數位化儲存，實現醫療影像的遠端傳輸、共用和交流，提高醫療服務的品質和效率。此外，醫療雲端平台還可以透過人工智慧技術進行醫學影像的智慧識別和分析，提供輔助決策的支援。

以騰訊為例，其醫療雲端平台「騰訊醫療影像雲」為醫療機構提供醫學影像的儲存和共用服務，可以將醫學影像和報告即時傳輸到雲端，便於醫生進行遠端診斷和交流。從平台架構來看，騰訊醫療影像雲的架構包括儲存層、服務層和應用層三個部分。儲存層主要負責資料的儲存和管理，採用分散式儲存技術實現資料的高可用和高可靠性；服務層是平台的核心部分，包括了資料處理、資料分析、演算法計算、安全控制等多個服務模組；應用層則提供了基於Web和移動終端的醫療影像服務。

從平台功能來看，騰訊醫療影像雲提供了雲端儲存的方式，實現了醫療影像的集中儲存和管理。醫療機構可以將影像資料上傳至平台透過雲端儲存技術實現資料的備份和容災，保證資料的安全性和可靠性。平台還提供了靈活的許可權控制和資料共用機制，使得醫生和患者能夠更加方便地獲取和分享影像資料。

此外，騰訊醫療影像雲支援多種影像格式的上傳和解析，並提供了豐富的影像診斷工具，包括放大、縮小、旋轉、對比度調整等基本功能，以及分割、分層、三維重建等進階功能。平台還支援DICOM標準，可以方便地與其他醫療設備和系統進行資料交換。並且，騰訊醫療影像雲支援還 AI 演算法的接入和應用，可以為醫生提供更準確、快速的診斷服務。平台還提供了多種預置的 AI 演算法，例如肺結節檢測、乳腺癌篩檢、腦出血檢測等，幫助醫生更好地完成診斷工作。

華為雲的醫療雲端平台也提供了一種名為醫療影像 AI 解決方案的服務，支援醫療影像的智慧識別、分類、分析和處理。該解決方案可以對影像資料進行深度學習和神經網路分析，提高影像資料的診斷準確度和處理效率。

而隨著人工智慧技術的發展和普及，未來醫療雲的醫療影像應用將變得更加智慧化和高效化。一方面，未來醫療雲將會整合先進的醫療影像分析技術，可以快速、準確地識別和標記出疾病部位、大小、形態等資訊，提高醫生的診斷準確性和效率。例如，人工智慧技術可以透過深度學習演算法對大量醫學影像資料進行訓練和學習，從而實現對疾病的快速診斷和定位。此外，醫療雲還可以將影像資料與臨床資料相結合，為醫生提供更全面的患者資訊和疾病分析結果。

另一方面，未來醫療雲將會普及醫學影像的數位化儲存和管理。數位化醫學影像可以方便地在醫療雲中進行儲存、傳輸和共用。醫生和患者可以透過醫療雲隨時隨地訪問自己的影像資料，而不必擔心丟失或遺失。數位化醫學影像的共用也有利於跨機構合作和醫療資源的優化分配。

此外，未來醫療雲還將致力於實現醫學影像的自動化分析和處理。透過深度學習和機器視覺技術，醫療雲可以快速識別和分析影像中的異常訊號，並進行自動化的標記和分類，從而減少醫生的工作量，提高醫生的工作效率和準確性。

4.3.3 電子處方資訊化

當前，透過數位化、標準化、網路化、資訊化等手段，醫療雲已經實現了電子處方的線上處方、調配、核對、審核、儲存、共用等功能，為患者就醫和醫生開藥提供了便捷、快速、安全的服務。醫療雲技術透過數位化、標準化、網路化、資訊化等手段，將電子處方線上化，實現了電子處方的線上處方、調配、核對、審核、儲存、共用等功能。醫生可以在電子病歷系統中開具電子處方，藥房可以透過醫療雲端平台進行調配，藥師可以透過醫療雲端平台進行審核，藥店可以透過醫療雲端平台進行儲存和共用，實現了處方的全生命週期的電子化管理。

從優勢來看，傳統的紙質處方需要醫生手寫，而且藥房和藥店需要手動輸入資訊，容易出現資訊錯誤、處方錯誤等問題。而醫療雲技術可以實現電子處方的自動化填寫和傳輸，減少人為因素的干擾，提高處方的準確性和效率。同時，醫療雲端平台還可以透過藥品資料庫和規則引擎進行藥品的相互作用檢查和劑量控制，減少處方錯誤的發生率。並且，醫療雲技術可以實現患者用藥的追蹤和監控。醫療雲端平台可以記錄患者的用藥資訊，包括藥品名稱、劑量、用藥時間、用藥頻次、用藥週期等，醫生可以透過醫療雲端平台即時瞭解患者的用藥情況，及時調整用藥方案，避免藥品的濫用和誤用。

醫療雲在電子處方應用的一個典型例子是「好藥師」平台。好藥師作為一家網際網路醫療企業，其主營業務是線上問診和電子處方服務。好藥師的電子處方服務可實現線上開具處方和藥品配送。醫生在平台上開具電子處方後，患者可以選擇自取或者線上購買，平台還提供了藥師線上諮詢服務，以確保患者正確使用藥品。

隨著人工智慧技術的深入，未來醫療雲在電子處方方面也將有更多的應用。首先，醫療雲可以提供安全、可靠的電子處方儲存和管理服務。醫療雲端平台可以確保電子處方的安全儲存和管理，保護患者的隱私和處方資訊的完整性。同時，醫療雲可以為醫生和患者提供方便的訪問電子處方的途徑，減少了不必要的時間和精力消耗，提高了醫生和患者的滿意度。

其次，醫療雲可以藉助人工智慧技術對電子處方進行分析和優化。透過收集和分析大量的處方資料，醫療雲可以說明醫生瞭解各種藥品的效果和副作用，為醫生提供更準確、更個性化的用藥建議。醫療雲還可以利用自然語言處理技術和機器學習演算法自動生成標準化的處方，提高處方的規範性和品質。

最後，醫療雲還可以為藥房提供便捷的電子處方配藥服務。藥房可以透過醫療雲端平台獲取到患者的電子處方資訊，實現精準配藥和藥品的追蹤管理。同時，醫療雲還可以提供藥品的資訊和庫存管理，為藥房提供更好的經營管理工具。

而藉助於人工智慧醫生的導入，結合醫療雲資訊平台，人工智慧醫生不僅可以基於雲端來實現最有效的藥物配對與開處方，還可以給患者提供最近的藥房資訊。

4.3.4 醫療保險資訊化

醫療雲在醫療保險方面的應用主要體現在兩個方面：一是醫療保險的理賠和結算，二是醫療保險資料的管理和分析。透過醫療雲端平台，再結合人工智慧技術，醫療保險行業就可以實現資料的雲端儲存，實現對患者的風險評估，提高核保員的工作效率，從而實現醫療保險的智慧化管理和風險控制；透過大數據和雲端運算技術可以實現對參保人員的個性化服務，根據患者的健康狀況、生活習慣、疾病風險等情況進行精準化保險設計，提高醫療保險服務的針對性和效率，同時也為醫保政策制定提供了可靠的資料支援。值得一提的是，醫療雲在醫療保險方面的應用，需要與醫院、藥店、保險公司等多方面進行資料共用和協作。

平安產險「e 醫保」平台是一款線上醫療保險理賠平台，該平台整合了醫療雲、人工智慧、區塊鏈等技術，實現了線上理賠、電子保單、電子卡等功能。該平台可以為使用者提供全流程線上理賠服務，包括醫院資訊輸入、保單資訊查詢、病歷上傳等。透過與醫院、藥店等合作，平安產險可以快速獲取使用者的醫療資料，實現精準理賠和結算。

百度醫療雲端平台是一款基於雲端運算、大數據、人工智慧等技術，為醫療保險行業提供資料管理和分析的平台。該平台可以對醫保資料進行儲存、分析、探勘和視覺化，為醫保政策制定提供資料支援。同時，該平台還可以實現醫院、藥店、保險公司等多方面資料的共用和協作，為醫療保險行業提供全方位的資料支援。

陽光醫保是一款基於雲端運算、大數據、人工智慧等技術的醫療保險理賠平台，由中國人壽保險公司開發。該平台可以實現線上理賠、線上報銷等功能，為用戶提供快速、便捷的醫保服務。透過與醫院、藥店等合作，陽光醫保可以即時獲取使用者的醫療資料，實現精準理賠和結算。

顯然，目前藉助於醫療雲資訊已經建構出了相應的醫療保險評估機制。隨著人工智慧醫生，以及人工智慧醫療保險評估體系的建構，在接入患者以及個人健康資料之後，就能建構出具有預測性、精準化的醫療保險體系。

4.3.5 健康管理資訊化

醫療雲可以幫助醫護人員實現對患者的全生命週期管理，同時也可以幫助個人管理自己的健康資訊，從而更好地預防和管理慢性病等健康問題。醫療雲在健康管理方面的應用包括健康檔案管理、健康監測、健康教育等。

具體來看，首先，醫療雲可以為每個患者建立電子健康檔案，包括基本資訊、健康狀況、病史、用藥記錄等內容。醫護人員可以透過醫療雲查看患者的健康檔案，及時瞭解患者的健康狀況，進行全生命週期管理。同時，患者也可以透過醫療雲管理自己的健康檔案，更好地管理自己的健康資訊。

其次，醫療雲可以與各種健康監測設備連接，如血壓計、血糖儀、心率監測器等。患者可以使用這些設備監測自己的健康指標，將資料上傳到醫療雲上進行儲存和分析。醫護人員可以透過醫療雲查看患者的監測資料，及時發現健康問題，進行干預和管理。

最後，醫療雲可以為患者提供健康教育服務，包括健康知識、預防保健、生活方式等方面的內容。醫護人員可以透過醫療雲發佈健康教育資訊，說明患者更好地瞭解自己的健康狀況，提高健康意識和健康水準。

達文西健康管理是一款基於醫療雲的健康管理產品，旨在為使用者提供全面的健康管理服務。該產品由北京達文西資訊技術有限公司開發。達文西健康管理採用雲端運算技術，將個人健康資料儲存在雲端平台上，用戶可以隨時隨地訪問自己的健康資料，進行健康管理。同時，達文西健康管理會根據使用者的個人資訊、健康狀況和生活習慣等，為用戶制定個性化的健康管理計畫，包括飲食、運動、用藥等方面。此外，達文西健康管理整合了多種健康資料，包括個人健康檔案、電子病歷、檢查報告、健康檢查、健康問卷等，用戶可以方便地管理自己的健康資料。

值得一提的是，在人工智慧技術的支援下，未來醫療雲的健康管理應用將會越來越普及和精細化。一方面，人工智慧可以對患者的健康資料進行分析，提供個性化的健康建議和預防措施。例如，透過分析患者的睡眠、運動、飲食等資料，人工智慧可以推薦針對性的健康方案，幫助患者改善健康狀況，預防疾病的發生。

另一方面，人工智慧還可以對大數據進行分析，探勘出人們健康方面的規律和趨勢，提供給醫療行業和相關政府部門進行參考。例如，透過分析大量的健康資料，人工智慧可以發現一些潛在的疾病風險因素，從而提醒公眾注意相應的健康問題。

未來的醫療雲還可以將人工智慧技術與感測器技術相結合，實現對人體健康狀況的即時監測。例如，透過穿戴式設備收集患者的心率、血壓、體溫等資料，醫療雲可以對這些資料進行即時監測和分析，及時發現異常情況並採取相應的措施。

4.3.6 醫學研究資訊化

醫療雲不僅可以為醫療服務提供方提供便利，還可以支援醫學研究工作。醫學研究方面，醫療雲可以支援大數據的收集和分析，使醫學研究更加高效和準確。

比如，醫療雲可以收集和儲存大量的醫療資料，包括臨床資料、基因資料、病歷資料、藥物資料等，這些資料可以說明醫學研究人員更深入地瞭解疾病的發病機理、病理生理過程和治療效果。當然，未來醫療雲將累積越來越多的醫療資料，其中包括病歷、影像、生理指標等各種資訊。透過人工智慧技術的應用，醫療雲可以對這些資料進行探勘和分析，從而發現醫學領域的新知識和規律。例如，華大基因在其生物資訊學研究中心建立了一套基於雲端運算和人工智慧的生物資訊學分析平台，名為「Gencore Cloud」。這個平台可以為研究人員提供基於雲端運算的高速資料分析和處理、大規模資料儲存和管理、資料視覺化等服務，支援從基因組學、轉錄組學、蛋白質組學到代謝組學等多個層面的生物資訊學分析。國家基因庫已經開始了基因資料的共用計畫，透過雲端運算和醫療雲端平台，使得研究人員可以方便地獲取大規模的基因資料並進行分析和解讀。

醫療雲還可以打破醫療機構之間的資料孤島，實現跨機構資料共用。未來醫療雲可以作為一個醫學研究的平台，促進研究合作和知識共用。醫療雲可以為醫學研究人員提供協作工具，例如線上會議、文件共用等，以便研究人員之間更好地合作。此外，醫療雲還可以建立一個醫學知識庫，將醫學領域的知識和資料集中起來，以便更好地推進醫學研究的發展。這樣，醫學研究人員就可以更容易地獲取不同機構的資料，進行跨機構的研究分析，提高研究的可信度和代表性。

此外，醫療雲還可以協助藥物研發和臨床試驗，透過收集和分析大量的藥物資料和臨床試驗資料，提高藥物研發和臨床試驗的效率和準確性。透過人工智慧技術的應用，醫療雲可以建立疾病模型，預測疾病進展和治療效果，從而幫助醫學研究人員更好地理解疾病的本質和機制。

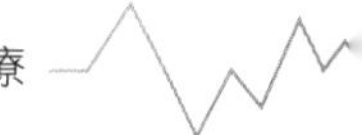

同時，醫療雲還可以幫助藥物研發公司設計更有效的藥物，加速新藥研發的進程。例如，醫療雲可以利用人工智慧技術對藥物分子進行模擬和優化，以提高藥物的療效和安全性。

4.3.7 人工智慧醫生管理

未來，隨著人工智慧技術的不斷發展和應用，人工智慧醫生將逐漸普及。人工智慧醫生是一種利用人工智慧技術實現自主診斷、制定治療方案和進行手術的醫生，具有較高的精準度和效率。而在人工智慧醫生普及的情況下，醫療雲還將成為即時管理和監控人工智慧醫生的重要工具。

首先，醫療雲可以實現人工智慧醫生的即時管理。人工智慧醫生的工作基於大量的醫學資料和知識，需要不斷地更新和優化。基於此，醫療雲可以將醫學資料和知識儲存在雲端，並提供給人工智慧醫生使用。同時，醫療雲還可以對人工智慧醫生進行即時監控和管理，包括人工智慧醫生的工作狀態、診斷結果和治療方案等。根據人工智慧醫生的工作情況，醫療雲可以及時提供回饋和調整，從而不斷優化人工智慧醫生的工作效率和精準度。

其次，醫療雲能夠為人工智慧醫生提供多維度的醫學資料和知識支援。人工智慧醫生的工作需要大量的醫學資料和知識支援。醫療雲可以整合來自不同醫療機構和醫療系統的醫學資料和知識，包括病歷、影像、實驗室檢查和治療記錄等，透過大數據和人工智慧技術對醫學資料和知識進行分析和探勘，從而提供多維度的醫學資料和知識支援，説明人工智慧醫生更好地實現診斷和治療。

此外，醫療雲還可以說明實現多方資料的共用和交流。人工智慧醫生的工作需要多方資料的共用和交流，包括患者的病歷、影像、實驗室檢查和治療記錄等。醫療雲可以實現多方資料的共用和交流，包括醫療機構、醫生和患者等，從而幫助人工智慧醫生更好地獲取和利用醫學資料和知識。

最後，醫療雲還可以保障人工智慧醫生的安全和隱私。人工智慧醫生的工作需要大量的醫學資料和知識支援，涉及到患者的隱私和機密資訊。醫療雲可以採取多種安全措施，包括資料加密、存取控制和安全稽核等，保障醫學資料和知識的安全性和隱私性，從而保障人工智慧醫生的安全和隱私。

PART 3
產業篇

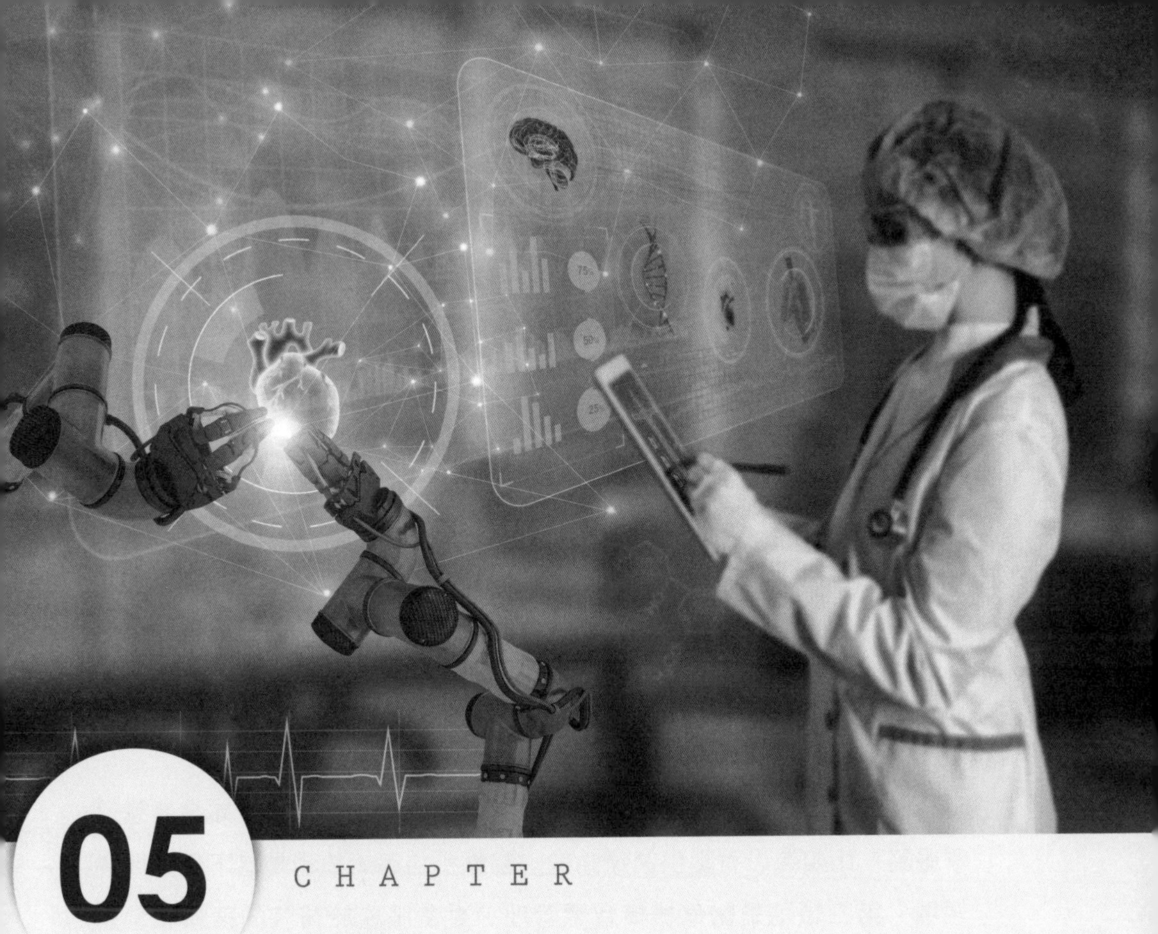

05 CHAPTER

「GPT+」醫院

5.1 醫療改革的必選項

當前，在新醫改步入第二個「十年」的背景下，在順應醫改潮流的同時，人工智慧技術也成為了醫改的重要輔助手段。越來越多的醫療機構開始將人工智慧技術與醫療服務、醫院管理深度融合，推動服務升級，提升患者就醫體驗和醫院現代化管理水準。利用人工智慧技術，加強精細化管理，著力提升服務效率和服務品質，為患者提供更加方便、快捷、優質的醫療衛生服務已經成為醫院的必然選擇。迅猛發展的人工智慧，究竟為醫院的發展注入哪些新的活力？又給醫生的診療行為帶來哪些變化？

目前，人工智慧在醫院的應用場景可以分為兩類：第一類是智慧診療服務，比如為患者提供醫療諮詢、醫療預約等，這也是當下最熱門的領域；第二類則是醫療機構智慧管理，更多服務於醫院的醫療和營運管理。

5.1.1 診前、診間和診後

從智慧診療服務的場景來看，具體又包含診前、診間和診後三大場景。

▨ 診前階段

在診前階段，今天，已經有許多醫院用上 AI 智慧導診來幫助患者進行問診。畢竟，現代醫學的學科設置已經越來越細，以病症為基礎設置醫療專業成為全球趨勢。比如，心血管內科已經是臨床醫學三級學科，而根據患者症狀的不同，心血管內科還可以細分為高血壓、冠心病、心律失常等多個專業。這可以為相關疾病患者提供最為精準的醫療服務。但很多初次就診的病人，因為缺乏醫學常識，往往會「掛錯號」、「找錯醫生」。AI 智慧導診則有效解決了這一難題。

比如，武漢大學人民醫院上線的「AI 智慧導診」就是基於 AI 人工智慧技術，透過模擬診前諮詢流程，引導患者對病症描述和理解。從武漢大學人民醫院官方微信帳號或「武大雲醫」網路醫院平台的「預約掛號」視窗進入，點擊「智慧導診」，AI 導診助手就可以開始服務。在這個過程中，患者根據提示手動輸入自己的基本症狀，透過智慧人機對話方式，該系統會依據大數據一步步説明患者「診斷」，並最終推薦就醫的科室和相關專家。患者可自主選擇，實現「一鍵掛號」。這一模式將精確的導診服務前置，從源頭上讓醫療服務更高效。除了進行導診外，AI 導診助手還設置了「智能問病」、「智慧問藥」、「指標百科」等模組。在「智慧問病」模組，對話方塊輸入疾病名稱，即可獲取相關疾病知識，同時推送系列科普文章。在「智慧問藥」模組，輸入藥品名，會彈出各個生產廠商的藥品介紹，並附帶完整的電子説明書。在「指標百科」模組，輸入醫學檢查相關問題，就會回饋相應指標的寓意，並彈出 CT、核磁、胃腸鏡檢查等檢前準備的提示。

除了武漢大學人民醫院外，當前的許多醫院都已經配置了智慧分診模型。在上海，「AI 預問診」正在服務越來越多的醫生和患者。患者掛號後就診前，可以醫院微信帳號首頁和推送資訊，以及線下物料掃碼等多種途徑進入預問診。「AI 預問診」從患者主訴出發，模擬醫生問診思路，從既往病史，過敏史、用藥史、手術史等多維度進行病史採集，可以支援患者透過文字輸入、語音辨識、圖文點選等不同方式輸入資訊，還支援檢驗單等資料上傳和解讀。患者在預問診過程中如果遇到不瞭解的醫學名詞，平台可以透過文字、圖片等多種形式為其解答。患者填寫完病情資訊後，系統將智慧生成診前報告，同步到醫生工作站。這樣患者就診時，醫生就能快速瞭解患者病情，從而進行更精準的問診。與此同時，醫生還可以在診前報告的基礎上進行病歷書寫，從而提高病歷書寫的效率和規範程度。

儘管目前這些人工智慧的技術還只是基於大型語言模型突破之前的技術，系統的應用智慧化與人性化還有待優化，但在診前階段結合 AI 技術，讓我們看到了人工智慧進入診療環節的價值。不僅釋放了醫生的時間，提高醫患溝通的效率和問診品質，也讓醫院的管理更有效率。

診間階段

當前，醫患的溝通非常短暫，尤其是大型三甲醫院，醫生的診療任務非常繁重，在這樣的情況下，人工智慧的介入，將協助醫生極大提高診斷效率。

比如，將人工智慧技術與各類醫學影像聯動，包括超音波、X 射線、CT 等診斷領域等，可進一步提高臨床醫生診斷效率及精準性，為後續治療及判斷提供支援。醫學影像 AI 系統可實現在短時間內對大量放射影像與數位病理資料進行彙聚和分析，透過對醫學影像資料的採集、處理、使用以及管理等方面進行標準化描述及溯源，為診療系統提供標準化資料保障。對疾病早發現、早診斷、早治療提供資料支援，實現 AI 賦能疾病診療。當前人工智慧技術在醫學影像中使用較為成熟的領域為腫瘤影像，其在乳腺癌、肺癌篩檢診斷中愈發凸顯，可輔助醫生發現早期病變及風險辨識。

此外，過去，電子病歷撰寫、病案整理等工作佔據了醫生的大量精力——臨床醫生作為病案首頁資料品質保障的第一責任人，填寫的病案品質關乎著患者的後續診療，以及醫院的資料品質。但部分醫院目前仍面臨著主診斷選擇錯誤、診斷書寫不規範、手術操作書寫不規範或遺漏等情況。由於臨床診斷體系與 ICD 分類體系存在很大差異性，臨床醫生在選擇疾病診斷及手術操作名稱與編碼時，錯編漏編現象時有發生，進而會導致病案首頁品質尤其是編碼品質低下的問題。

現在，智慧病案機器人，可以實現自動生成編碼，說明醫生快速適應醫改的要求。病案機器人通過高度模擬病案專業人員解讀病歷，並運用病案專業知識完成病案管理工作的行為，有效地從電子病歷文本中識別病理、病因、解剖部位、臨床表現、檢驗檢查等疾病診斷相關特徵，以及手術操作、藥品、耗材等疾病治療相關特徵，同時結合病案管理專業要求，自動生成病案編碼，達到了提高編碼準確率和工作效率，全面提升病案首頁資料品質的效果，進一步提高了醫院精細化管理的水準。

這就可以將醫生從枯燥、瑣碎、不擅長的編碼工作中解放出來，讓醫生專注於為患者提供優質有效的診療服務，而不是將時間耗費在診療以外的事項上。

▨ 診後階段

在經過了診前、診間階段後，患者就醫就來到了診後階段。診後階段最具代表性的應用就是手術機器人。手術機器人可以透過精準的機械臂和控制系統，說明醫生進行高難度手術和微創手術，從而減輕醫生的手術負擔，提高手術的精度和成功率。在神經外科手術領域，手術機器人可以透過高精度的機械臂和控制系統，說明醫生進行顱腦手術和脊柱手術等高難度手術。這些手術需要醫生對神經解剖結構和手術器械的操作非常熟練，而手術機器人可以透過高精度的控制，減少手術操作的難度和風險。

比如達文西手術機器人。作為目前應用最廣泛的手術機器人之一，達文西手術機器人是由 Intuitive Surgical 公司開發的，已經在全球範圍內廣泛使用。達文西手術機器人由三個部分組成：手術臺、控制台和機器人臂。手術臺是用來放置患者的，機器人臂則是用來操作手術器械的，控制台則是由醫生控制機器人臂和手術器械的地方。達文西手術機器人可以進行多種手術，包括腫瘤切除手術、心臟手術、婦科手術和泌尿外科手術等。例如，在泌尿外科手術領域，達文西手術機器人可以幫助醫生進行前列腺癌手術、腎臟切除手術和膀胱切除手術等高難度手術。使用達文西手術機器人進行手術，可以大幅減少手術風險和出血量，減輕患者的痛苦和恢復時間。

再比如，雙模式手術機器人。雙模式手術機器人是一種新型的手術機器人，它具有兩種操作模式：手動模式和自動模式。手動模式下，醫生可以像傳統手術一樣使用手術器械進行手術操作，而在自動模式下，機器人會根據醫生的指令和手術資料自動進行手術。雙模式手術機器人可以用於多種手術，包括腦部手術、胃腸手術和骨科手術等。例如，在腦部手術領域，雙模式手術機器人可以透過高精度的機械臂和控制系統，說明醫生進行顱腦手術和腦瘤切除手術等高難度手術。使用雙模式手術機器人進行手術，可以大幅減少手術時間和風險，提高手術精度和成功率。

5.1.2 協助醫院管理

藉助人工智慧技術，對醫院診療、檢驗、檢查、影像、病理、手術等大量的資料進行探勘和整理，不但可以對醫生的診療行為進行有效分析，還可以為醫院管理工作的有效開展及醫療決策提供全面、準確、科學的依據。

首先，人工智慧能夠協助醫院進行資源調配。醫院需要科學、合理地調配醫療資源，使得醫療資源得以最大化的利用。利用人工智慧技術可以對醫院內的醫療資源進行有效的分析和管理，從而幫助醫院優化醫療資源的配置。例如，醫院可以利用人工智慧技術對病人入院的時間、地點、病情等資訊進行分析，根據病人的病情和醫生的科室分配，來合理地安排醫療資源，從而最大限度地提高醫療效率。

比如，北京協和醫院引入了人工智慧自動化排班系統，基於醫生和護士的工作量、時間安排、患者量、疾病類型等因素，自動推薦最佳的排班方案。該系統可以說明醫院提高醫生和護士的工作效率，減少排班衝突和誤差，同時避免了排班的重覆性工作，實現了醫院的智慧化管理。廣東省人民醫院採用人工智慧床位管理系統，透過收集病床的使用情況、病房入住率、病人病情等資料，自動調配病人的床位，有效避免了病房資源的浪費和患者等待時間過長的問題。此外，該系統還可以根據病人的就診情況，自動調整病床的配備數量和病房的規劃佈局，實現了醫院資源的智慧化管理。

其次，電子病歷是醫院管理的核心內容之一，利用人工智慧技術可以說明醫院管理電子病歷，並且可以對電子病歷進行智慧化的分析和處理，從而提高醫療品質和效率。例如，利用人工智慧技術可以對大量的電子病歷進行自動化分析，探勘出潛在的醫療問題，提出治療方案，並為醫生提供診斷建議，從而提高醫療效果和品質。北京大學人民醫院就採用了自主研發的電子病歷系統，透過引入人工智慧技術，實現了病歷自動歸檔、自動識別、自動歸類、自動摘要等功能。這使得醫生在查看病歷時可以更加高效地找到所需資訊。上海交通大學醫學院附屬瑞金醫院則透過引入基於深度學習的電子病歷分類技術，實現了對大規模電子病歷的自動分類，提高了醫生的工作效率，減輕了醫生的工作壓力。

第三，醫院需要對醫療品質進行全面的管理和控制，以保證醫院的醫療服務品質和安全性。透過利用人工智慧技術可以對醫院內的各項醫療資料進行監測和分析，及時發現醫療風險和問題，制定改進措施，提高醫院的醫療品質和安全性。例如，利用人工智慧技術可以對醫院內的手術操作進行即時監測和評估，發現操作中的不足，及時糾正，從而避免手術風險。

第四，醫院需要對藥品進行科學、合理的管理，以保證患者用藥的安全性和有效性。透過利用人工智慧技術可以對醫院內的藥品資訊進行智慧化的管理和監測，從而提高醫院的藥品管理效率和安全性。例如，利用人工智慧技術可以對藥品的庫存量、藥品的使用情況、藥品的副作用等進行自動化分析，及時發現藥品的問題和風險，並及時採取措施，保證患者用藥的安全性和有效性。

第五，醫院需要對醫療設備進行科學、合理的管理和維護，以保證設備的正常運轉和使用效果。透過利用人工智慧技術可以對醫療設備進行智慧化的管理和監測，及時發現設備的問題和風險，並及時採取措施，保證醫療設備的正常使用和效果。例如，利用人工智慧技術可以對醫療設備的使用情況、設備的故障率等進行自動化分析，及時發現設備的問題和風險，並及時維修或更換設備，保證醫療設備的正常運轉。

第六，醫院需要對醫療費用進行科學、合理的管理，以保證醫療服務的公正性和合理性。透過利用人工智慧技術可以對醫療費用進行智慧化的管理和監測，從而提高醫院的醫療服務效率和公正性。例如，利用人工智慧技術可以對醫療費用的計算、醫療保險的理賠、醫療服務的價格等進行自動化分析和處理，及時發現問題和風險，並採取措施，保證醫療服務的公正性和合理性。

可以説，人工智慧結合醫院管理不僅可以做到有效地擴大醫院服務半徑，緩解醫療資源緊張的局面，促進醫療資源的合理配置，説明降低成本，提高效率，提升醫療機構診療水準。利用人工智慧技術，管理者還可以全面統籌醫院管理工作，分析醫院優勢學科，打造醫院核心競爭力，為醫院的長遠發展提供技術支援，實現高品質發展。

5.1.3 全球智慧化醫院 Top3

在人工智慧迅猛發展的背景下，《新聞週刊》和 Statista 對來自 28 個國家的 300 家領先使用人工智慧、數位成像、遠端醫療、機器人和電子功能的醫療機構進行了排名，旨在評估全球各地的智慧化水準，並表彰在人工智慧領域中表現最為卓越的醫療機構，其中，排名前三的分別 是：Mayo Clinic - Rochester、Massachusetts General Hospital、The Johns Hopkins Hospital 。

Mayo Clinic - Rochester

Mayo Clinic - Rochester 位於美國明尼蘇達州，擁有超過 150 年的歷史，是全球知名的醫療中心之一。尤其是在醫療資料分析和預測方面，Mayo Clinic - Rochester 已經展開了多項人工智慧應用的研究和實踐。

首先，Mayo Clinic - Rochester 利用人工智慧技術來分析患者的醫療記錄，以預測患者的疾病風險和治療效果。透過對大量的醫療資料進行分析，人工智慧可以識別出患者的個體化風險因素和治療方案，從而為醫生提供更為精準的診斷和治療建議。例如，Mayo Clinic - Rochester 研究團隊利用機器學習演算法分析大量的腎移植病例，建立了預測患者腎臟排異的模型，可以根據患者的個體特徵和治療方案，預測腎移植病人的腎臟排異風險，從而為醫生提供更為精準的治療方案。

其次，Mayo Clinic - Rochester 還利用人工智慧技術對醫療設備進行故障預測和維修管理。透過對醫療設備的資料進行分析，人工智慧可以實現對設備的狀態進行即時監控，並預測設備的故障風險和維修需求。例如，Mayo Clinic - Rochester 利用機器學習演算法分析多個電子醫療記錄系統，預測這些系統的故障風險和維修需求，從而提前進行設備維護和管理，減少了設備故障和停機時間，提高了醫院設備的可靠性和效率。

此外，Mayo Clinic - Rochester 還利用人工智慧技術對醫療資源進行優化調配。透過對醫院的各種資源進行即時監控和分析，人工智慧可以預測患者的就診需求和醫療資源的供需狀況，從而實現對醫療資源的優化調配和管理。例如，Mayo Clinic - Rochester 利用機器學習演算法分析醫院的就診資料，預測就診需求的高峰期和低谷期，從而調整醫療資源的分配，提高了醫療資源的利用率和醫療服務的效率。

Mayo Clinic 利用人工智慧技術，不僅可以更好地管理醫院資源，提高醫療服務效率和患者滿意度，而且還可以提高醫療診斷和治療的準確性和效果，從而為患者帶來更好的醫療服務和治療效果。

Massachusetts General Hospital

Massachusetts General Hospital（MGH）是美國著名的綜合性醫院，擁有廣泛的醫療科研領域和強大的醫療團隊。在人工智慧應用方面，MGH 一直處於領先地位，並透過人工智慧技術，提高了醫療服務的品質和效率。

一方面，MGH 利用人工智慧技術改善醫療影像的分析和診斷。例如，MGH 與 GE Healthcare 合作開發了一款名為「Edison」的人工智慧系統，可以對磁共振造影（MRI）圖像進行自動化分析。這項技術可以大幅減少醫生的工作量，提高分析速度和準確性。此外，MGH 還開發了一些其他的人工智慧系統，用於識別和分析醫療圖像中的特定疾病和病變。

另一方面，MGH 也在利用人工智慧技術進行疾病風險預測和管理。例如，MGH 的電腦科學家和臨床醫生合作開發了一個名為「MIMIC」的資料庫，其中包含了大量的病人資料，包括生命體征、醫療歷史、藥物治療等。透過分析這些資料，人工智慧系統可以預測患者的風險，並提供針對性的診斷和治療建議。此外，MGH 還利用人工智慧技術進行臨床試驗的設計和分析，以提高試驗的效率和準確性。

除此之外，MGH 還在其他方面利用人工智慧技術改善醫療服務。例如，MGH 的臨床決策支援系統可以提供患者個性化的診斷和治療建議，以及醫生之間的知識分享和協作。同時，MGH 還在醫療保險的理賠處理中應用了人工智慧技術，以提高處理速度和準確性，減少人為錯誤。

The Johns Hopkins Hospital

約翰霍普金斯醫院（The Johns Hopkins Hospital）是美國馬里蘭州巴爾的摩市的一所大型醫院，成立於 1889 年。約翰霍普金斯醫院一直致力於利用先進技術和方法提高醫療品質和效率，並一直在探索和應用人工智慧技術。

在醫學圖像識別方面，約翰霍普金斯醫院與英特爾公司合作開發了一種名為 "Disease Screening Architecture" 的人工智慧模型，該模型可以在胸部 X 光片上自動識別肺結節，並提供患者風險評估。該技術可以大幅提高肺癌篩檢的效率，縮短診斷時間，減少漏診和誤診。

此外，約翰霍普金斯醫院還利用人工智慧技術進行臨床決策支援。他們使用名為「APACHE」的人工智慧模型對重症監護病房中的患者進行監測和診斷，以提高治療效果和預測病情的變化。該模型可以根據患者的病歷資料和生理參數自動識別患者病情，並提供預測結果和建議，幫助醫生制定更加精準的治療方案。

在醫療資料分析方面，約翰霍普金斯醫院還利用人工智慧技術來探勘患者資料，以改善醫療服務品質和效率。他們使用名為「Symphony」的人工智慧平台對患者資料進行分析，說明醫生和管理人員識別病例模式、風險和機會，從而更好地管理和預測患者的病情和治療結果。

這些人工智慧應用不僅可以幫助約翰霍普金斯醫院提高醫療品質和效率，還可以幫助醫生制定更加精準的治療方案，為患者提供更好的醫療服務。

5.2 當 ChatGPT 浪潮席捲醫院

雖然當前人工智慧在醫院已經有了較豐富的應用場景，在方便患者掛號、縮短就醫等待時間、輔助診斷等方面，有效改善了患者就醫體驗。人工智慧已經較廣泛應用於醫院診前、診中、診後各環節。但與此同時，人工智慧在醫療領域進一步深度應用仍有不少問題待解決，在這樣的情況下，以 ChatGPT 為代表的 AI 大模型的出現為人工智慧 + 醫院注入了新的活力，甚至帶來了顛覆性的改變。

5.2.1 技術上的未解難題

儘管人工智慧在醫療行業中具有廣闊的發展前景，但在當前的實踐中，它仍然存在許多限制和挑戰。其中的一個現實難題，就是人工智慧技術的桎梏。

例如，自然語言處理技術已經成為了人工智慧在醫療領域應用的重要組成部分。自然語言處理技術可以說明醫院處理大量的醫學文獻和病例資料，並將其轉化為結構化的資料，從而說明醫生進行更精準的診斷和治療。然而，由於自然語言處理技術的限制，人工智慧在醫院的各種應用的發展仍然受到了一定的限制。

一方面，自然語言處理技術目前仍然難以準確地理解醫學文獻和病例資料中的複雜語義和背景知識。醫學文獻和病例資料中通常包含大量的專業術語和領域內的特殊用語，而這些術語和用語的含義通常只有醫學專家才能夠完全理解。因此，想要將這些資料轉化為結構化的資料，往往需要具備較高的醫學知識和語言處理能力。但目前，在醫學領域應用自然語言處理技術仍然存在一定的難度。

另一方面，由於醫學領域資料的複雜性，自然語言處理技術在處理醫學文獻和病例資料時還面臨著資料量大、資料多樣性和資料品質不一致等問題。醫學文獻和病例資料涉及的領域廣泛，資料類型多樣，包括臨床記錄、影像資料、實驗資料等。這些資料來源不同、格式不同、品質不一致，因此需要經過大量的資料清洗、歸一化和整合，才能夠進行有效的處理和分析。同時，醫學領域的資料涉及隱私問題，資料的共用和使用也受到了一定的限制。

再比如，在機器視覺領域，醫學影像的解釋和分析仍然需要專業醫生的人工干預，人工智慧技術的準確性和可靠性仍然需要提高。首先，在醫院應用中，機器視覺技術可以用於醫學圖像的分析和診斷。但是，由於圖像和影片的複雜性，機器視覺在處理這些資料時存在著很大的挑戰。例如，醫學圖像通常包含大量的雜訊和複雜的背景，這使得機器視覺難以正確地識別和分析圖像中的細節和特徵。此外，醫學圖像通常是三維或四維的，這使得機器視覺的處理時間和資源成本更高。

其次，機器視覺需要大量的訓練資料來學習和提高自己的性能。然而，在醫院應用中，訓練資料通常很少，並且不平衡。這使得機器視覺難以準確地學習和預測。例如，在醫療圖像中，正常圖像可能比異常圖像多得多。如果沒有足夠的異常圖像來訓練機器視覺，它就很難準確地識別和分類異常情況。

最後，機器視覺演算法的不確定性和可解釋性也是人工智慧 + 醫院發展中的一個限制。機器視覺演算法的輸出結果通常是一個概率分佈，而不是一個確定的結果。這意謂著機器視覺不能始終保證結果的準確性。此外，機器視覺演算法的決策過程通常是黑箱，難以解釋和理解。這使得醫生難以理解演算法的決策過程，從而難以完全信任演算法的輸出結果。

而針對這些技術限制，GPT 的成功正在逐步改變著人工智慧在醫院應用的情況。相較於傳統的機器學習演算法，GPT 能夠自動地從大量的資料中學習到複雜的模式和規律，更好地解決這些技術限制問題。

5.2.2 醫院邁入 GPT 時代

隨著 ChatGPT 和 GPT-4 的爆紅，以 ChatGPT 和 GPT-4 為代表的 AI 大模型也展現出了在醫療端應用的潛力。當前，闡述更準確、可實現多模態輸入的 GPT-4，正在推動 AI 大模型在醫療領域加速應用。

根據 OpenAI 官網描述，相較於 ChatGPT，GPT-4 最大的進化就在於「多模態」和長內容生成。其中的關鍵，就是「多模態」這個詞，顧名思義，「多模態」就是不同類型資料的融合。使用過 ChatGPT 的人們會發現，它的輸入類型是純文字，輸出則是語言文本和程式碼。而 GPT-4 的多模態，意謂著用戶可以輸入不同類型的資訊，例如影片、聲音、圖像和文本。同樣的，具備多模態能力的 GPT-4 可以根據使用者提供的資訊，來生成影片、音樂、圖片和文本。哪怕同時將文本和圖片發給 GPT-4，它也能根據這兩種不同類型的資訊生出文本。

GPT-4 許諾了更多的醫療資訊化應用場景，比如，電子病歷的生產力解放。當前，患者的電子病歷往往由醫生手動輸入醫療資訊化系統，雖然醫生可以根據資訊化系統裡面的範本去更改患者資訊，但是面對一些較複雜病程較長的病歷，醫生還是需要詳細地記錄追蹤患者的情況，病歷可能達上萬字。而 GPT-4 將徹底解放醫生的文書工作：GPT-4 可以多模態輸入資料並理解梳理資訊，這也就意謂著 GPT-4 大型語言模型可以輸入患者和醫生的對話並摘取關鍵資訊，醫生不用邊問診邊記錄，可以快速耐心詢問患者情況，只需要幾秒鐘，就能自動生成電子病歷，然後自動導入當前的醫療資訊化系統。

微軟旗下 Nuance Communications 已經發佈與 OpenAI 的 GPT-4 整合的支援語音的醫療病歷生成應用程式—— DAX（Dragon Ambient eXperience）。Dragon Ambient eXperience（DAX）Express 是第一個將會話和環境 AI 與 OpenAI 的 GPT-4 的進階推理和自然語言功能相結合的全自動臨床文檔應用程式。Nuance 的環境 AI 技術旨在透過「傾聽」醫患就診並做筆記來自動化臨床文檔。通過添加 GPT-4，DAX Express 可在患者就診後幾秒鐘內自動創建草稿臨床筆記，以便立即進行臨床審查。該解決方案還與電子病歷軟體緊密整合。

DAX Express 建立在 2020 年推出的 Dragon Ambient eXperience 解決方案 Nuance 的基礎上。Nuance 醫療保健業務執行副總裁兼總經理戴安娜·諾爾（Diana Nole）表示 DAX Express 將從今年夏天開始以私人預覽的形式提供給特定客戶。一旦該測試完成，將普遍提供給所有 Dragon

Medical One 和 DAX 用戶。目前，該解決方案已經部署在數百個醫療系統中。未來，將有超過 550,000 名醫生使用 Nuance 的 Dragon Medical One 語音辨識解決方案。

GPT-4 的另一項醫療應用，則是為醫生提供診斷決策備選。當前的 CDSS 系統可以提供給醫生一些相關疾病科普參考，比如患者頭痛，CDSS 系統就會列出所有引起頭痛的常見原因及相關診療方法，具體下一步要做什麼檢查進行確診還是需要靠醫生的經驗和判斷。在時間有限的門診問診時間裡，醫生大部分會根據自己的經驗去判斷患者下一步需要進一步做 CT 明確病因或是由於疲勞等產生的頭痛。CDSS 系統提供的更多是科普和參考的作用。

而 GPT-4 可以根據自己整理的患者症狀將可能的疾病及相關的診療方法排序，成為醫生做決策的強力助手，甚至可能提升基層醫院的醫療水準：根據微軟研發和孵化中心副總 Peter Lee，GPT-4 經過專業醫療資料訓練以後可以依據自己整理的患者病歷去根據可能的臨床病歷情況匹配病人的實際情況，將所有可能出現的場景按照概率大小排序，給予醫生一個強而有力的決策支撐。如果醫療資訊化廠商能夠提供以往資料去對 GPT-4 進行專項訓練，隨著它準確性的提高，可以提供每個專病相對準確的患者病因和診療方法，降低醫生的誤診率提升基層醫院的醫療水準。

此外，GPT-4 還可以實現高效多模態獲取患者資訊並準確分診。當前的智慧助手雖然已經能夠進行分診提升問診效率，但是分診不是很準確，資訊獲取很粗淺。比如，進入線上問診介面，可以根據關鍵字選擇病症，如「咽炎」等，然後智慧助手會提出相關病程等已經設定問題，患者可以選擇患病時間，再實名制進行分診至值班醫生。但目前，智慧助手的問題設置的仍然比較粗糙，雖然可以語音輸入和發送照片，但這些更複雜的資訊仍需要醫生去處理。分診也可能出現一些失誤，比如咽炎可能更適合到五官科裡面去而不是中醫科。

GPT-4 則可以極大提升線上問診效率，GPT-4 可以更機動靈活地跟患者對話，並從患者的描述中提取詳細的資訊，比如獲取和整理患者的症狀、患者基本資訊、過往用藥史等方面，GPT-4 甚至可以線上提取患者過往拍片中的資訊，取代醫生的部分工作。

5.3 「GPT 醫院」和「GPT 醫生」

5.3.1 從智慧大腦到智慧醫院

醫院的未來，一定是「智慧醫院」。一家醫院要稱為有「智慧」，還必須具備五大要素：

1. **智慧「大腦」**：思考和指揮。「大腦」融匯了大量資訊和知識，並能不斷學習和進化。針對外部刺激，「大腦」可以迅速對資訊進行有效組織和組合，作出決策並指揮「行為」。

2. **感知「器官」**：感知和採集，「大腦」的思維判斷需要眾多資訊輸入作為依據，這就依賴於感官—— 視覺、聽覺、嗅覺、觸覺對醫院各種資料的採集，既包括人員的行為資料、醫療過程及結果資料，也包括空間環境的資訊。

3. **「血液」迴圈**：資料驅動，不斷彙聚臨床表型資料和科研組學資料，並以個體行為資料為補充，形成臨床研究大數據。這些資料傳送到大腦進行學習和決策，從而指揮「行為動作」。

4. **「人體骨骼」**：軟硬體設施，轉化醫學中心的軟硬體設施互連互通形成一套整體支撐「行為動作」。

5. **「人體四肢」**：醫療科研服務，轉化醫學中心的提供的醫療及科研服務。

其中，智慧「大腦」作為「智慧醫院」最不可缺少的一部分，尤其需要 GPT 的說明。首先，GPT 可以處理大量的醫療資料，包括病歷、影像、實驗室檢查等各種資料。這些資料在傳統的醫療體系中往往需要人工處理，耗費大量時間和精力，而且容易出現漏診或誤診等問題。而 GPT 可以透過深度學習等技術，自動識別和提取資料中的關鍵資訊，快速進行分析和處理，並給出相應的診斷和治療方案。

其次，GPT 還可以不斷學習和優化自己的演算法，提高精度和準確性。在處理大量資料的過程中，GPT 會自動學習和識別不同病例之間的相似性和差異性，不斷優化自己的演算法，提高診斷和治療的準確性。

最後，GPT 還可以將醫療資料和病例資訊與先進的醫學知識和科研成果進行結合，提供更加科學和精準的診斷和治療方案。同時，GPT 還可以透過資料採擷和預測分析等技術，提前預測和預防疾病的發生，提高預防和干預的效果，減輕醫療負擔和壓力。

5.3.2 GPT 醫生成為醫生助手

未來，GPT 醫生將成為人類醫生的重要助手，為醫生提供更準確、更快速、更全面的診斷和治療建議。

在智慧問診方面，患者可以透過語音或文字與 GPT 醫生進行互動，GPT 醫生可以提供初步的診斷建議，包括病情診斷和治療方案。GPT 醫生可以根據患者的症狀和病史，快速識別病人的疾病類型，並向病人提供醫療建議和治療方案。在很多情況下，GPT 醫生可以根據病人的症狀提供預先制定的自助治療方案，避免了病人到醫院就診的需求。

就診過程中，內科 GPT 醫生可以透過分析大量的醫學資料，輔助人類醫生進行疾病診斷和治療。內科領域有許多不同的專業，如心臟病學、神經學、腫瘤學等等。人類內科醫生需要根據患者的病史、體征、實驗室檢查等資訊，進行疾病診斷和治療方案的制定。而 GPT 醫生則可以透過學習大量的醫學資料和病例資訊，輔助人類醫生進行疾病診斷和治療。GPT 醫生還可以為醫生提供最新的醫學研究成果和治療方案，幫助醫生在臨床實踐中做出最佳決策。透過資料分析和學習，GPT 醫生可以快速瞭解各種疾病的診斷和治療方案，並將這些資訊提供給醫生，以便醫生在診斷和治療病人時更加有效地利用這些資訊。

比如，內科 GPT 醫生可以透過分析患者的影像資料和病歷資訊，為人類醫生提供更加準確的診斷結果和治療方案，並根據患者的具體情況進行個性化的治療方案的制定。此外，內科 GPT 醫生還可以透過資料採擷技術，發現疾病的新規律和趨勢，為人類醫生提供更加全面的醫學知識和治療經驗。

外科 GPT 醫生則可以透過精準的手術規劃、操作指導、手術監測等方式來說明人類外科醫生進行手術。要知道，外科手術是一項高風險、高難度的工作，醫生需要具備豐富的經驗和準確的判斷力才能完成手術。而 GPT 醫生則可以透過學習大量的醫學知識和手術經驗，輔助人類醫生進行手術。

比如，外科 GPT 醫生可以透過分析患者的影像資料和病歷資訊，為人類醫生提供更加準確的手術方案，並在手術中提供即時的指導和監測。此外，外科 GPT 醫生還可以透過虛擬實境技術，為人類醫生提供更加真實的手術環境，幫助人類醫生進行手術模擬和培訓，提高人類醫生的手術水準。

總而言之，未來的 GPT 醫生將成為醫生的重要助手，為醫生提供更加準確、高效、全面的診斷和治療方案，為病人提供更加全面的醫療服務。

5.3.3 獨立問診的 GPT 醫生

隨著 GPT 的不斷發展，GPT 醫生將成為常規疾病的主要診治方式，甚至實現獨立問診。畢竟，傳統的醫生可能需要經過多年的學習和實踐才能對某些疾病進行準確的診斷和治療，而 GPT 醫生則可以透過對海量醫學資料的學習和分析，快速準確地診斷出病情並提供相應的治療方案。

當然，GPT 醫生需要經過大量的訓練和學習，才能成為獨立的常規疾病 GPT 醫生。醫療機構需要向 GPT 醫生提供充足的資料和病例，讓 GPT 醫生透過大量的學習和訓練，掌握醫學知識和技能，並逐步成長為獨立的醫生。這個過程類似於人類醫生的培訓和實踐，需要大量的資料和演算法支援。GPT 醫生需要從各個醫學領域汲取知識，學習各種病症的診斷和治療方案，以及醫學實踐中的各種技巧和經驗。

在未來，隨著醫療 GPT 的應用落地，GPT 醫生將成為醫院的主力軍，參與到各種醫療工作中，成為病人的主要醫療服務提供者之一。例如，對於常見的疾病，如感冒、流感、發熱、腹瀉等，GPT 醫生可以透過與患者的交流、分析病史和症狀、進行必要的檢查和實驗室檢測等，準確地診斷出病因，制定個性化的治療方案，指導患者進行康復訓練，並監測療效，以便隨時進行調整。

GPT 醫生在診斷和治療常見病方面的應用還不止於此，它還能夠進行自動化的藥物治療，監控病人生命體征，並及時報警提示醫護人員。此外，GPT 醫生還能夠為患者提供豐富的健康管理服務，包括健康諮詢、健康評估、健康風險評估、預防保健等方面的服務。

與此同時，對於 GPT 醫生的成熟和獨立，還需要解決一些技術和倫理問題。一方面，GPT 醫生需要具備更為豐富的知識儲備和技能，能夠處理更加複雜的疾病和情況。這需要在技術上不斷完善 AI 模型和演算法，讓其具備更高的智慧水準。另一方面，GPT 醫生的應用還需要遵循醫療倫理和法律法規的規範。例如，GPT 醫生需要保證隱私和資料安全，遵守醫療保密法律法規，同時也需要尊重患者的知情權和選擇權。這也需要 GPT 醫生和醫療機構在技術和管理上進行不斷完善和提升。

總之，未來 GPT 醫生取代常規疾病的診治，是一種可能性，也是一種趨勢。雖然現在仍存在一些技術和倫理問題需要解決，但是我們有理由相信，在不久的將來，GPT 醫生將成為醫療領域的重要助手，為人類健康服務，為醫療行業的進步和發展貢獻力量。

5.3.4 通向普惠醫療

當前，各地醫療資源的水準差距依然存在，而未來，隨著 GPT 醫生的成熟和普及，不同地區的醫療資源的水準差距還將得到彌合，醫療也將走向一種更為普惠的醫療。

究其原因，一方面，GPT 醫生不受地域限制。傳統醫療資源存在地域限制的問題，比如某些偏遠地區缺乏先進的醫療設備和專業醫生。而 GPT 醫生可以透過網路進行遠端診斷和治療，提供更加公平的醫療服務。並且，GPT 醫生還不會受到時間限制，可以全天候提供醫療服務，解決醫院排隊等待的問題。

另一方面，GPT 醫生還可以透過大數據分析和機器學習演算法，快速獲取並分析病人的醫療資料，提供更加精準的診斷和治療方案。利用大量資料進行模型訓練和優化，GPT 醫生就能夠在特定疾病的診斷和治療方面，達到甚至超過人類醫生的水準。這一點在某些罕見病例的診斷中尤為重要，因為這些病例通常需要醫生有著極高的經驗和技能才能診斷和治療，而 GPT 醫生可以透過大數據分析和機器學習演算法，在較短時間內就能完成這些工作。

另外，GPT 醫生的出現還可以降低醫療服務的成本。這是因為 GPT 醫生往往是透過機器人等自動化技術進行自動化操作，如手術、藥物發放等，因而可以大幅降低人工成本。此外，通過精準的診斷和治療方案，GPT 醫生還可以減少病人的住院時間和醫療費用，降低醫療服務的總成本。

不僅如此，GPT 醫生的發展還可以促進醫療行業的數位化轉型，將傳統醫療行業向數位化、智慧化和資訊化方向轉變，推動醫療行業跨越式發展。透過數位化轉型，可以實現醫療資訊共用和交流，提高醫療服務品質，降低醫療成本，提高醫療行業的效率和效益。同時，數位化轉型還可以推動醫學科技的創新和發展，促進醫學研究和臨床實踐的相互促進，為醫療行業的長期發展奠定堅實基礎。

未來，GPT 醫生的發展將為醫療行業帶來革命性變革，消除醫療資源的水準差距，改善患者的醫療體驗和治療效果，同時也為醫療行業的數位化轉型和長期發展提供了新的機遇和挑戰。

5.3.5　未來醫生如何分流？

隨著人工智慧技術的不斷發展和普及，醫療行業正在迎來前所未有的變革，未來的醫生不再是單純的醫學知識傳授者和治療實施者，而是將逐漸分為三個領域：研究前沿醫學的研究型醫生、研發更高水準 GPT 醫生的研髮型醫生、以及如何應用 GPT 醫生的應用型醫生。

第一類醫生，即研究前沿醫學的研究型醫生將成為醫學研究的主力軍。隨著醫療技術的不斷更新，研究型醫生需要保持持續學習和更新的能力，透過對於一些新型疾病，以及各種疑難雜症的治療研究，以不斷更新自己的醫學知識。研究型醫生藉助於對一些新型疾病，以及疑難疾病的診療研究，並通過臨床治療形成相應的醫療資料，並將這些前沿性的醫療資料投喂給人工智慧醫生。而人工智慧醫生藉助於這些前沿性的資訊投喂與訓練，則能夠不斷的優化自身的診療資訊庫。因此，未來，研究型醫生需要不斷深入新型疾病的臨床，追蹤最新的研究進展，並將這些進展應用到實踐中，以提高病人的治療效果。研究型醫生需要有廣泛的醫學知識，同時還需要具備獨立思考、探索、發現和解決問題的能力。

第二類醫生，即研發更高水準 GPT 醫生的研髮型醫生，將成為醫學技術的開發者和推動者。研髮型醫生其實就是從事人工智慧技術研究的專家，他們的主要任務是研究開發與訓練更加智慧化、精準化、高效化的醫療診斷和治療系統，提高醫療診斷和治療的準確性和效率，讓更多的患者受益。他們需要掌握人工智慧相關的技術和理論，同時也需要瞭解醫學相關的知識，以便能夠開發出更加實用和有效的 AI 醫療系統。總而言之，研髮型醫生主要是從事於人工智慧醫生的研發與訓練工作。

第三類醫生，即如何應用 GPT 醫生的應用型醫生，就是懂得使用人工智慧醫生，讓人工智慧醫生賦能應用型醫生，提升其在日常醫療工作中的醫療效率和準確性。他們的主要任務是瞭解、掌握和使用 AI 醫療技術的應用方法和流程，將這些技術應用到實際的醫療診斷和治療中，提高醫療工作的效率和品質，為患者提供更好的醫療服務。他們需要瞭解醫學診斷和治療的相關知識，同時也需要瞭解 AI 技術的應用，以便能夠將這些技術應用到實際的醫療工作中。

隨著人工智慧技術的不斷發展，GPT 醫生將逐漸成為醫療工作的重要組成部分，GPT 醫生的發展將為醫學的發展和進步帶來巨大的推動力。

Note

06 CHAPTER

「GPT+」健康

6.1 健康管理的藍海

6.2 健康管理的智慧鑰匙

6.3 人工智慧賦能健康產業

6.4 攜手 GPT，奔向大健康未來

6.1 健康管理的藍海

醫學服務於健康。在現代醫學的支持下，人類預期壽命不斷增加。

現代醫學開創了全新的局面，改變了人與其自身，與疾病、苦難和死亡的聯繫，也改變了人們對「健康」的定義。現代醫學的發展，使得診斷和治療出現了分離。於是，更靈敏的醫療技術設備，不斷湧現的診斷理論和術語，對人的身體「深層」所迸發的過去不曾有的科學研究，使得從前不能被診斷的疾病得以診斷。健康，不再是沒生病就可以。

在這樣的背景下，健康管理應運而生，並受到越來越多的重視。今天，健康管理早已不是一句口號，而成為了人類長壽征程上一片新的疆域和藍海。

6.1.1 健康不等於沒生病

一千個人心目中，有一千種對健康的定義。但在過去，健康往往與「疾病」緊密聯繫，一個不生病的人，就是一個健康的人。現代醫學的「進步」，帶來了更多科學和先進的疾病檢測手段，甚至可以在未得病以前，就提前預測疾病。

這一定程度上造成了疾病的「泛化」。一切皆可「生病」，要麼現在「生病」，要麼有「生病」隱患。同時，物質生活水準的提高及近幾年來消費升級大潮的影響也推動社會對健康評判維度的悄然變化。對健康的認識不再如從前。

2020 年，《細胞》（Cell）上曾發表了一篇里程碑綜述，詳細描述了健康的八個核心標誌和維度，包括空間上的區隔（屏障完整性和遏制局部干擾)、穩態的維持(回收和更新、系統整合、節律震盪)和對壓力的適當反應(穩態復原力、毒物興奮效應調節以及修復和再生),從整體組織、器官、細胞、亞細胞、分子等多個層面,對健康給出了系統性的新定義。

空間上的區隔分為屏障完整性和遏制局部干擾兩個方面。屏障完整是除了皮膚、腸道、呼吸道為人體提供與外界環境相隔的屏障外,人類體內不同尺度的屏障。這些屏障形成了重要的電生理和化學梯度,同時也為氣體和滲透壓的交換、代謝回路的補充、隔室之間的溝通 / 協調以及解毒提供了便利,屏障的完整性對維持健康至關重要性。比如,血腦屏障。血腦屏障由神經血管的多種細胞緊密連接而成,限制了血液迴圈中的細菌或導致炎症的化學物質等進入腦組織。血腦屏障的「滲漏」,就被發現與多種神經系統疾病有關。

遏制局部變化是人體中對微小的局部變化,包括外力造成創口,病原體入侵,細胞分裂過程中的各種「意外」造成的 DNA 修復失敗、出錯的蛋白質堆積等的反應與修復。包括屏障癒合、炎症的自限性、天然和獲得性免疫、抗腫瘤免疫逃逸等。通過及時控制小的局部干擾,以實現機體的整體健康。

穩態的維持分為回收和更新、系統整合以及節律震盪。回收和更新是指,在組成生物體的每個亞細胞、細胞和超細胞單位都會經歷因內源性損傷或外源性壓力而導致的修飾時,為了避免退化,大多數細胞成分和大多數細胞類型必須不斷地進入死亡、清除和更新的迴圈,這意謂著它們必須經歷主動的破壞,然後無誤地進行替換。而維持一個健康的生物體,涉及不同系統之間的「整合」。從細胞內的結構,到組織器官,到人體與微生物群之間，不同的網路相互交織，很多要素在不同層次同時發揮若干作用。

此外，分子和細胞在胚胎發育或再生過程中的精確順序、時間控制等對生命至關重要。超晝夜、晝夜和次晝夜振盪為生理功能提供了節律性，並有助於維持機體的穩態。而節律震盪不規律，比如，經常熬夜，就會打破機體穩態，引發健康問題。

最後，壓力的適當反應與機體的穩態、毒物興奮效應調節以及修復和再生緊密相關。機體藉助內環境的穩定而相對獨立於外界條件，從而提高自身對生態因數的耐受範圍。穩態回路將無數生物參數，如血液 pH 值、血清滲透壓、動脈血氧和二氧化碳、血糖、血壓、體溫、體重或激素濃度等，維持在接近恒定的水準。如果調節器的設定點被改變，將導致慢性疾病。

毒物興奮效應，指的是暴露於低劑量毒素可引起保護反應，以免在暴露於較高劑量的同種毒素時遭受損傷。而對於威脅健康的各種損傷，則必須做出修復。這些損傷和修復涉及 DNA 和蛋白質分子，也涉及內質網、線粒體、溶酶體等細胞器。可能的情況下，還需要讓受損或丟失的功能原件再生，以實現完全恢復。

可見，健康，早已不是沒生病就可以，建立新的健康觀念，為健康賦予現代醫學的標準，是現代健康生活的必經之路，在新的健康觀念下，「健康管理」的概念也迅速發展起來。

6.1.2 什麼是健康管理？

雖然今天人們已經有了對「健康」的新的理解和共識，但對於健康管理，卻有許多人依然不熟悉。簡單來說，健康管理就是對個體或群體的健康進行全面的管理和關注，旨在透過科學的手段，幫助個體或群體預防疾病、促進健康、提高生活品質，降低醫療費用，增強健康素養，以達到健康長壽的目的。

健康管理涵蓋了預防、醫療、康復等多個方面，是從傳統的以治病為主的醫療模式向預防為主的全新模式轉變的產物，是一種在醫學、公共衛生、健康科學等多領域交叉融合的新興學科。健康管理對於個體和社會的健康都具有重要意義，是當前社會健康事業發展的重要方向之一。

健康管理行業的發展歷程可以追溯到 20 世紀 70 年代，當時健康管理被定義為一種計畫、組織、實施和監測衛生服務的方法。當時，健康管理主要關注疾病控制、公共衛生和醫療品質等方面，是一種針對群體的健康管理模式。

隨著 20 世紀 90 年代以來人們對健康的關注度不斷提高，健康管理行業開始向個體化方向轉變。特別是在大數據和人工智慧等技術的支援下，健康管理行業取得了突破性的進展。

2009 年，美國政府推出了《健康資訊技術促進與醫保法案》，旨在推動健康資訊技術的應用和發展。該法案鼓勵醫療機構和醫生使用電子健康記錄系統，以提高醫療效率、降低成本和改善醫療品質。此後，健康管理行業開始出現了許多新的技術和應用，如遠端醫療、移動醫療、健康監測設備等。這些新的技術和應用為健康管理行業的發展帶來了更大的創新空間和機遇。

2010 年，蘋果公司推出了首款智慧手錶—— Apple Watch，成為了智慧穿戴設備行業的領先者之一。Apple Watch 的發佈標誌著智慧健康管理時代的開始，讓人們能夠更方便地追蹤和管理自己的健康資料。

2015 年，中國國務院發佈了《關於促進健康服務業發展的若干意見》，提出了「加強健康管理和預防性健康服務」的政策目標。此後，健康管理行業在中國的發展迅猛，成為中國醫療健康領域的一個重要板塊。

如今，隨著可穿戴設備、人工智慧、大數據等技術的不斷發展和應用，健康管理行業正迎來新的發展機遇。根據市場研究機構艾瑞諮詢的資料，中國健康管理市場規模從 2014 年的 450 億元增長到 2020 年的 1858 億元，年均複合增長率為 29.7%，預計到 2022 年健康管理市場規模將超過 3000 億元。美國市場研究機構 Grand View Research 預計，全球健康管理市場規模在 2028 年將達到 3,088 億美元，年均複合增長率為 22.3%。

可以說，作為一個新興的行業，近年來，健康管理的發展是前所未有的。並且，在可預見的將來，健康管理還簡成為現代醫學的重要組成部分，幫助個體或群體預防疾病、促進健康、提高生活品質，降低醫療費用，增強健康素養，以達到健康長壽的目的。

6.2 健康管理的智慧鑰匙

健康管理行業的發展離不開現代技術的不斷進步和普及，其中，可穿戴設備對健康管理行業的發展具有特殊的意義。作為連接人與物的智慧鑰匙，可穿戴設備真正打開了健康管理的大門，並正在給整個健康醫療領域帶來一輪巨大的變革。

6.2.1 將健康資料化

可穿戴設備，顧名思義，就是可穿戴的設備。與一般的智慧設備相比，可穿戴設備能夠被設計得以最佳的方式穿戴在使用者身上的任何一個部位。比如，在已成型的跑鞋上嵌入導航，幫助用戶隨時定位；內置各種感測器的衣服，可以不間斷地檢測人體的各項生理資料，一旦發現異常，便能第一時間回饋到用戶那裡，並且能夠提出相應的改善建議。

可穿戴設備作為連接人與物的智慧鑰匙，它的最大價值就在於讓人體的生命體態特徵資料化，這也是可穿戴設備區別於其他任何智慧產品的唯一價值所在。無論是智慧家居、智慧手機、智慧型機器人，能做到的都只是在人體之外的智慧化，無法實現根據人自身生命體態特徵的變化而主動變化。尤其對於移動醫療類產品，如果只是基於手機而沒有與人的生命體態特徵進行深度綁定，所能解決的問題幾乎都是停留在醫療資訊化的層面，比如掛號、支付等。

因此，可穿戴設備不僅僅是智慧硬體小型化那麼簡單，真正的價值在於將人的動態、靜態各種行為與生命體態特徵資料化，這種變化所帶來的不僅是顛覆人類生活、商業的方式，而是能真正意義上的實現移動醫療、健康管理。

其中，智慧手錶就是當前最具代表性的可穿戴設備。2014 年 9 月 10 日，在蘋果的秋季發佈會上，庫克對外發佈了蘋果的第一款智慧手錶，並將其定位於運動健康。具體來看，蘋果第一款智慧手錶配備了心率感測器、加速感應器、陀螺儀和氣壓計，能監測心率、記錄消耗卡路里，還能提供一個健康資料報告。

自此，智慧手錶就像野火燎原一樣在醫療健康領域蔓延開來。蘋果手錶在 2015 年上市後僅 9 個月，出貨量就達到了 1160 萬；相較之下，2014 年智慧手錶全年市場出貨總量都不足 700 萬。隨後幾年裡，蘋果手錶更是長驅直入，甚至在 2017 年超過了傳統表業大當家勞力士，成為全球銷售額最高的手錶。

從需求角度來看，如今，健康功能已經是影響消費者選購智慧手錶的最主要因素之一，智慧手錶也在醫療保健領域扮演著越來越重要的角色。全球貿易監測機構 Global Market Monitor 在 2021 年的一項調查顯示，在智慧手錶眾多功能中，健康監測的關注度遠超通話、影片、定位等，超過 70% 的潛在消費者在選購智慧手錶時，會優先考慮產品的健康檢測功能的完整性。

一方面，是因為現代人們對自身健康愈發重視。尤其是中國第一大健康「殺手」心血管疾病正日益年輕化，頻頻出現的年輕人「猝死」新聞，正不斷敲響關注健康的警鐘。當然，不僅是年輕人，中老年人群對智慧手錶的需求也快速增長。比如，家裡老人不慎跌倒或某個健康指標突然異常時，智慧手錶能立即聯繫緊急連絡人，甚至自動報警，這在保護老人健康安全的同時，也使其家人更具安全感。

另一方面，設備智慧化趨勢致使人類需要一把在能夠高效控制這些智慧設備的鑰匙。既擁有時尚科技感外觀，又能隨時隨地提供運動、睡眠、心率、血氧等健康資料的智慧手錶，就成了滿足現代人關注健康指標變化的一個不錯的選擇。

以血氧監測為例，若血氧飽和度在 94% 以下，就會被視為供氧不足。許多臨床疾病都會造成供氧不足的情況，直接影響細胞正常的新陳代謝，可以說，血氧檢測對於臨床醫學而言十分重要。但追溯血氧測量最原始的方法，需要先采血，再經過血氣分析儀進行電化學分析，最終得出血氧飽和度。這一方法步驟繁雜，且無法實現連續檢測。

而隨著臨床醫學的發展，如今普遍採用無創式血氧測量，只要為患者佩戴一個指壓式光電感測器，就能實現連續性的血氧檢測。其實質是使用波長 660nm 的紅光和 940nm 的近紅外光作為攝入光源，測定透過組織床的光傳導強度，計算血氧濃度及血氧飽和度，經儀器顯示結果。透過類似原理，智慧手錶就能夠實現測血氧功能，能夠透過測量人體動脈血氧飽和度來判斷人體是否健康。

並且，像這樣的功能還有很多，包括幫救援隊找到跌落懸崖者的定位、在疫情期間為新冠肺炎防治提供血氧值參考等等。當前，一眾科技大廠還在卯足勁鑽研優化智慧手錶的健康監測功能。2021 年底，華為推出了其首款可測量血壓的新款智慧手錶 HUAWEI WATCH D，蘋果 Apple Watch 的移動心電圖房顫提示功能在中國上線，其血糖、血壓監測功能的爆料也層出不窮。此外，華為、OPPO 等企業也創立了運動健康科學實驗室，以重點攻克運動健康領域的技術難關。

可以說，智慧可穿戴設備的健康監測功能幾乎是不可代替的，這也是健康管理未來的長趨勢。

6.2.2 做健康管理的主人

未來的可穿戴設備還將如今天的智慧手機，徹底改變人們的生活方式。例如晨練時，有鞋子計算運動的距離和消耗的卡路里，有眼鏡拍攝看到的風景，有藍牙耳機監測血氧含量等。可穿戴技術即將大規模進入普通人的生活，進入生活的每一個角落，將為人類帶來重大的科技變革。

十年前很少有人想到，智慧手機將取代電腦，成為男女老少上網的必備品；正如今天很少有人相信，可穿戴設備可能成為下一個智慧手機，改變人類的生活方式，帶來下一個十年的重大投資機會。

可穿戴設備為移動網路新的入口，將引領個人局域網的全面升級。可穿戴設備之所以吸引人，是因為它可以使人類脱離電腦和智慧手機的限制，催生新的移動網路入口。目前，依賴於智慧手機的移動網路還比較局限，智慧手機不但充當聯網伺服器，還充當輸入和輸出終端；而可穿戴設備的普及和推廣將改變這一狀況，今後，智慧手機僅充當聯網伺服器，而可穿戴設備將成為移動網路輸入和輸出終端，可以解放雙手，讓人們隨時隨地連接網路。

「可以預見，未來可穿戴設備將從總體上降低總體的醫療成本。」英國 ARM 首席執行官西蒙．西格斯表示，偏遠地區的人在家中就能傳送高清資料，並得到遠端的分析和治療，免去奔波之苦。可穿戴設備結合網際網路，以及搭建的大數據平台、雲端運算、專業醫師等，將簡化整個醫療過程，並帶來前所未有的全面的健康管理。

如果你患有高血壓或者心臟病，在你即將達到飲酒量的極限時，可穿戴設備便會發出警告，阻止你繼續喝，並且會建議你改吃什麼樣的食物調理身體。

如果你生病了，並且不知道患的是什麼病，按照傳統的方式，你便會考慮去煩瑣的醫院，但此時，小小的可穿戴設備背後其實有無數的醫生正在觀察著你，它會在極短的時間內收到一份身體檢查報告，以及處方。而這個處方其實也已經被發送給了合作的藥商，10 分鐘內，你的藥就送到了門口。

簡而言之，未來的醫療將在很大程度上降低整個醫療成本，特別是患者的時間成本，而這恰恰是目前傳統醫療的硬傷。未來的每個人都能輕易地瞭解自己的身體健康情況，成為自己健康的主管者，而醫生可能只是起到協助的作用。

6.3 人工智慧賦能健康產業

隨著可穿戴設備和智慧手機的廣泛普及，人們越來越依賴這些設備來監測和管理自己的健康狀況。這些設備能夠收集各式各樣的生理資料，例如心率、步數、睡眠、血壓、體溫等等。然而，這些資料本身沒有什麼意義，必須經過分析和解釋才能真正為人們的健康管理提供幫助。這正是人工智慧在健康管理領域的作用所在。當前，AI 技術的應用已經在醫學和健康管理領域展現出強大的潛力，為醫生和患者提供了更好的醫療保健服務。

6.3.1 健康管理的「智慧管家」

可穿戴設備就像是一個人身上的健康體檢儀器，它可以透過感測器、監測器等技術即時地採集人體的生理資料，如心率、血壓、血氧、步數等，同時還可以記錄人體的睡眠、飲食、運動等各種健康行為資料。這些資料可以被傳輸到手機、平板電腦等移動設備上再結合人工智慧進行分析和處理。

人工智慧和可穿戴設備的結合，可以提供全方位的健康管理服務，從身體健康狀態的即時監測到個性化的健康建議，幫助人們及時發現健康問題，掌握自身健康狀況，進而採取相應的措施預防疾病。

首先，可穿戴設備可以透過感測器即時監測人體的生理指標，如心率、血壓、體溫、睡眠品質等，將資料透過無線傳輸技術傳輸到智慧手機或雲端伺服器中。而人工智慧則可以透過資料採擷和分析演算法，將這些資料轉化為可讀的健康報告，為用戶提供全面的身體健康狀況監測服務。

例如，蘋果公司的智慧手錶 Apple Watch 就是一款廣泛使用的可穿戴設備，它集合了多種感測器和資料處理技術，能夠在佩戴者的手腕上進行多項生理指標的監測和資料收集。其中一個關鍵的應用程式就是「健康」（Health），它能夠記錄使用者的健康資料，如步數、睡眠品質、心率、運動量等，為用戶提供全方位的健康管理服務。此外，Apple Watch 還可以透過其他協力廠商健康應用程式，如 MyFitnessPal、Strava 等，將資料匯總在一個地方，方便用戶進行綜合分析和管理。當然，在 Apple Watch 進行健康管理的過程中，人工智慧也在其中發揮著重要作用，人工智慧透過機器學習演算法對使用者的資料進行分析，進一步提高了資料的品質和準確性。例如，Apple Watch 可以透過機器學習演算法檢測使用者的睡眠品質，自動記錄入睡和醒來時間，以及測量用戶的心率和呼吸頻率，說明使用者更好地理解自己的健康狀況和睡眠習慣，進而優化健康管理計畫。

其次，透過分析健康資料，人工智慧可以說明使用者預測患某些疾病的風險。例如，Cardiogram 是一款可以監測用戶心率的智慧手錶應用。Cardiogram 利用了深度神經網路的演算法對使用者的心率資料進行分析，並能夠識別不同的心率模式，包括正常心率、室上性心動過速、房顫等常見的心率異常。在分析使用者的心率資料時，Cardiogram 還能夠考慮一些其他的因素，比如用戶的年齡、性別、身高、體重、日常活動情況等等。

透過分析使用者的心率資料，Cardiogram 可以預測一些潛在的心血管疾病的風險，比如高血壓、心房顫動、糖尿病等等。如果檢測到患者存在房顫風險，則會推薦其進行醫療檢查，以便及早治療。此外，Cardiogram 還可以分析使用者的睡眠情況，説明使用者瞭解自己的睡眠品質，並提供一些改善睡眠的建議。

最後，根據使用者的健康指標和疾病風險，人工智慧可以提供個性化的健康建議。例如，華大智造智慧 T 恤是一款整合了可穿戴設備和人工智慧技術的智慧健康管理產品，它可以透過感測器、微型處理器和無線通訊模組等技術，實現對人體生理資訊的收集、分析和回饋，從而達到健康管理的目的。這款智慧 T 恤的核心技術是華大智造自主研發的生物電阻抗感測器和心電感測器。透過這些感測器，智慧 T 恤可以對人體的生理資料進行監測和分析，包括心率、呼吸、體溫、血壓等指標，還可以監測人體的姿勢、活動量和睡眠品質等資訊。同時，智慧 T 恤內置的微型處理器可以將這些資料進行處理和分析，透過與使用者的個人資訊和健康狀況相結合，生成個性化的健康管理方案，為用戶提供針對性的健康指導和建議。

在人工智慧的支持下，智慧 T 恤還可以進行智慧識別和分析，識別使用者的行為和情感狀態，並根據這些資訊進行更精準的健康管理。例如，當使用者出現情緒低落或緊張等情況時，智慧 T 恤可以透過人工智慧的情感識別演算法進行分析，提醒使用者進行適當的放鬆和調整，從而改善使用者的情緒和健康狀態。

此外，智慧 T 恤還可以透過無線通訊模組將使用者的生理資料傳輸到雲端，與其他健康管理產品進行資料共用和整合。透過對大量使用者的資料進行分析和比對，可以進一步提高健康管理的準確性和可靠性，為用戶提供更加精準和有效的健康管理方案。

當前，人工智慧和可穿戴設備的結合，正在為人們提供全方位的健康管理服務，這也是未來健康管理的主要趨勢之一。

6.3.2 數位療法成為現實

我們都知道，當我們生病需要治療時，傳統的治療方式就是以藥物和醫療器械作為主要治療方案，但現在，基於人工智慧等數位技術而誕生的新的治療手段——數位療法正在逐漸走進我們的生活。那麼，什麼是數位療法？

2012 年，數位療法的概念就已經在美國流行，根據美國數位療法聯盟的官方定義，數位療法是一種基於軟體、以循證醫學為基礎的干預方案，用以治療、管理或預防疾病。透過數位療法，患者得以循證治療和預防、管理身體、心理和疾病狀況。數位療法可以獨立使用，也可以與藥物、設備或其他療法配合使用。

更簡單來理解，傳統治療中，病人往往根據醫生開具的處方去藥房取藥，數位療法則是將其中的藥物更換為了某款手機軟體，當然，也可能是軟硬體結合的產品。數位療法可能是一款遊戲，也可能是行為指導方案等，其作用機制是透過行為干預，帶來細胞甚至分子生物學層面的變化，進而影響疾病狀況。

舉個例子，如果我們因為慢性失眠問題去看醫生，傳統的治療手段有兩種，一種是醫生開具安定等處方藥物；另一種是需要醫生面對面進行的認知行為治療（CBT-I），不過，這種臨床一線非藥物干預方法受到醫生數量有限、時間和空間的限制，其應用效果不佳。

這個時候，如果醫生開一個數位療法處方，比如，通過美國食藥監局認證的 Somryst®，相當於把線下認知行為治療搬到了線上，擺脱了醫生和時空的限制，以圖片、文字、動畫、音樂、影片等患者易於理解和接受的方式進行個性化組合治療。Somryst® 包含一份睡眠日誌和六個指導模組，患者按照順序依次完成六個指導模組的治療，每天記錄睡眠情況並完成 40 分鐘左右課程。不同的階段有不同的課程，最終，患者通過 9 週的療程養成良好的睡眠習慣。

實際上，數位療法最大的意義並不在於技術的突破，而是革新了藥物的形式，這種形式也更新了人們對疾病的治療手段，帶來了更多更有效治療疾病的方法。精神疾病是數位療法目前應用最為廣泛的領域，針對抑鬱症、注意力不足過動症、老年認知障礙、精神分裂症等，應用數位療法都有很好的效果。而在應用過程中，人工智慧則扮演著關鍵作用。

具體來看，在醫學領域中，沒有任何可靠的生物標記可以用來診斷精神疾病。精神病學家們想找出發現思想消極的捷徑卻總是得不到結果，這使許多精神病學的發展停滯不前。它讓精神疾病的診斷變得緩慢、困難並且主觀，阻止了研究人員理解各種精神疾病的真正本質和原因，也研究不出更好的治療方法。但這樣的困境並不絕對，事實上，精神科醫生診斷所依據的患者語言給精神病的診斷突破提供了重要的線索。

1908 年，瑞士精神病學家歐根·布盧勒宣佈了他和同事們正在研究的一種疾病的名稱：精神分裂症。他注意到這種疾病的症狀是如何「在語言中表現出來的」，但是他補充說，「這種異常不在於語言本身，而在於它表達的東西。」布盧勒是最早關注精神分裂症「陰性」症狀的學者之一，也就是健康的人身上不會出現的症狀。這些症狀不如所謂的「陽性」症狀那麼明顯，陽性症狀表明出現了額外的症狀，比如幻覺。最常見的負面症狀之一是口吃或語言障礙。患者會儘量少說，經常使用模糊的、重覆的、刻板的短語。這就是精神病學家所說的低語義密度。

低語義密度是患者可能患有精神病風險的一個警示信號。有些研究項目表明，患有精神病的高風險人群一般很少使用「我的」、「他的」或「我們的」等所有格代詞。基於此，研究人員把對於精神疾病的診斷突破轉向了機器對語義的識別。

而今天，網際網路已經深度融入社會和人們的生活，無處不在的智慧手機和社交媒體讓人們的語言從未像現在這樣容易被記錄、數位化和分析。在這樣的基礎上，GPT 就能夠對人們的語言選擇、睡眠模式到給朋友打電話的頻率的資料進行深入分析，更密切和持續地測量患者日常生活中的各種生物特徵資訊，如情緒、活動、心率和睡眠，並將這些資訊與臨床症狀聯繫起來，從而改善臨床實踐。

6.3.3 虛擬醫生打破時空限制

虛擬醫生，或者說 AI 醫生，是人工智慧在健康管理中的重要應用之一。虛擬醫生是一種基於人工智慧技術的人工智慧醫生的醫療服務，能夠根據患者的症狀和疾病歷史，提供診斷、治療和建議。虛擬醫生利用人工智慧技術進行自我學習和適應性優化，能夠在不斷積累經驗的同時，提高自身的診斷和治療準確性。

虛擬醫生的優勢在於，它可以在任何時間和任何地點提供醫療服務，不受醫生的地理位置和時間限制。虛擬醫生還能夠快速識別和診斷一些常見疾病，如感冒、流感等，從而緩解醫生的工作壓力，提高醫療效率。此外，虛擬醫生還能夠對患者的健康狀況進行即時監測，及時發現異常情況，為患者提供更加全面和個性化的健康管理服務。

當前，虛擬醫生在臨床應用中已經取得了一定的成功。例如，美國的醫療科技公司 Buoy Health 就開發了一款名為「Buoy」的虛擬醫生應用程式，可以透過人工智慧技術為用戶提供個性化的健康建議和醫療諮詢服務。

Buoy 的虛擬醫生應用程式基於一種名為「Buoy Assistant」的人工智慧引擎，該引擎可以透過分析使用者的症狀和醫療歷史來生成個性化的健康建議。用戶只需回答幾個簡單的問題，Buoy Assistant 就可以快速地分析症狀，排除一些可能的疾病，並提供相應的建議和指導。

除了提供個性化的健康建議，Buoy 還可以向使用者推薦醫療服務和醫生。例如，如果使用者的症狀需要進一步檢查或治療，Buoy 就會根據使用者所在地區的醫療資源和保險計畫，向用戶推薦適合的醫生和醫療服務。

Buoy 的虛擬醫生應用程式還可以與其他健康管理平台和醫療服務提供者整合，以實現更全面的健康管理和醫療服務。例如，Buoy 可以與電子病歷系統整合，以便醫生和護士能夠更好地瞭解患者的病情和醫療歷史。

Buoy Health 的虛擬醫生應用程式在美國得到了廣泛的應用，受到了用戶和醫療行業的讚譽。據公司官方資料顯示，截至 2022 年初，Buoy 已經為超過 1500 萬用戶提供了健康建議和醫療諮詢服務。

此外，虛擬醫生還在一些特定領域也得到了應用。例如，英國的一家公司 MD.ai 開發了一款名為「MD.ai Radiology」的虛擬醫生，可以利用深度學習演算法和醫學圖像分析技術，對醫學影像進行自動診斷和分析，提高醫生的診斷準確性和效率。此外，虛擬醫生還可以在精神健康領域得到應用，例如美國的一家公司 Woebot Labs 開發了一款名為 "Woebot" 的虛擬心理醫生，可以透過與使用者的對話，説明使用者減輕焦慮、抑鬱等精神問題。

可以説，當今，人工智慧在健康管理中正發揮著越來越重要的作用，這些應用提高了醫療服務的效率和品質，為人們提供了更好的健康管理服務。未來，隨著 AI 技術的不斷發展和完善，健康管理領域還將迎來更加廣闊的發展前景。

6.4 攜手 GPT，奔向大健康未來

今天，在以 GPT 為代表的 AI 大模型迅猛發展的背景下，健康管理行業也迎來廣闊的發展機遇。作為一種基於深度學習技術的人工智慧模型，以 GPT 技術為代表的 AI 大模型具有極強的表徵能力和自學習能力。

隨著 GPT 的不斷發展，它們在自然語言處理、電腦視覺、語音辨識等領域的表現已經超過了人類。GPT 正在成為健康管理領域的重要工具，為人們進入大健康時代打開了全新的可能性。

6.4.1 「大健康」時代已來

隨著生活條件的改善，醫療技術水準的提升，以及對於健康意識的加強，「大健康」這一概念在近幾年已經變得越來越火熱。實質上，大健康是一種廣義的健康概念，換句話說，就是大眾對於健康這種意識的加強，使之衍生出了這樣一種概念，它主要圍繞著人的衣食住行和生老病死，關注各類影響健康的危險因素和誤區，提倡自我健康管理，即不僅有科學的健康生活，更要有正確的健康觀念。

具體來看，大健康就是指從生態系統層面、社會文化層面、健康管理和醫療保障層面綜合考慮，以預防疾病、提高生命品質為目標的一種健康生活方式。大健康將傳統醫學、健康管理、保健品和保險服務有機結合，旨在為人們提供更加全面、個性化的健康服務。在大健康時代，人們的健康管理不再是治療疾病和維持身體健康的簡單概念，而是包含了更廣泛的層面，包括身體、心理和社交健康，以及環境和生活方式等方面的健康。這個時代的人們將更加注重健康管理和預防，而不僅僅是在生病時才去看醫生。

當然，「大健康」的概念之所以會出現，除了社會健康意識的加強，還離不開技術的推動。尤其是人工智慧作為一種新興技術，正好滿足了大健康時代所需的技術支援。人工智慧可以幫助人們更好地瞭解自己的身體狀況、提前預防疾病、優化治療方案、提高醫療效率等等。同時，人工智慧技術的應用也可以促進醫療產業的升級，推動醫療服務的智慧化和數位化，提高醫療服務的品質和效率。

可以說，大健康時代的到來，離不開人工智慧的支持。不過，當前的 AI 大健康時代還是在利用人工智慧技術對健康領域進行智慧化升級，而隨著以 GPT 為代表的 AI 大模型的爆發和普及，未來的 AI 大模型時代還將利用更先進的人工智慧技術建構更為複雜、高效的健康管理系統。

6.4.2 GPT 的「大健康」

當前的 AI 大健康時代和 GPT 時代的大健康，最主要的區別在於 AI 技術的應用層面和效果。

當前的 AI 大健康時代，主要透過對醫學領域的資料分析和處理來提高醫療服務效率，增強醫療服務的可靠性和準確性，但是還存在著一些問題，比如資料品質、模型解釋性等問題。而在 GPT 時代，將會有更加先進的技術被應用於醫學領域，從而進一步增強醫療服務的準確性、安全性和效率性。例如，未來的健康管理模型將能夠實現更高水準的個性化診斷和治療，從而為每個人提供更為精準的醫療服務。此外，GPT 時代也將能夠實現更高水準的預防醫學，透過智慧化的健康監測和預警，實現疾病早期發現和干預，從而預防疾病的發生，為健康提供更加全面、完整的保障。

可以想像一下，在大模型的支援下，未來的醫療系統將更加人性化和智慧化，醫生和患者之間的溝通和交流也將更加順暢和高效。人們透過智慧穿戴設備和其他健康監測設備收集的健康資料，將可以即時傳輸給 GPT 進行分析和診斷，醫生可以根據 GPT 的分析結果給出更加準確的診斷和治療方案。

比如，GPT 可以對海量的健康資料進行分析和預測，包括疾病的發生、治療效果、預後等方面。透過分析這些資料，GPT 就可以發現疾病的規律和特點，為研究疾病的成因、預防和治療提供有力的支援。再比如，GPT 可以根據患者的基因資訊預測其患某些疾病的風險，從而採取相應的預防措施，或者根據患者的生理指標和健康狀況，為其提供定制化的治療方案。同時，虛擬醫生的應用也將越來越廣泛，人們可以透過手機等設備隨時隨地與虛擬醫生進行交流，獲取健康諮詢和診斷服務，極大地提高了醫療服務的便利性和效率性。

未來，隨著大數據的積累和人工智慧的不斷發展，我們可以期待更加精細化的健康管理，例如針對不同基因型、生活習慣和健康狀態的個性化健康建議和食譜推薦等。同時，GPT 可以將多種健康資料進行綜合分析，提供更加全面的健康評估和預防措施，進一步提高健康管理的準確性和效率。

總而言之，GPT 的出現將帶來全新的健康管理方式和理念，為人類的健康保障提供更加可靠的支援。如果說當前的 AI 大健康是 GPT 時代的前奏，為我們提供了實現健康資料共用、智慧監測、精準診斷等方面的奠基工作，那麼，隨著 GPT 技術的不斷發展，我們有理由相信，健康管理將迎來更加全面、精準、個性化的大健康時代。

Note

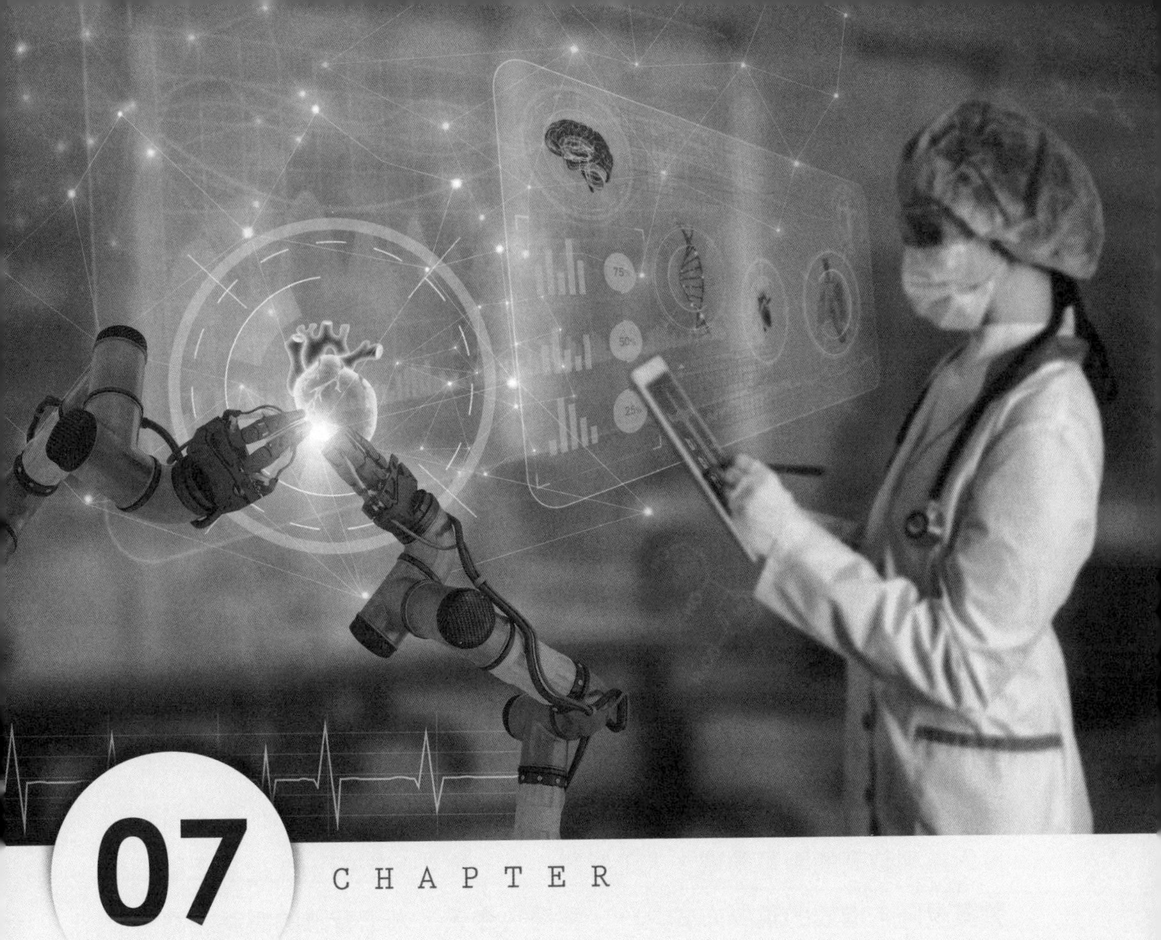

07 CHAPTER

「GPT+」醫藥

7.1 人工智慧的製藥之路

當前，新藥研發正面臨著成本居高不下、收益率下降的雙重困境。眾所周知，一款新藥是一個風險大、週期長、成本高的艱難歷程，國際上有一個傳統的「雙十」說法—— 10 年時間，10 億美金，才可能成功研發出一款新藥。即使如此，大約只有 10% 新藥能被批准進入臨床期，最終只有更小比例的藥物分子可以上市，甚至有人將這個過程形容為「死亡之谷」。

據 2017 年德勤發佈的報告指出，成功上市一個新藥的成本從 2010 年的 11.88 億美元已經增加到 20 億美元。而 2017 年全球 TOP12 製藥巨頭在研發上的投資回報率低到 3.2%，處於 8 年來的最低水準。面對投入越來越高的製藥領域，人工智慧作為一種新興技術，被視為新藥研發實現降本增效的重要方式之一。那麼，今天，人工智慧的製藥之路，又走到了哪一步？

7.1.1 傳統製藥窮途末路

儘管現代醫學的高速發展拯救了越來越多的生命，但一個不可否認的事實是，當前，現代醫學已研發出的藥物，與現存的疾病數目相比，依然是九牛一毛。有許多疾病至今無藥可治，而新的病毒又層出不窮。

製藥業是危險與迷人並存的行業，昂貴且漫長。一款新型藥物的推出，需要經過藥物發現、臨床前研究、臨床研究和審批上市等多階段，而這往往需要耗費十幾年乃至數十年的時間，以及數十億美元的成本，即便如此，其失敗率依然高達 90% 以上。

通常，一款藥物的研發可以分為藥物發現和臨床研究兩個階段。在藥物發現階段，需要科學家先建立疾病假說，發現靶點，設計化合物，再是展開臨床前研究。其中，僅發現靶點、設計化合物環節，就障礙重重，包括苗頭化合物（hit compound）篩選、先導化合物（lead compound）優化、候選化合物（candidate compound）的確定、合成等，每一步都面臨高淘汰率。

阿茲海默症（Alzheimer's disease，AD），俗稱老年癡呆，是一種神經系統退行性疾病，在 1906 年由一位德國醫生首次發現並且報導。阿茲海默症臨床表現為漸進性記憶障礙、認知功能障礙和語言障礙等，出現失語、失用、失認等病症表現，就像是記憶的橡皮擦，一點點擦去患者與其家人、朋友的記憶。

遺憾的是，到目前為止，仍沒有明確的治療阿茲海默症的方法。也就是說，我們等待了 100 年，還是沒有找到更好的藥。2019 年，國際阿茲海默症協會估計全球有超過 5000 萬人患有阿茲海默症，到 2050 年，這一數字將飆升至 1.52 億。沒有可以治療阿茲海默症的藥，就意謂著 2050 年，這 1.52 億人群仍要遭受阿茲海默症的困擾。

《Nature》在 2017 年發表了題為 The drug-maker's guide to the galaxy 的文章，文章指出：經過化學家的分析，在整個化學空間裡面，人們可以找到的藥物分子的個數，可能性是 10 的 60 次方。要知道，太陽系裡面所有的原子加到一起，數量大概也只有 10 的 54 次方。更不用說在傳統實驗室裡，通過傳統的藥物篩選辦法能夠接觸到的分子數量，大概僅有 10 的 11 次方。11 和 60，這兩個數字中間，就是橫亙在一款新藥走向臨床道路的巨大天塹。

並且，一種藥物，即便是經過成千上萬種化合物的篩選，也僅有幾種能順利進入最後的研發環節，大約只有 10% 新藥能被批准進入臨床期，最終只有更小比例的藥物分子可以上市。在這樣的篩選比例下，無怪投資人將新藥「從實驗室進入臨床試驗階段」描述為「死亡之谷」。

並且，隨著現代醫學的精進，其所研發新藥的難度也日益提升。一方面，2017 年全球 TOP12 製藥巨頭在研發上的投資回報率僅有 3.2%，處於 8 年來的最低水準。過去公認的高投入和高回報，似乎落到了低谷。另一方面，全球新藥管線中處於後期階段的專案越來越少，2016 年尚有 189 個 III 期項目，2017 年則落到 159 個 III 期項目。傳統的製藥似乎已經走到窮途末路。

7.1.2 開啟製藥行業新篇章

面對傳統製藥行業高成本、高投入、高風險的困境，人工智慧作為一種新興技術，被寄予希望成為開啟這一難題的希望鑰匙。

事實上，人工智慧進發製藥並不是近來才有的事情。1981 年的《Discovery》雜誌就已經清楚地解釋了電腦對於製藥業的重要性：「平均下來，醫藥公司每篩選出的 8000 個藥用分子中，只有 1 款能最終問世。電腦有望能提高這個比例——化學家們再也不用整週、甚至是整月地呆在實驗室，去測試那些電腦認為難以成功的分子。」

幾個月後，《財富》雜誌的封面則對電腦輔助的藥物發現進行了專題報導，並稱這項技術為「下一次工業革命」。人工智慧被製藥業寄予顛覆性的期望並不是沒有原因的，面對似乎已經走到窮途末路的傳統製藥，用人工智慧製藥無疑是實現製藥業降本增效的重要方式之一。

一方面，人工智慧可以幫助尋找疾病、基因和藥物之間的深層次聯繫，以降低高昂的研發費用和失敗率。基於疾病代謝資料、大規模基因組識別、蛋白組學、代謝組學，人工智慧可以對候選化合物進行虛擬高通量篩選，尋找藥物與疾病、疾病與基因的連結關係，提升藥物開發效率，提高藥物開發的成功率。

具體而言，在藥物發現階段，科學家需要先建立疾病假說，發現靶點，設計化合物，再展開臨床前研究。而傳統藥企在藥物研發過程中則必須進行大量模擬測試，研發週期長、成本高、成功率低。其中，僅發現靶點、設計化合物環節，就障礙重重，包括苗頭化合物篩選、先導化合物優化、候選化合物的確定、合成等，每一步都面臨較高的淘汰率。

對於發現靶點來說，需要透過不斷的實驗篩選，從幾百個分子中尋找有治療效果的化學分子。此外，人類思維有一定趨同性，針對同一個靶點的新藥，有時難免結構相近、甚至引發專利訴訟。最後，一種藥物，可能需要對成千上萬種化合物進行篩選，即便這樣，也僅有幾種能順利進入最後的研發環節。

然而，透過人工智慧技術卻可以尋找疾病、基因和藥物之間的深層次聯繫，以降低高昂的研發費用和失敗率。基於疾病代謝資料、大規模基因組識別、蛋白組學、代謝組學，AI 可以對候選化合物進行虛擬高通量篩選，尋找藥物與疾病、疾病與基因的連結關係，提升藥物開發效率，提高藥物開發的成功率。

科研人員可以使用人工智慧的文本分析功能搜尋並剖析海量文獻、專利和臨床結果，找出潛在的、被忽視的通路、蛋白、機制等與疾病的相關關係，進一步提出新的可供測試的假說，從而找到新機制和新靶點。漸凍人症（ALS）就是由特定基因引起的一類罕見病，而 IBM Watson 使用人工智慧技術來檢測數萬個基因與 ALS 的關聯性，成功發現了 5 個與 ALS 相關的基因，推進了人類對漸凍人症的研究進展（此前醫學已發現了 3 個與 ALS 相關基因）。

在候選化合物方面，人工智慧可以進行虛擬篩選，幫助科研人員高效找到活性較高的化合物，提高潛在藥物的篩選速度和成功率。比如，美國 Atomwise 公司使用深度卷積神經網路 AtomNet 來支援基於結構的藥物設計輔助藥品研發，透過 AI 分析藥物資料庫模擬研發過程，預測潛在的候選藥物，評估新藥研發風險，預測藥物效果。製藥公司 Astellas 與 NuMedii 公司合作使用基於神經網路的演算法尋找新的候選藥物、預測疾病的生物標誌物。

當藥物研發經歷藥物發現階段，成功進入臨床研究階段時，則進入了整個藥物批准程式中最耗時且成本最高的階段。臨床試驗分為多階段進行，包括臨床 I 期（安全性），臨床 II 期（有效性），和臨床 III 期（大規模的安全性和有效性）的測試。傳統的臨床試驗中，招募患者成本很高，資訊不對稱是需要解決的首要問題。CB Insights 的一項調查顯示，臨床試驗延後的最大原因來自人員招募環節，約有 80% 的試驗無法按時找到理想的試藥志願者。臨床試驗中的一大重要部分，在於嚴格遵守協定。簡言之，如果志願者未能遵守試驗規則，那麼必須將相關資料從集合當中刪除。否則，一旦未能及時發現，這些包含錯誤用藥背景的資料可能嚴重歪曲試驗結果。此外，保證參與者在正確時間服用正確的藥物，對於維護結果的準確性也同樣重要。

但這些難點卻可以在人工智慧技術下被解決。比如，人工智慧可以利用技術手段從患者醫療記錄中提取有效資訊，並與正在進行的臨床研究進行匹配，從而很大程度上簡化了招募過程。對於實驗的過程中往往存在患者服藥依從性無法監測等問題，人工智慧技術可以實現對患者的持續性監測，比如利用感測器追蹤藥物攝入情況、用圖像和面部識別追蹤病人服藥依從性。蘋果公司就推出了開源框架 ResearchKit 和 CareKit，不僅可以幫助臨床試驗招募患者，還可以説明研究人員利用應用程式遠端監控患者的健康狀況、日常生活等。

當前，人工智慧已經實現在生物醫藥產業自上游到下游的投入使用，且虛擬篩選、靶點發現等部分應用場景也能夠為企業帶來實際收益。新型冠狀病毒肺炎疫情發生後，越來越多的生物醫藥企業和研究機構通過將其業務與人工智慧結合來完成創新突破，在新藥開發、生產營運，甚至商業戰略中都有所應用。

2021 年 3 月，總部位於中國香港的國際知名 AI 製藥公司 Insilico Medicine（英矽智慧）就宣佈，他們透過人工智慧發現了治療肺纖維化的新靶點，然後從無到有設計了一個新的藥物分子來靶向這個靶點。這也是全球首次利用人工智慧發現新機制特發性肺纖維化藥物。

這一突破標誌著業界首次對人工智慧發現的藥物進行科學驗證，並將其用於新藥研發，直至候選化合物的臨床前研究。而且，整個研發過程只花了不到 18 個月的時間和大約 200 萬美元，刷新了速度和最低成本記錄，在大幅加速和推進臨床前開發的同時，節約了大量藥物發現成本。

7.1.3 AI 製藥，時候未到

當然，人們雖然寄希望於人工智慧，但人工智慧所獲得的突破與人們對人工智慧報以的高漲的熱情似乎並不成正比。電腦設計新藥的程式

已經存在了好幾十年，但在醫藥行業，研發產出率非但沒有上升，反而還逐年下降。藥物發現的時間沒有縮短，成本也沒有變得更低。

既然人工智慧展現出在製藥業的優勢和潛力，為什麼人工智慧製藥產業至今還未密集爆發？人工智慧製藥似乎依舊不堪大用。究其根本，還在於當今的人工智慧存在的技術等局限性。

從資料獲取和管理方面來看，AI 製藥需要大量的資料來進行模型訓練和優化，這些資料可以來自多個來源，如臨床試驗、基因組學、蛋白質組學、化學資訊學等。但是，藥物研發的資料通常是高度機密的，不同的公司之間難以進行資料共用。另外，資料的品質和可用性也是一個問題，有些資料可能存在偏差或缺失。因此，如何獲取、管理和共用資料是 AI 製藥面臨的一個重要技術挑戰。

比如，新冠疫情期間，在法國、美國和英國等地，人工智慧之所以也未能支持政府建立有效的接觸者追蹤系統的努力，很大一部分原因就是缺少必要的「原料」：在英國，由於缺乏系統的資料獲取來追蹤和溯源新冠病例，在短期內幾乎不可能使用人工智慧技術實施接觸者追蹤干預。

在中國，醫藥大數據也存在資料量少、資料體系不完整、資料標準不統一、資料共用機制不完善等問題。諸如病歷、隨訪記錄目前還很難標準化、數位化；創新藥研發起步較晚，原始資料積累有限；藥品資料儲存分散，儲存格式不一，完整藥物資料獲取比較困難；新藥研發領域的核心資料來源於藥企，考慮到商業機密的問題，企業不願公開核心資料。醫藥資料的數量和品質成為人工智慧在製藥行業發展的主要障礙。

從資料預處理和特徵工程方面來看，AI 製藥需要對各種資料進行預處理和特徵工程，以提高模型的準確性和泛化能力。例如，對基因組學資料進行去噪、標準化和歸一化，對蛋白質結構進行三維重構和結構預測，對化學結構進行特徵提取等。但是，不同類型的資料預處理和特徵工程存在巨大差異，需要使用不同的技術和演算法進行處理。

在模型開發和優化方面，AI 製藥需要建立多種類型的模型，包括分類模型、回歸模型、生成模型等，以適應不同的藥物研發任務。這些模型需要經過不斷的優化和調整，以提高其預測準確性和泛化能力。但是，藥物研發任務的複雜性和多樣性導致模型開發和優化的困難度也相應增加。因此，為了解決模型開發和優化的問題，AI 製藥需要不斷探索新的演算法和技術，以提高模型的複雜度和靈活性。

當然，我們不得不充滿敬畏地說，生物是一個非常複雜的體系。理論上能起效的新分子，在人體中可能有毒性，可能有脱靶效應，可能有副作用，可能與其他分子發生複雜的反應。更何況，沒有兩名患者的身體特徵完全一致，這進一步增加了藥物研發的複雜程度。即便人工智慧可以創造出人類急需的藥品，改善健康，治療疾病。但無論是生成強化學習等方法的結合，還是量子計算的迷人前景，都需要生物學、化學以及更多學科的支援。只有保證科學的供給，才能更好地產出科學。換言之，人工智慧再具有潛力，也只能是作為人類製藥的工具存在。

上個世紀的人類基因組計畫是一個偉大的計畫，是人類嘗試在分子層面上去理解人類生命是如何自我表達跨時代之間怎麼去溝通，人體如何透過遺傳物質，讓一代人和下一代人進行對話。這才有了現代醫學對於堿基可以形成 DNA 的序列，然後 DNA 通過生物學的過程去指導蛋白質的合成的瞭解。

人類智慧所能做的，是嘗試理解生物學語言，嘗試理解化學語言，然後把這兩個語言合到一起，從而能夠找到和疾病相關的蛋白質最匹配的那個化學分子，最終治癒人體的疾病。而人工智慧所要做的，就是和藥物化學家一起合作，來讓人類可以去發現更好的藥物。

製藥業就是這樣一個一路荊棘一路玫瑰的行業，危險與迷人，昂貴且漫長。人工智慧製藥作為一個新生的跨學科的複雜行業，每一天都需要面對複雜的問題，在人工智慧探究新藥傷，人們將會綜合化學、生物、電腦、數學、統計等多個學科的經驗。如何實現如此多學科的彼此對話和彼此理解，也是人工智慧研發新藥的未竟之路。

7.2 AI 製藥迎拐點

蛋白質對生命來說不可或缺，它們支援生物體的幾乎所有功能。這些複雜的大分子由氨基酸鏈構成，而蛋白質的功能很大程度上決定於它的 3D 結構。瞭解蛋白質的結構和形狀對醫藥研究的進步至關重要。生物醫學領域的眾多挑戰，包括開發治療疾病的創新療法，都依賴於對蛋白質結構和功能的理解。

由於蛋白質結構極其複雜，到現在為止，醫學上也只研究出少數蛋白質的構造。但是，這一情況隨著用人工智慧確定蛋白質的結構方向取得了突破性進展。如今，隨著 AlphaFold2 的開源，人工智慧正被用來預測人體產生的幾乎每一種蛋白質的結構。

7.2.1 蛋白質結構之謎

新藥發明的過程中有一個關鍵的步驟，即識別新藥靶點，也就是藥物在體內的結合位置。實際上，過去幾十年，儘管人類每年在製藥方面的投資高達幾百億美元，但是平均而言，研究人員每年仍然只能找到 5 種新藥。其中關鍵的問題就在於蛋白質的複雜性——大多數潛在藥物的靶點都是蛋白質，而蛋白質的結構，又實在是太複雜了。

要知道，人類生命得以運轉離不開生物學裡的「中心法則」。一方面，上一代生物會把自身攜帶的遺傳物質，也就是 DNA 分子，照原樣複製一份，傳遞到後代體內，一代代傳遞下去。另一方面，在每一代生物的生命過程中，這套遺傳資訊又可以從 DNA 傳遞給 RNA，再從 RNA 傳遞給蛋白質，即完成遺傳資訊的轉錄和翻譯的過程，執行各式各樣的生物學功能。

其中，不論是從遺傳資訊到 DNA，還是從遺傳資訊到蛋白質，都離不開 4 種不同城基的排列組合。對於遺傳資訊到蛋白質來說，這 4 種不同城基的排列組合，翻譯出 64 種密碼子。這 60 多個密碼子又對應著整個地球生命系統中僅有的 20 多種氨基酸，而 20 多種氨基酸的排列組合，則構成了數萬至數億種不同的蛋白質。所有生物都是由蛋白質構成的，蛋白質是一切生命系統的物質基礎，密切參與著從觸發免疫反應到大腦思考的每一個生理過程。

蛋白質的結構，又決定了蛋白質的功能。值得一提的是，蛋白質只有正確折疊為特定的 3D 構型，才能發揮相應的生物學功能。而蛋白質四級結構結構的折疊，受到大量非共價相互作用的影響，想要從分子水準上瞭解蛋白質的作用機制，就需要精確測出蛋白質的 3D 結構。

其中，蛋白質的結構，除了包括不同氨基酸的排列組合，更重要的則是氨基酸鏈的 3D 結構。氨基酸鏈扭轉、彎曲構成不同的蛋白質，因此，具有數百個氨基酸的蛋白質可能呈現出數量驚人的不同結構。一個只有 100 個氨基酸的蛋白質，已經是一個非常小的蛋白質了，但就是這麼小的蛋白質，可以產生的可能形狀的種類依然是一個天文數字，大約是一個 1 後面跟著 300 個 0。這也正是蛋白質折疊一直被認為是一個即使大型超級電腦也無法解決的難題的原因。

在這樣的認知下，半個多世紀以來，醫學研究人員們開發了各樣的技術來預測蛋白質的結構。1959 年，佩魯茨和肯德魯對血紅蛋白和肌血蛋白進行結構分析，解決了三維空間結構，並因此獲得 1962 年諾貝爾化學獎。這也是人類歷史上第一次徹底看清蛋白質分子機器的細節。

之後，豪普特曼和卡爾勒建立了應用 X 射線分析的以直接法測定晶體結構的純數學理論，在晶體研究中具有劃時代的意義，特別在研究大分子生物物質如激素、抗生素、蛋白質及新型藥物分子結構方面起了重要作用，因此而獲得 1985 年諾貝爾化學獎。

2017 年，諾貝爾化學獎有授予發明了冷凍電子顯微鏡技術的三位科學家，以獎勵其對探明生物分子高解析度結構的貢獻。然而，對於想要更深層次理解生命現象過程以及更複雜的藥物研發而言，僅靠這種「觀察」的手段來研究蛋白質的結構，卻難以滿足需求。

對於一種複雜蛋白質結構的測定，往往需要耗費大量的時間和成本，甚至還不一定準確。歷史上，動輒有科學家耗費幾年、幾十年時間才能得到一個清晰的蛋白質三維結構。比如，因為基因定序技術的高速進步，人類掌握的基因序列已經有 1.8 億條，但其中三維結構資訊被徹底看清的只有 17 萬個，還不到 0.1%。

這也成了一直以來在生物學領域蛋白質三維結構難以突破的瓶頸所在。

7.2.2 從 AlphaFold 到 AlphaFold2

好在人類社會總是在前進的，解決蛋白質折疊問題，明晰蛋白質分子的三維結構，作為生物學裡懸而未決的幾大終極難題之一，終於隨著人工智慧的發展，特別是深度學習方法的應用而曙光初現。

從 1994 年開始，為了監測這種超越超級電腦能力的蛋白質折疊過程，科學界每年都會舉辦一次蛋白質結構預測關鍵評估（CASP）大賽。直到 2018 年幾乎沒有人取得過成功。但是，DeepMind 的開發者們利用神經網路化解了這個難題。他們開發出了一種人工智慧，可以透過探勘大量的資料集來確定蛋白質城基對與它們的化學鍵的角之間的可能距離——這是蛋白質折疊的基礎。他們把這個人工智慧命名為 AlphaFold。

2018 年，AlphaFold 首次參加了 CASP 大賽，並摘得頭魁。在 2018 年的比賽中，AlphaFold 需要與其他參賽的人工智慧比賽，解決 43 個蛋白質折疊的問題。最終，AlphaFold 答對了 25 個，而獲得第二名的人工智慧只勉強答對了 3 個。AlphaFold 的誕生，成為了蛋白質結構解析領域里程碑，也徹底改變了成千上萬生物學家的研究。

事實上，為了開發 AlphaFold，DeepMind 用了數千種已知蛋白質訓練神經網路，直到它可以獨立預測氨基酸的 3D 結構。對於新蛋白質，AlphaFold 使用神經網路預測氨基酸對之間的距離以及連接它們的化學鍵之間的角度。接著，AlphaFold 調整結構以找到最節能的氨基酸佈置。

需要指出的是，AlphaFold 雖然拿了第一，但是比第二名的優勢並不明顯，也沒有表現出比傳統思路以及什麼革命性的差異。並且，AlphaFold 並不能算是人工智慧完全體，它還借鑒了不少學術研究的成果，特別是 DavidBaker 教授的 Rosetta 程式和芝加 哥大學徐錦波教授的 RaptorX-Contact 程式。用人工智慧來預測蛋白質結構的真正突破，還在於 AlphaFold2 的問世。

2020 年，DeepMind 發佈了 AlphaFold 軟體的第 2 個版本。和兩年前的上一個版本相比，AlphaFold2 的主要變化是直接訓練蛋白質結構的原子座標，而不是用以往常用的、簡化了的原子間距或者接觸圖。這也使得 AlphaFold2 在解析蛋白結構的速度上有了進一步的提高。傳統上，蛋白質結構預測可以分成基於範本和從頭預測，但是 AlphaFold2 只用同一種方法——機器學習，對幾乎所有的蛋白質都預測出了正確的拓撲學的結構，其中有大約 2/3 的蛋白質預測精度達到了結構生物學實驗的測量精度。

值得一提的是，與 AlphaFold2 同進步的並於同日在 Science 上發表的，還有華盛頓大學醫學院蛋白質設計研究所的研究者們，他們聯合多個實驗室等機構研發出基於深度學習的蛋白質預測新工具 RoseTTAFold，其在預測蛋白質結構上取得了媲美 AlphaFold2 的超高準確率，而且速度更快、所需要的電腦處理能力也較低。隨著人工智慧預測蛋白質結構的成熟，人類關於蛋白質分子的理解還將經歷一次革命性的升級。這些海量的結構資訊，能讓人們把對生命現象的理解再次往前大幅推進。

7.2.3 撥開製藥迷霧

在 AlphaFold2 發佈的一年後，2021 年 7 月 15 日，AlphaFold2 相關論文發表，同時公開的還有免費的開原程式碼等資訊，讓業內的研究人員們可以打造屬於自己的版本。很快，DeepMind 就宣佈已經用 AlphaFold2 預測了人體內近乎所有蛋白質的結構，以及 20 個其他被大量研究的生物體的完整「蛋白質組」，其中包括小鼠和大腸桿菌，累計共有 36.5 萬個結構。

DeepMind 還將這些資訊上傳到了由 EMBL 歐洲生物資訊學研究所（EMBL–EBI）維護的資料庫。在那之後，這個資料庫已經收錄了近 100 萬個結構。根據 DeepMind 的統計，目前已有超過 40 萬人使用過 EMBL-EBI 的 AlphaFold2 資料庫。此外，還有一些 AlphaFold2 的「超級用戶」：這些研究人員在自己伺服器上安裝了 AlphaFold2，或是打造了 AlphaFold2 的雲版本，用來預測不在 EMBL-EBI 資料庫中的結構，或是探索 AlphaFold2 的新用途。

2022 年，DeepMind 還計畫發佈總計 1 億多個結構預測——相當於所有已知蛋白的近一半，是蛋白質資料銀行（PDB）結構資料庫中經過實驗解析的蛋白數量的幾百倍之多。要知道，過去半個多世紀，人類一共解析了五萬多個人源蛋白質的結構，人類蛋白質組裡大約 17% 的氨基酸已有結構資訊；而 AlphaFold2 的預測結構將這一數位從 17% 大幅提高到 58%；因為無固定結構的氨基酸比例很大，58% 的結構預測幾乎已經接近極限。這是一個典型的量變引起巨大的質變，而這一變化卻是在短短一年之內發生的。

大規模蛋白質結構的解析將大幅促進藥物發現和藥物設計的過程，幫助研究人員更好地瞭解藥物與靶點蛋白之間的相互作用，加速藥物研發的過程，並促進製藥公司開發更有效、更安全的藥物。

此外，AlphaFold2 不僅改變了科學家測定蛋白質結構的方式，一些研究人員還在利用這些工具打造全新的蛋白質。華盛頓大學生物化學家、蛋白質設計和結構預測領域帶頭人 David Baker 表示，深度學習徹底改變了他們團隊設計蛋白質的方式。Baker 的團隊讓 AlphaFold 和另一個 AI 工具 RoseTTAFold 來設計新的蛋白。他們改寫了人工智慧的程式碼，讓軟體在得到隨機氨基酸序列的情況下，對它們進行優化，直到合成出能被這些神經網路識別為蛋白的東西。

2021 年 12 月，Baker 的研究團隊報告了他們在細菌中表達了 129 種這些幻想蛋白，發現其中約 1/5 的蛋白會折疊成類似他們預測的結構。而這是這種網路能用來設計蛋白質的首個證明。基於此，2022 年 7 月 21 日，來自華盛頓大學等機構的科學家們在 Science 雜誌上發佈了一款新的 AI 軟體，該軟體能夠為自然界中尚不存在的蛋白質繪製結構。更重要的是，科學家們已經利用這一軟體創造出潛在用於工業反應、癌症治療、甚至用於預防呼吸道合胞病毒（RSV）感染的候選疫苗的原始化合物。

今天，人工智慧掀起的製藥革命會走向何方依然無法預見，但 AlphaFold2 等一眾人工智慧工具的開發都已經向科學家們顯示出科技發展的巨大力量。試想一下，在未來，如果把人工智慧 AlphaFold 與生成式對抗網路 Insilico 結合起來，再加上量子計算領域可預期的突破，我們就將真正走出製藥的迷霧，邁向一條全新的製藥坦途。

7.3 GPT 醫藥路向何方？

對於人工智慧製藥來說，在經歷了一個漫長的成長爬坡期後，今天，隨著蛋白質結構的大規模破解，人工智慧製藥也來到了一個新的起點——尤其是在以 GPT 技術為代表的 AI 大模型的爆發下，越來越多的製藥公司正在研究如何利用人工智慧實現未來藥物定制，這也是 AI 醫藥的未來所至。

7.3.1 藥物定制的未來

藥物定制是指根據患者的基因組資訊和病情等個體化資訊，為患者制定個性化的藥物治療方案，以提高治療效果和降低副作用的發生率。今天，隨著 GPT 的加入，藥物定制正在走向一個前所未有的醫藥未來。

實現藥物定制的第一步就是收集和分析患者的基因組資料。這項工作需要先對患者進行基因定序，得到患者的基因組資訊。然後，利用 GPT 對這些基因組資料進行分析，以瞭解患者的基因變異和表達情況等資訊。這些資訊將有助於確定患者是否具有藥物代謝酶的突變、藥物的受體基因是否有多態性等，從而更好地瞭解患者對藥物的反應。

未來，基於基因組資料的分析結果，GPT 可以幫助製藥公司更好地設計和篩選藥物。利用 GPT，製藥公司就可以快速地模擬藥物與受體的相互作用過程，預測藥物的理化性質和作用機制等資訊。此外，GPT 還可以幫助製藥公司對候選藥物進行高通量篩選，以快速地評估藥物的療效和副作用，甚至可以為特定的疾病設計個性化的治療方案。這些工作將有助於製藥公司更快地開發出具有個性化療效和安全性的藥物。

與此同時，實現藥物定制還需要確定患者的藥物劑量。不同患者的生理狀態和基因組資訊不同，因此對於同一種藥物，不同患者的最佳劑量也不同。GPT 可以說明製藥公司根據患者的基因組資訊和生理狀態等因素，確定最佳的藥物劑量。同時，GPT 還可以即時監測患者的病情和藥物代謝情況，以調整藥物劑量和治療方案，提高治療效果和降低副作用的發生率。

想像一下，在未來，當你感覺不適或出現疾病時，你可以去醫院或藥店，透過自己的生物資料和基因資訊，定制專屬於自己的藥物。這些藥物是根據你個人的基因資訊、生物資料和病情情況進行設計和製造的。

首先，你需要進行一系列的基因定序和生物資料獲取，將這些資訊輸入到醫療 GPT 平台中。醫療 GPT 平台將成為未來藥物定制的核心技術，它將綜合個人基因資訊、生物資料以及大數據分析等多方面的資訊，為每個患者制定出最適合他們的藥物治療方案。GPT 平台利用機器學習演算法和電腦模擬技術，將能夠預測藥物分子在人體內的生物活性、代謝和副作用等情況，從而有效地避免了傳統藥物製造和臨床試驗過程中的不確定性和風險。

然後，透過 GPT 平台的分析和比對，人工智慧就能得到關於你的病情、病因和個人基因的詳細資訊。接下來，GPT 平台會根據你的個人資訊和病情，利用機器學習和電腦模擬等技術，預測出適合你的藥物分子和治療方案。這些藥物分子具有更好的生物活性和藥效，可以更準確地針對你的疾病和基因特徵。

最後，利用 3D 列印技術製造出專屬於你的藥物。針對不同人群和病情，藥物將會製造成各種不同的劑型和配方。例如，對於某些患者，藥物可以以注射液、皮下植入等形式進行定制；對於某些疾病，藥物可以製造成吸入藥、貼片、眼藥水等各種劑型，以便於患者的使用和治療效果的最大化。

7.3.2 GPT 醫藥走到哪了？

在以 GPT 技術為代表的 AI 大模型的爆發下，GPT 製藥正在邁向一個新階段。ChatGPT 代表了兩大要素：一是以自然語言為媒介打破了以往電腦 + 生命科學的對話模式及門檻；第二則是深度生成模型為生物醫藥帶來新的活力，提升研發效率與品質。

Gartner 分析師 Brian Burke 表示，製藥公司正在使用生成式 AI 設計針對疾病的蛋白質模型的特性或功能。「幾乎所有大型製藥公司和許多小型製藥初創公司都在致力於生成式人工智慧，它已經開發了幾年。一些藥物現在正在進行臨床試驗。這將是製藥行業的重大轉變。」

實際上，早在 2019 年，研究人員發表在 ACS Central Science 上的一篇論文中就描述了如何使用 GPT 相關技術識別新的抗菌藥物。該研究表明，ChatGPT 在藥物發現中的應用可以幫助藥物研發人員更快速、高效地開發新的化合物。劍橋大學的研究人員已經利用 ChatGPT 確定了一個治療阿茲海默症的新靶點；三藩市加利福尼亞大學的研究人員也透過 ChatGPT 分析電子健康記錄，識別了現實環境中存在的潛在藥物間相互作用關係。

ChatGPT 之外，英矽智慧也於 2023 年宣佈其新冠小分子藥物 ISM3312 正式獲批進入臨床，這是英矽智慧第二款使用生成式 AI 設計的小分子藥物。2022 年 12 月，Meta AI 利用其基於 2.5 億條天然蛋白質序列的預訓練語言模型，生成了 228 條蛋白質序列，其中 152 條序列能夠進行可溶性表達，且蛋白序列的新穎性極佳。Salesforce Research 在 Nature Biotechnology 上發表的一篇文章也力證了生成式 AI 製藥的可能性：透過 ProGen 模型進行蛋白質生成的工作，該模型生成的具備特定屬性的蛋白序列多樣性強，且生成的酶能夠展現出與天然酶相似的活性。

當前，不少 AI 製藥公司都將 ChatGPT 問答的方式加入到自己的研發平台中，比如晶泰科技的 ProteinGPT。晶泰科技自主開發了大分子藥物 De novo 設計平台 XuperNovo®，該平台包含了一系列大分子藥物從頭設計策略，其中一款策略在內部被稱為「 ProteinGPT 」，其技術路線與 ChatGPT 相似，可以一鍵生成符合要求的蛋白藥物。

再比如，英矽智能的 ChatPandaGPT。英矽智慧是一家端到端的人工智慧驅動的醫藥研發公司，目前已經融資到 D 輪，同時有多個處於臨床和臨床前階段的分子。基於近期在大型語言模型上的最新進展，研發團隊已在其靶點發現平台 PandaOmics 上整合了先進的 AI 問答功能。這項新功能被稱為 "ChatPandaGPT "。根據該公司官網的資訊，ChatPandaGPT 是專門為提供與分子生物學、治療性靶點發現和藥物開發相關的資訊和問答而設計的。基於自然語言處理和機器學習演算法，ChatPandaGPT 可以自動對用戶的問題進行理解和解釋，並提供一種更個性化獲得關於分子生物學、治療性靶點發現和藥物開發相關資訊的方式。

還有英飛智藥的 PharGPT。英飛智藥由北京大學前沿交叉學科研究院定量生物學中心的裴劍鋒創辦，致力於 AI 製藥技術的系統性落地，旗下 PharmaMind 是整合人工智慧和計算模擬設計技術的小分子創新藥物研發平台。2023 年 2 月 15 日，英飛智藥宣佈其與北京大學共同研發的藥物設計版 ChatGPT 工具——「PharGPT」，現已整合到 PharmaMind® 用戶端 V3.8 版本中。根據筆者體驗，該模組主要透過輸入 smiles 格式的分子，實現新分子的生成與片段替換。

此外，李彥宏發起創立的生物計算公司百圖生科也宣佈了其生物版 GPT。2023 年 3 月 23 日，百圖生科在北京發佈生命科學大模型驅動的 AIGP —— AI Generated Protein 平台，設置了三類功能模組，在較短時間內設計和生成具有特定性質的蛋白質。百圖生科計畫於 2023 年 6 月起將部分功能模組進一步開放，讓專業用戶可以直接自主使用。

當然，雖然在製藥領域，以 GPT 為代表的 AI 大模型可能在某種程度上可以幫助發現靶點、生成分子，甚至產生一些之前未曾考慮過的新想法，但將其真正落地 AI 製藥也還需要很多的研究和探索。總而言之，雖然 ChatGPT 不是完美的，依然還有 Bug 存在，但仍然不可否認 ChatGPT 具有的顛覆性力量，基於龐大的資料進行學習的 ChatGPT 已經有不輸於人類的學習能力。

假以時日，ChatGPT 可能就可以真正幫助研發新藥，尤其對於靶向藥物的開發，將會因為人工智慧技術的介入而大幅提速，並且會大幅降低成本。

Note

08 CHAPTER

「GPT+」中醫

8.1 中醫發展的現代化迷途

8.2 現代中醫的標準化之路

8.3 中醫發展，GPT 有方

8.1 中醫發展的現代化迷途

中醫是中國傳統醫學的重要組成部分，在數千年的發展過程中，中醫不斷吸收和融合各個時期先進的科學技術和人文思想，理論體系日趨完善，幾千年的發展歷史也使其成為中華文明的瑰寶。

中醫經驗豐富、理論深厚，被稱為「寶庫」、「智慧的結晶」，其意義不僅僅體現在醫學領域，更是中國文化的重要組成部分。不可否認的是，中醫對中華民族的繁榮發展和綿延永續發揮了重要作用。然而，隨著現代醫學的發展和傳統文化的逐漸淡化，在今天，中醫的地位和發展遭受了前所未有的挑戰。如何回應挑戰，興盛中醫，成為這一千年醫學體系的現實難題。

8.1.1 中醫之淵源

作為中國傳統醫學的一種，中醫有著悠久的歷史和文化底蘊，幾經風雨，又重回榮光。

中醫的發展歷史可以追溯到西元前 2000 年左右的商代和西周時期，當時已經有了關於藥物治療、針灸和按摩等治療方法的記錄和實踐。

隨著時間的推移，中醫不斷地發展和演變，逐漸形成了獨特的理論體系和豐富的實踐經驗。在漢代，張仲景編著的《傷寒論》和《金匱要略》等著作，奠定了中醫臨床治療的基礎，成為中醫理論的重要組成部分。隨著社會的不斷發展和醫學的深入研究，中醫不斷地豐富和發展，形成了一個完整的理論體系和治療方法。在唐宋時期，隨著文化、經濟和醫學的發展，中醫理論和實踐也得到了極大的發展。唐代的《傷寒雜病論》和《千金方》等經典著作，對中醫理論和實踐的發展產生了重要影響。

明清時期，隨著科技、醫學和文化的進步，中醫的發展和傳承得到了進一步推動和加強。明代張介賓的《景嶽全書》、李時中的《醫學入門》等著作，進一步豐富和完善了中醫理論和實踐。清代的《本草綱目》和《四庫全書》等書籍，也對中醫藥材的研究和應用產生了重要影響。

然而，隨著科學技術的進步和現代醫學的興起，中醫在 19 世紀後期遭遇了前所未有的衝擊和挑戰。中醫被貼上「落後、愚昧、無效」的標籤，成為現代醫學的反面教材，陷入了困境。中醫在傳承過程中出現了斷層，醫學研究的重心轉向了西方醫學，中醫在西方世界的影響也逐漸消失。

20 世紀初，中國開始走上現代化的道路，中醫也經歷了一系列的變革和發展。中醫學者開始反思傳統中醫的優劣，並在現代醫學的基礎上，積極開展中西醫結合的研究和實踐，使中醫得以在現代醫學的框架下發展。同時，國家對中醫的保護和發展也日益重視，對中醫學的研究和傳承給予了更多的支持和鼓勵。

其中，新中國成立初期，各項工作百度俱興。中醫方面，1949 年中共中央衛生部下屬醫政處便建立中醫科，到 1954 年中醫科進一步擴大為中醫司。不過，當時，更多的是以領導人口號宣傳形式進行推廣，實際效果有限。事實上，中西醫之爭是近代以來一直就存在的，但由於社會對於中醫的偏見由來已久，黨中央關於團結中西醫的指示並沒有得到很好的貫徹，中醫政策也是在曲折中探索。20 世紀 60 年代，隨著中醫的國家認可和承認，中醫逐漸融入到國家衛生保健體系中。

1986 年國家中醫管理局的成立標誌著中國中醫發展進入建制化時期，也標誌著政策主體的清晰明瞭。中醫政策發文主體明顯增多，呈現出以國務院為核心，國家中醫管理局、衛生部等多部門共同參與的特徵。但政策手段仍然是以管理和監督等行政手段為主導，法律手段、經濟手段和宣傳教育手段的作用並不突出。中西醫之辯任停留在孰是孰非之中。

可以看到，中醫的復興過程並不容易。一方面，中醫學界存在著思想觀念的分歧，中西醫結合的實踐並不順利；另一方面，中醫的市場化運作也導致了一些問題的出現，如虛假宣傳和藥品品質問題，給中醫的形象造成了負面影響。

可以說，中醫的發展歷程充滿了風雨歷程，但在中國歷史的長河中，它一直是民族文化和醫學寶庫的重要組成部分，具有不可替代的重要意義。

8.1.2 中醫的現代化之路

21 世紀以來，隨著社會的發展和人們對健康的關注度不斷提高，以及中醫學科的研究不斷深入，中醫在醫學領域中的地位得到了不斷提高。

2003 年 -2019 年是中醫全面發展的時期，在這一時期，中醫相關的法規逐漸完善，非典（SARS）後中醫逐漸找到新發展道路。具體來看，2003 年是 SARS 爆發之年，面對 SARS 疫情，中藥防治 SARS 研究取得的階段性成果。同年,《中華人民共和國中醫藥條例》的發布意謂著從立法層面完善了中醫藥的法律體系。國家中醫藥管理局逐漸成為主要發文機關,並且領域專家和社會公眾協同參與決策,整體中醫藥政策體系搭建完成。有了 SARS 經驗,《條例》中明確指出保護、支持、發展中醫事業,實行中西醫並重的方針,鼓勵中西醫互相學習、互相補充、共同提高,推動中醫、西醫兩種醫學體系的有機結合,全面發展中國中醫事業,發展道路開始完善。

中國共產黨的十八次全國代表大會以來,以習近平為核心的黨中央強調中醫是中華民族的瑰寶,把中醫工作擺在更加突出的位置。中醫藥政策發布速度也開始加快。從 2016 年 2 月國務院印發《中醫藥發展戰略規劃綱要(2016—2030 年)》開始,一直到 2018 年底,根據火石創造的統計,3 年時間內國家級檔中涉及中醫藥發展的檔就有 11 項之多,涵蓋發展戰略、法律完善、人才培養、經典名方、民族藥品等多方面內容。

2019 年 10 月,國務院發布《促進中醫藥傳承與創新發展的意見》,成為中醫產業發展綱領,內容包括健全中醫服務體系、發揮中醫在維護和促進人民健康中的獨特作用、大力推動中藥品質提升和產業高品質發展、加強中醫人才隊伍建設、改革完善中醫管理體制機制等,明確了中醫傳承創新發展的目標方向和具體舉措。隨後,雲南、廣東、四川、廣西壯族自治區等地方政府也迅速回應,結合各地方特色發布相應的措施推動當地中醫產業發展。

2020 年,中醫在新冠疫情中成為中流砥柱,傳承創新發展步伐加速。2020 年初,在抗擊新冠肺炎疫情的戰鬥中,中西醫發揮所長,協同救治。正是疫情下中醫的突出貢獻,推動了傳承創新發展步伐加速。

2020 年 9 月 27 日，《中醫藥註冊分類及申報資料要求》進行重大更新，更新後的 2020 版中藥註冊分類中，中藥創新藥被單列作為第一大類。

經過多年的發展與探索，2021 年，終於迎來了中醫藥政策落地爆發期。並且國家對中醫藥支持政策已由頂層設計逐步過渡到落地執行階段，具有較強的連貫性，符合《「十四五」國家藥品安全及促進高品質發展規劃》中提到的「中藥傳承創新發展邁出新步」的主要發展目標，釋放出強烈地積極信號。

2021 年 2 月，中國國家藥監局、國家中醫藥管理局、國家衛生健康委、國家醫保局聯合發佈《關於結束中藥配方顆粒試點工作的公告》，自 2021 年 11 月 1 日起結束中藥配方顆粒試點工作。這也就意謂著源於 1993 年的試點經過 20 餘年終於落地。《公告》明確了多項內容，將配方顆粒行業趨於規範化管理。

2022 年，國家對於中醫行業的扶持進一步加強。

2022 年 1 月 1 日，浙江省醫療保障局辦公室關於進一步做好《關於支持中醫藥傳承創新發展的實施意見》執行工作的通知。強調「中治率」，將中醫藥比例明確納入考核。中治率系指中醫醫療機構住院中藥飲片（煎劑）、中醫醫療服務專案、中成藥三項收入之和占住院醫療收入比例。

1 月 5 日，國家藥監局藥審中心網站發佈《基於「三結合」註冊審評證據體系下的溝通交流技術指導原則（徵求意見稿）》，強調中醫藥理論、人用經驗、臨床試驗相結合的中藥註冊審評證據體系。

1 月 7 日，CDE 發佈《中藥新藥毒理研究用樣品研究技術指導原則（試行）》，旨在指導和規範用於註冊申報的中藥新藥毒理研究用樣品製備、品質控制、配製等環節的研究和過程管理。

1 月 12 日，上海市衛健委、中醫藥管理局版本《非中醫類別執業醫師開展中醫診療活動執業管理辦法》,《辦法》明確，非中醫類別執業醫師經過中醫藥相關教育或培訓且考核合格的，通過相關程式登記或授權，根據其執業醫療機構的醫療服務能力，開展與其原執業範圍相關的中醫診療活動。

當前，隨著政策的持續發力和社會的持續發展，中醫仍在不斷探索創新，也為人們的健康提供更加全面、系統、科學的醫療服務。

8.1.3 誰在阻礙中醫現代化？

儘管在當前，中醫已經得到了相當廣泛的應用，但中醫在發展過程中仍然面臨著一些挑戰和問題，這些挑戰和問題也阻礙著中醫進一步向前發展。

一方面，中醫的教育體系和醫療體系亟待改革。中醫教育是培養中醫人才的重要途徑，是中醫事業發展的基礎。但是，在當前中醫教育體系中，仍然存在一些亟待改進的問題。其中最突出的問題是課程設置和教學方法不夠現代化，以及師資隊伍建設不夠完善。

在課程設置和教學方法方面，目前，中醫教育仍然以傳統經典和經驗為主，而傳統的中醫教育模式多為講授經典著作、傳授經驗、口傳心授等方式，忽視了現代教學技術和方法的應用。由於這種教學模式的局限性，學生很難真正掌握和理解中醫學科的核心理論和知識。另外，中醫教育師資隊伍的建設也是一個亟待解決的問題。目前，中醫師資隊伍中存在著水準不齊、專業背景不夠多樣化、教學經驗不足等問題。為了提高中醫教育的品質和效果，需要加強中醫師資隊伍的建設，吸引更多的優秀人才投身中醫教育事業。

在中醫醫療體系亟待改革方面，中醫醫療資源配置不均是一個普遍存在的問題。一方面，中醫資源集中在大城市和發達地區，而一些地方的中醫資源則非常匱乏，導致了中醫服務的不均衡。另一方面，中醫機構的品質和規模也存在著很大的差異，一些中醫機構的設備、技術和服務水準還有待提高。中醫醫療體系也存在診療流程不規範、醫療品質難以保證等問題，這也是中醫發展停滯的主要原因之一。

另一方面，中醫發展還面臨著科學性和現代性問題。中醫是基於中華民族數千年的醫療實踐和哲學思想而形成的，因此它的理論體系具有很強的文化傳承性和歷史傳統性。但這也意謂著其中的某些理論可能與現代科學的認識不符合，或缺乏科學驗證。例如，中醫的「氣血」、「陰陽」等概念，雖然在中醫理論中被廣泛運用，但其具體含義和作用機制並未得到科學界的廣泛認可和驗證。這些問題使得中醫的科學性受到了挑戰，也給中醫的發展帶來了困難。

此外，與現代醫學相比，中醫在診斷和治療技術方面也存在不足之處。現代醫學藉助了許多先進的技術手段，如醫學影像學、生物技術、微創手術等，這些技術手段能夠快速準確地定位疾病、診斷疾病，並進行有效的治療。而中醫則主要依靠望聞問切等經驗性方法進行診斷，治療則更多地採用中藥和針灸等方法。雖然中醫治療方法獨具特色，但對於某些疾病，如嚴重的創傷和重度感染等，中醫的治療效果不如現代醫學。

並且，中醫與現代醫學在病因學、病理學、藥理學等方面存在較大差異，中醫的療效也缺乏科學的評估體系。現代醫學的發展離不開嚴謹的科學實驗和大規模的臨床試驗，而中醫則缺乏這種科學評估體系。這就意謂著中醫的療效難以被科學所證明，也難以與現代醫學的療效相媲美。

當前，中醫的科學性和現代性問題已經成為了中醫向前發展必然面臨的現實問題，回應挑戰，興盛中醫，同時不斷彌補自身不足之處，與現代醫學進行交流和融合依然道阻且長。

8.2 現代中醫的標準化之路

今天，在政策的推動和社會的變革下，中醫已經走上了現代化發展的快車道，不過，仍有諸多因素阻礙著中醫的發展，除了中醫的教育體系和醫療體系亟待改革，以及中醫的科學性和現代性問題外，另一個阻礙因素就是中醫的標準化問題。

事實上，雖然作為中國的傳統醫學，中醫歷史悠久、體系龐大、理論豐富、實踐經驗豐富，但一直以來，中醫標準化也都是一個難以逾越的難題。中醫標準化，究竟難在哪？在現代技術的支援下，中醫標準化有解法嗎？

8.2.1 中醫體系龐大、理論複雜

中醫是一門系統的學問，其體系龐大、理論複雜，往往需要長時間的實踐和積累才能逐漸掌握。中醫理論不僅包括臟腑、經絡、氣血、陰陽等基本理論，還包括診斷、治療、預防等方面的實踐經驗。因此，中醫的標準化需要建立在對中醫體系的全面理解和深入研究的基礎上，才能制定出有針對性的標準和規範。

具體來看，中醫理論中包含了很多具有主觀性的判斷和不確定性因素，例如望、聞、問、切等診斷方法。而這些方法的準確性和可靠性在

不同的醫師和病人之間也可能存在差異。除了中醫理論的複雜性，中醫實踐中的差異性也是影響中醫標準化的一個重要因素。中醫治療是基於個體化的診斷和治療方案的，而不同的醫師可能會採用不同的診斷方法和治療方案。由於中醫理論和實踐的複雜性，很難找到通用的標準和規範，特別是在不同地區、不同流派的中醫實踐中，可能存在差異性和個體化的治療方法。

要知道，中醫的歷史悠久、底蘊深厚，很多中醫師弟子往往是在師傅門下跟隨多年，通過口傳心授的方式掌握中醫的理論和實踐技術。因此，在中醫標準化的過程中，如何平衡傳統中醫的獨特性和標準化的需要，也是一個難點。需要在傳承中醫傳統的同時，注重標準化和規範化的推進，確保中醫的品質和安全。

以針灸為例，針灸作為中醫的一個重要療法，已有數千年的歷史。然而，在現代醫學的標準下，針灸療效的科學性和可靠性仍然存在爭議。雖然有許多臨床實踐證明針灸可以緩解疼痛、改善迴圈等問題，但其治療機制仍不完全清楚，也無法用現代醫學的標準化方法進行測量和驗證。並且，針灸操作的複雜性和針灸治療效果的個體差異，也使得針灸的標準化和規範化變得困難。

在針灸操作方面，需要掌握針刺的深度、角度、位置、插入速度等多種因素，而不同的病症、不同的患者可能需要採用不同的針刺方法。因此，制定出適用於所有情況的標準和規範非常困難。另外，針灸的治療效果也受到多種因素的影響，如針灸師的技術水準、患者的病情、治療時機等。這些因素使得針灸的療效難以被科學驗證，從而影響了針灸在現代醫學中的地位。

此外，中醫標準化還面臨著智慧財產權保護和國際標準化的挑戰。中醫理論和實踐經驗源遠流長，是中國傳統文化的重要組成部分。然而，中醫的標準化過程中，如何平衡傳統知識的保護和發展，以及國際標準化的需求，是一個具有挑戰性的問題。因此，中醫標準化的過程需要考慮到不同文化和社會背景下的需求，制定出具有全球影響力的標準和規範。

可以看到，中醫體系的龐大、理論複雜性，實踐中的差異性，智慧財產權保護和國際標準化的問題等因素，都影響著中醫標準化的進程。要解決這些問題，需要透過多方面的努力，建立一個科學、可行、全面的中醫標準化體系，以推動中醫的健康發展和全球傳播。

8.2.2 中醫歷史沿革不同

中醫發展始於中國古代，其理論和實踐經驗的形成始於古代人民對疾病的認識和對自然的觀察。在這漫長的歷史中，由於歷史時期和地理位置的不同，中醫在不同的地區形成了不同的醫學體系。比如，古代的黃帝內經、隋唐時期的傷寒雜病論、明清時期的四大經典等，都是中醫歷史中重要的文獻和代表作品。

不同的歷史背景和地域文化差異導致了中醫學術的分歧和多樣性。比如，中國古代的醫家張仲景在《傷寒雜病論》中提出了「表裡虛實」、「寒熱虛實」等診斷方法，這些方法在明清時期得到了廣泛的應用，形成了一種以辨證論治為核心的治療模式，被稱為「辨證論治學派」。

而另外一位醫家王叔和則主張透過察看舌苔、脈搏等方式來診斷疾病，提出了「望聞問切」四診法，被稱為「望診學派」。這兩個學派之間的理論差異很大，導致很難制定一個統一的標準來規範中醫的診斷和治療。

此外，中醫不僅是一門醫學，更是一種文化和哲學的體系。不同地區的文化差異和哲學觀念對中醫的影響非常深刻。南方中醫和北方中醫就是一個典型的例子。南方中醫注重陰陽平衡、臟腑相生相剋、氣血調和等理論，強調中藥的運用和臨床實踐的經驗，而北方中醫則重視針灸、推拿、拔罐等手法療法，注重以辨證論治為主。

在藥材的選擇和使用方面，南方中醫普遍更加注重使用熱性藥材，而北方中醫則更多採用寒涼藥材。這種差異也會導致南方和北方的中醫處方不盡相同。在治療方法上，南方中醫習慣採用針灸、推拿、拔罐等手法，而北方中醫則注重藥物治療和外科手術。例如，在治療疼痛方面，南方中醫會採用針刺、推拿等方法，而北方中醫則更多採用鎮痛藥物和手術。這也導致了南北方中醫的治療方案和方法存在很大的差異。此外，南北方中醫的標準化問題還體現在診斷標準和術語表達上的差異。例如，南方中醫在術語表達方面會更加注重用詩詞、典故等方式表達，而北方中醫則注重術語的規範和簡潔。這兩種中醫文化的不同體現了不同地域和歷史文化對中醫學術的影響，也為中醫標準化帶來了一些困難。

並且，不同地區的中醫也存在著一些獨特的特點，比如，在江南地區，中醫在治療感冒和咳嗽等疾病時，常常會採用溫熱的中藥進行治療，而在北方地區則更傾向於使用清熱解毒的中藥。

而不管是歷史沿革不同，還是地域文化差異，都給中醫的標準化帶來了極大的困難。因此，在進行中醫標準化工作時，需要考慮到不同地區的實際情況，尊重中醫文化多樣性的特點，制定適合不同地區和不同人群的標準和規範。

8.2.3 中醫概念之模糊

中醫標準化的另一個難點是概念模糊、標準不一。由於中醫學術和實踐的發展需要，中醫的概念和標準在不同的時期和不同的地區會有所不同。在古代，中醫的診斷標準主要是根據病人的脈象、舌苔、面色、氣味等進行判斷。隨著現代醫學技術的進步，中醫診斷標準逐漸加入了現代醫學的技術手段，如圖像學、實驗室檢查等。這種演變導致了中醫診斷標準的多樣性和複雜性，從而增加了中醫標準化的難度。

中醫治療方案的制定也是一個概念模糊、標準不一的問題。中醫治療方案需要考慮患者的具體病情、年齡、體質等因素，因此中醫的治療方案是非常個性化的。不同的中醫醫生可能會根據自己的經驗和認識制定不同的治療方案。在不同的地區，由於環境、文化和歷史等原因，中醫的治療方案也存在差異。這種差異性導致了中醫治療方案標準的缺失，給中醫標準化帶來了挑戰。

此外，在中醫的藥物治療方面，中藥配方是中醫治療的重要方式之一，不同的中醫醫生可能會根據自己的經驗和病人的具體情況制定不同的中藥配方。由於中藥藥材的種類和功效的複雜性，中藥配方的制定非常考驗中醫醫生的經驗和臨床能力。然而，由於中藥配方的制定缺乏標準化的依據，往往會導致同樣的病症在不同的醫生處得到不同的治療方案，甚至同一位醫生在不同的時間和地點也會採用不同的方案。這種情況下，病人的治療效果和安全性無法保證，也給中醫治療的科學性和標準化帶來了巨大的難題。

不僅如此，在中藥藥材的品質標準上，由於中藥藥材的採摘、儲藏、加工等過程的不同，導致同一種草藥在不同地區或不同生產廠家之間存在著品質差異。此外，由於對中草藥藥效的認識也有所不同，導致不同地區和不同廠家對草藥的品質標準存在差異。例如，中藥材黃芪，在《本草綱目》中被稱為「百草之長」，有益氣、固表、扶正的功效。但是由於黃芪生長的地域不同，藥材的品質也存在差異。在山西、陝西等地，黃芪常常被認為是黃芪屬植物中的優良品種，而在東北地區，則認為當地產的黃芪品質更佳。

好在針對中藥配方的標準化問題，目前已經有了一些初步的嘗試。例如，中藥配方顆粒化是將傳統中藥煎煮成顆粒劑，方便病人口服，且不同藥店和醫生所使用的中藥顆粒是按照一定的規範制定和生產的，能夠提高中藥配方的標準化和可控性。此外，針對某些常見病症，中藥方劑也可以在國家標準的指導下進行研究和制定，以確保中藥配方的安全性和有效性。

另外，在中醫診斷與治療方法的規範上，不同地區的醫生可能會有不同的偏好和實踐習慣，導致規範的差異。中醫的診斷方法主要包括望、聞、問、切四診，但在不同的地區和流派中，對於四診的認識和實踐方法也有所不同。例如，北方和南方中醫對於脈象的診斷側重點不同，南方中醫更注重脈象的細微變化，而北方中醫則更關注脈象的整體特徵。

這些概念模糊和標準不一的問題給中醫標準化帶來了挑戰。為了制定出有針對性的標準和規範，需要對中醫的概念和標準進行統一和精確定義，但是，由於中醫學術和實踐的複雜性，這些標準和規範的制定並不是一件容易的事情。

8.3 中醫發展，GPT 有方

以 GPT 為代表的 AI 大模型作為當前最具前沿和應用前景的技術之一，其強大的資料處理和模式識別能力，使得它在醫療領域的應用逐漸得到重視。中醫作為一門古老的醫學學派，也在積極探索如何運用人工智慧技術進行標準化，以更好地發揮中醫的優勢和特點。那麼，面對中醫發展的標準化難題，GPT 會成為最優解法嗎？在中醫的標準化之路中，GPT 又扮演著怎麼樣的角色？

8.3.1 GPT 幫助中藥品質控制

中藥作為中醫的核心，是中醫臨床治療的重要組成部分。中藥品質的好壞直接關係到中藥的療效和安全性。目前，中藥品質控制主要依賴於人工的鑒定和檢測，但由於中藥複雜性高、樣本數多、檢測專案繁多等特點，人工鑒定和檢測的效率和準確度存在一定的局限性。而人工智慧技術具有高效、準確的特點，可以在中藥品質控制中得到廣泛應用。

中藥材的鑒定是中藥品質控制的基礎工作，其準確性和穩定性直接影響中藥製劑的品質和療效。傳統的中藥材鑒定方法主要依靠人工的觀察、嗅聞、品嘗等方式進行，存在時間長、效率低、鑒別結果不穩定等問題。而利用 GPT 進行中藥材鑒定可以大幅提高鑒定的準確性和效率。

比如，利用圖像識別技術，GPT 可以對中藥材的形態、顏色、紋理等特徵進行快速的鑒別和分類，提高鑒別準確率。同時，結合深度學習演算法，GPT 還可以對中藥材的組織結構、成分含量等方面進行更加精細的分析和鑒別，進一步提高鑒別的準確性和穩定性。北京中醫藥大學的科研團隊利用卷積神經網路（CNN）對 35 種中藥材進行圖像分類，實現了 98.2% 的分類準確率。

此外，GPT 還可以結合傳統中藥鑒別方法，如理化特性鑒別、顯微鑒別等，進一步提高中藥鑒定的準確率和可靠性。並且，利用語音辨識技術，人工智慧還可以將中醫醫師的臨床診療經驗轉化為數位化資訊，建立中藥材鑒別的智慧化系統，為中藥材鑒別提供更加便捷和準確的解決方案。

從 GPT 在中藥成分預測中的應用來看，中藥的藥效和功效與其成分密切相關，因此對中藥成分的預測和分析具有重要意義。利用傳統的檢測方法，需要對中藥成分進行分離、提取、純化等繁瑣的操作，耗費時間和精力。而利用 GPT 進行中藥成分預測，可以大幅提高成分預測的準確性和效率。

比如，基於化學分析和質譜分析等技術，結合 GPT 就可以快速地確定中藥成分的含量和品質，並進行藥效和功效預測。GPT 可以幫助中藥企業和研究機構對中藥成分進行快速、準確的分析和預測，從而為中藥製劑的配伍提供科學依據。

此外，GPT 還能為中藥製劑的合理配伍提供科學依據。中藥製劑是由多種中藥組成的，不同中藥之間存在著複雜的相互作用和影響。在中藥製劑中，常常需要根據患者的具體病情和病理特點，選取不同的中藥進行組合使用，以達到最佳的治療效果。而中藥的組合使用需要考慮中藥成分之間的相互作用及其對人體的藥效影響，這對於中藥醫師來說是一項非常繁瑣的任務。

但是，藉助 GPT 中藥醫師可以透過輸入病人的具體病情和病理特點，讓 GPT 預測出不同中藥成分之間的相互作用及其對人體的藥效影響，從而幫助中藥醫師進行中藥製劑的合理配伍，提高治療效果。

8.3.2 GPT 協助中醫輔助診斷

中醫輔助診斷是中醫診療的重要環節，其準確度和效率直接影響到中醫臨床治療的效果。傳統的中醫輔助診斷主要依靠中醫醫師的經驗和感覺，其診斷結果存在一定的主觀性和不確定性。而 GPT 可以透過資料採擷、機器學習等技術手段，實現對中醫輔助診斷的自動化和智慧化。

具體來看，一方面，為了實現對中醫輔助診斷的優化和智慧化，可以建立中醫輔助診斷的資料庫，將中醫醫師在診斷過程中的病歷、症狀、診斷依據、診斷結果等資訊進行記錄和儲存。透過資料採擷技術，可以對這些資料進行分析和探勘，提取其中的規律和模式，為中醫輔助診斷提供資料支援和指導。

比如，蘇州大學中醫藥學院聯合蘇州財經職業技術學院和江蘇省中醫院，利用大數據和人工智慧技術，建立了中醫輔助診斷資料庫。該資料庫涵蓋了中醫輔助診斷的各個方面，包括病案資訊、病歷資訊、中藥資訊、病症資訊等，同時還對中醫輔助診斷的規範化、標準化進行了深入研究，為中醫臨床治療提供了科學依據。中國中醫科學院中醫臨床基礎研究團隊與百度聯合推出了「百度中醫」平台。這個平台整合了中醫臨床實踐中的大量案例和資料，包括中醫辨證論治、中藥方劑、針灸推拿等內容。透過對這些資料的分析和探勘，平台可以為醫生提供針對性的診斷和治療建議，提高中醫輔助診斷的準確度和效率。

此外，由於中醫的輔助診斷方式較為複雜，GPT 也可以透過建立中醫圖像識別資料庫，實現對中醫輔助診斷的智慧化。例如，醫生可以透過上傳舌診、脈診等圖像，讓 GPT 自動分析和判斷，給出相應的中醫診斷結果。這種方式不僅可以節省醫生的時間，還可以減少中醫診斷過程中的主觀性和不確定性。

另一方面，GPT 還能幫助中醫對患者的症狀和病史進行分析和預測。 在中醫輔助診斷中，醫生需要根據患者的症狀和病史進行診斷。GPT 可以透過機器學習、自然語言處理等技術手段，對患者的症狀和病史進行分析和預測。例如，可以利用機器學習演算法對患者的症狀進行分類和預測，為醫生提供輔助診斷和治療決策。同時，還可以透過自然語言處理技術實現對患者病歷文本的自動化解析和分析，提高中醫輔助診斷的效率和準確度。

例如，2018 年，中國中醫科學院中藥所與華為合作開發了基於人工智慧的中醫藥證候智慧診斷系統「雲智中醫」，該系統透過分析患者的病史、症狀和體征等資訊，快速診斷中醫藥證候，為中醫臨床治療提供了便利和準確性，取得了顯著的成效。2019 年，浙江省中醫院開發了一款基於人工智慧技術的中醫藥臨床決策支援系統，該系統可以根據患者的病歷和臨床資料，進行中醫藥證候輔助診斷和藥物治療方案推薦，為中醫臨床醫生提供決策支援和治療建議，有效地提高了中醫臨床治療的準確度和效率。

另外，在中醫輔助診斷規範化方面的應用方面，人工智慧也扮演了重要角色，中醫輔助診斷的標準化流程和規範化指南是實現中醫輔助診斷標準化的基礎。透過制定中醫輔助診斷的標準化流程和規範化指南，可以規範中醫輔助診斷的操作流程和方法，提高中醫輔助診斷的準確性和可重覆性。例如，國家中醫藥管理局制定了《中醫輔助診斷規範》，明確了中醫輔助診斷的標準化流程和規範化指南，包括患者問診、望聞問切、辨證施治等方面的內容，為中醫輔助診斷的標準化提供了科學的指導。而人工智慧可以透過資料分析、知識圖譜和智慧化平台等手段，為規範制定提供資料、知識和技術支援，為中醫輔助診斷的發展提供更為堅實的基礎。

8.3.3 GPT 助力中醫知識管理

中醫知識管理是中醫標準化的重要組成部分，是保證中醫理論和實踐的傳承和發展的重要環節。中醫知識的內容豐富、形式多樣，傳統的中醫知識管理主要依靠傳統文獻和中醫專家的經驗傳授，其標準化程度和規範性有待提高。而人工智慧技術可以透過自然語言處理、知識圖譜等技術手段，實現對中醫知識的自動化管理和標準化。

首先，中醫知識的形式多樣，包括中醫理論、中藥學、針灸學等多個領域，其知識點之間存在著複雜的關係和交叉。為了更好地管理和利用中醫知識，可以利用 GPT 建構中醫知識圖譜。中醫知識圖譜是將中醫知識進行結構化和統一化，建立知識點之間的聯繫和層級關係，從而形成一個完整的中醫知識體系。

中醫知識圖譜的建構需要藉助自然語言處理技術，將中醫文獻中的知識進行自動化分析和提取。自然語言處理技術包括中文分詞、命名實體識別、依存句法分析等，可以對中醫文獻進行深入的語義理解和分析。例如，對於《黃帝內經》中的「五臟六腑」，可以通過命名實體識別技術將其識別為實體，並將其與其他實體進行關聯，形成一個完整的知識點。中醫知識圖譜不僅可以用於中醫知識的自動化管理，還可以為中醫臨床診療提供支援。透過對中醫知識圖譜的檢索，醫生可以快速找到與患者病情相關的中醫知識，從而更好地指導臨床診療。

北京大學醫學部中醫藥學院就利用人工智慧技術開發了中醫藥知識圖譜，該圖譜涵蓋了中醫學常用的經典、方劑、藥材和診療規範等資訊，為中醫學者和醫生提供了全面、精準、實用的中醫藥知識服務。

其次，中醫文獻是中醫知識的重要來源，也是中醫學發展的重要歷史文獻。中醫文獻數量眾多，其中不僅包括古籍典籍，還包括近代的學術論文、醫案等，內容涉及中醫學的各個方面，如經典著作、臨床實踐、醫學理論等。然而，由於中醫文獻數量眾多、形式多樣，傳統的文獻閱讀和理解方式存在一定的局限性，難以滿足中醫學知識管理和應用的需要。未來，透過 GPT 進行中醫文獻的自動化分析和探勘可以有效地解決這些問題，幫助中醫學界更好地理解和應用中醫文獻。

比如，「中醫藥」是國家中醫藥管理局聯合多家機構共同開發的中醫藥資訊化平台，旨在推動中醫藥事業的數位化、智慧化和標準化發展。該平台整合了全國範圍內的中醫藥文獻、疾病診療方案、中藥資源資訊、藥品資訊等資料，為中醫藥研究和臨床實踐提供了強有力的支援。在「中醫藥」平台中，中醫藥文獻的自動化分析和探勘主要涉及兩個方面：文獻的結構化和內容的分析。其中，文獻的結構化是指將中醫藥文獻的各個元素（如作者、出版社、年份等）進行標準化和統一化，以方便後續的資料分析和探勘。而內容的分析則是指透過自然語言處理、機器學習等技術手段，對文獻中的中醫藥知識進行提取、分析和建模，為中醫藥研究和臨床實踐提供幫助。

歷史上，中醫對民族健康做出了巨大貢獻，經過幾千年實踐檢驗，在維護人的健康方面發揮著重要作用。中醫的整體觀、系統論，辨證施治理念，透過調整整體來解決局部問題，這些方法越來越受到重視。當然，不論多麼優秀的方案，終歸需要實踐來進行檢驗，需要標準化來進行推廣，而今天，GPT 就給了中醫一個標準化的答案。可與預見，未來，GPT 在中醫標準化中的應用，還將幫助中醫實現從經驗傳承向知識傳授的轉變，提高中醫的科學性和規範化水準，從而推動中醫的健康發展，開啟更多醫學新世界的大門。

可以預見，當中醫走出哲學體系，與數位化進行結合，將中醫的哲學體系進行數位化之後。基於數位化的中醫，結合 GPT 中醫模型的建構，或者說基於人工智慧的 GPT 中醫醫生的建構，將會真正的助力中醫走向世界與西醫共同協作造福全人類。

Note

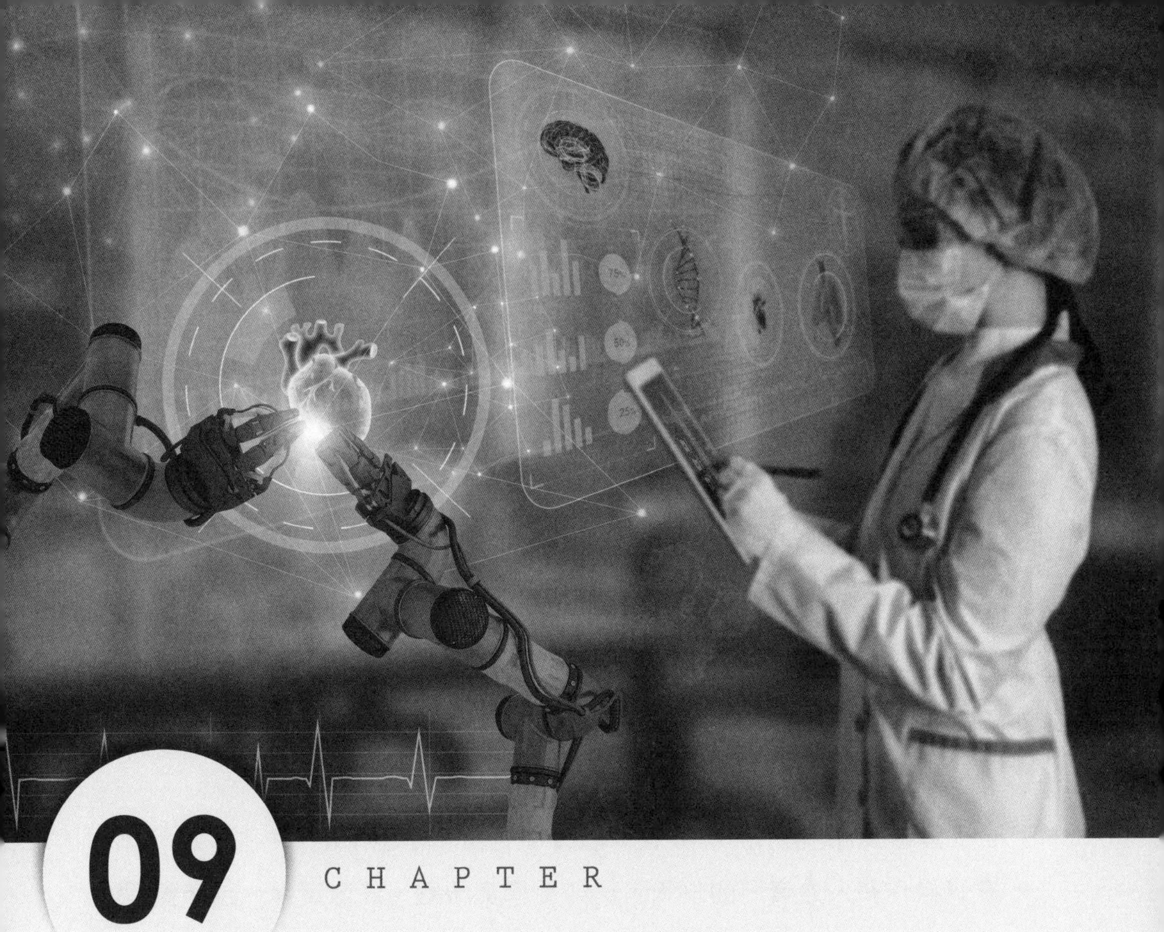

09 CHAPTER

「GPT+」醫學教育

9.1 人工智慧介入醫學教育

人工智慧對醫學的改變和顛覆是全面的，就連傳統的醫學教育也受到了人工智慧的挑戰，從而開啟了醫學教育的數位化轉型。

9.1.1 從醫學教育到 AI 醫學教育

傳統醫學教育主要以教師為中心，學生聽課、看書、進行實踐和考試，然後通過實踐來提高自己的技能和經驗。當然，這種傳統的教學模式也存在一些固有的缺陷，例如對學生的教育效果不盡如人意，教師的教學水準和經驗存在差異等。

具體來看，首先，傳統醫學教育中，教學資源有限，往往需要大量實踐操作和人力資源的投入，例如醫學實驗室、病房實習、臨床實習等，但這些資源有限且成本高昂，難以滿足學生的需求。由於學生人數多、實踐場地有限，導致實踐機會不足，無法滿足學生的學習需求。同時，醫學教育對實踐的要求很高，一些學生在沒有足夠實踐的情況下畢業，實際能力較差。

其次，傳統醫學教育往往注重理論知識的傳授，但缺乏實踐操作和臨床經驗的培養，事實上，這也是因為過去的醫學教育受到教學方式的限制，傳往往採用講授和聽課的方式，缺乏互動和實踐的機會，這就容易造成學生知識掌握不夠扎實，實踐經驗不足的問題。由於醫學知識的龐雜和複雜性，傳統的課堂講授往往難以做到全面細緻的講解，而臨床實踐又受到種種限制，難以讓學生充分接觸到不同的病例和醫療技術。

此外，傳統醫學教育中，教師水準和教學品質參差不齊，難以保證每個學生都能得到優質的教學。由於醫學教育的特殊性，醫學教師需要具備高水準的理論知識和實踐經驗，但是並非所有的醫學教師都能夠勝任這一工作。傳統的教學方式往往難以保證每個學生都能夠接受到高品質的教學，往往存在因為教師水準參差不齊導致教學品質不均衡的問題。

在這樣的背景下，隨著資訊技術和人工智慧技術的快速發展，醫學教育也開始向著數位化和智慧化方向發展。相較於傳統醫學教育，人工智慧醫學教育的優勢在於，可以實現個性化的學習過程。透過分析學生的學習情況和行為模式，人工智慧系統可以針對性地提供學生所需的學習資源和學習路徑。此外，人工智慧系統可以透過模擬真實情況來説明學生進行實踐，提高他們的技能和經驗。而傳統的教學模式則無法實現這些個性化的教學需求。

9.1.2 今天的 AI 醫學教育

當前，人工智慧已經成為醫學教育中的重要組成部分，並且在醫學教育中的應用越來越廣泛，虛擬實境和自我調整系統是人工智慧在醫學教育中的代表應用。

其中，虛擬實境即讓學生們在虛擬環境中進行手術操作、病歷記錄和診斷等，以提高他們的技能和經驗。同時，虛擬實境技術還可以提高學生們的安全性，因為他們可以在沒有真實患者的情況下進行實踐操作。

近年來，越來越多的醫院和醫學院校開始應用虛擬實境技術來幫助 AI 醫學教育，提高醫學生的臨床技能和判斷能力，比如，美國斯坦福醫學院就開發了虛擬實境技術教育項目來進行醫學教育。斯坦福醫學院的虛擬實境技術教育專案主要包括兩個部分，一部分是虛擬實境手術教育，另一部分是虛擬實境臨床教育。這些項目中，醫學生透過使用虛擬實境技術和人工智慧技術，可以在模擬真實的臨床場景中進行手術和診斷訓練。

虛擬實境手術教育是斯坦福醫學院虛擬實境技術教育項目的重要組成部分之一。醫學生可以透過使用虛擬實境技術和人工智慧技術，進行手術操作的訓練。在這個虛擬世界中，醫學生可以接受手術場景的模擬訓練，瞭解各種手術操作的技術細節和操作步驟。此外，虛擬實境手術教育還可以模擬各種手術複雜情況，例如病人突然心跳驟停等，讓醫學生學會應對各種意外情況。

虛擬實境臨床教育是另一個重要的虛擬實境技術教育項目。這個專案提供了一個真實的醫學場景，包括病人病歷和各種醫學測試結果。透過這個場景，醫學生可以進行診斷和治療方案的制定，同時還可以瞭解病人的情況、病史、用藥情況等，說明醫學生更好地理解病情。

虛擬實境技術的應用，可以讓醫學生在沒有病人的情況下進行臨床操作和診斷訓練，有效減少了醫學教育的成本，還可以創造真實的場景，幫助醫學生更好地理解各種臨床情況，提高醫學生的實際操作能力和病情診斷水準。

與虛擬實境不同，自我調整學習系統是指根據學生的個性化需求、興趣和學習能力，自動調整教學內容、方式和速度的系統。在醫學教育領域，自我調整學習系統可以透過資料採擷、機器學習和人工智慧等技術，為學生提供定制化的學習內容和學習體驗，以提高教育品質和效率。

比如，Osmosis 是一家醫學教育科技公司，致力於透過人工智慧技術提供個性化醫學教育。該公司開發了一款基於自我調整學習系統的醫學教育平台，說明學生根據自己的學習進度和需求，定制化學習計畫和學習內容。平台使用機器學習演算法，分析學生的學習資料和行為，為其推薦適合自己的學習資源和練習題目，並根據學生的回饋和表現，自動調整教學內容和難度，以提高學生的學習效率和成績。

Aquifer 也是一家透過自我調整學習系統提供醫學教育解決方案的公司，—— Aquifer 開發了一系列臨床案例和病歷模擬系統，利用人工智慧技術為學生提供個性化的學習體驗。系統根據學生的學習資料和表現，自動調整模擬場景和病例難度，並為學生提供即時的回饋和建議，以幫助其提高實踐技能和臨床決策能力。

再比如 Caduceus，作為一家專注於醫學教育和醫療智慧化的公司，Caduceus 開發了一款名為「Pathway」的診斷模擬系統，透過機器學習和人工智慧技術，根據學生的學習資料和表現，為其提供個性化的學習計畫和實踐機會。系統能夠自動識別學生的學習差距和不足，為其提供相關的知識點和實踐任務，並根據學生的表現和回饋，自動調整難度和學習內容，以說明學生提高診斷能力和病例處理能力。

自我調整學習系統在醫學教育中的應用，可以大幅提高學生的學習效果和滿意度，同時也可以幫助教師更好地瞭解學生的學習狀況，從而更好地指導學生學習，為醫學教育帶來更大的發展空間。

9.2 重啟醫學教育

人類總是藉助於工具認識世界，工具的發明創新推動著人類歷史的進步，同樣，科學技術的變革創新也推動著教育的進步與發展。人工智慧在醫學教育方面的變革是顯著的，包括提供更好的教育資源、提高教學效率、促進醫學教學和研究的結合、革新醫學考試評價等等。當前，人工智慧正在醫學教育方面發揮著越來越重要的作用，推動醫學教育進入人工智慧時代。

9.2.1 提供更好的教育資源

醫學教育需要大量的教學資源，包括文獻、案例、影片、圖像等，而傳統的教學資源往往不夠豐富和多樣化，但這確是人工智慧的優勢所在。人工智慧在醫學教育中的應用可以為醫學生和醫生們提供更好的學習資源和工具，使醫學生和醫生們能夠更加深入地理解醫學知識和技能。

首先，人工智慧可以為醫學生和醫生提供更多的線上學習資源和課程，這些課程可以根據學生的興趣和需求來定制。透過分析學生的學習資料和行為模式，人工智慧可以自我調整地為學生推薦更合適的課程和學習材料，使他們可以更加高效地學習醫學知識和技能。例如，人工智慧可以根據學生的學習資料和行為模式，自動調整學習計畫和課程內容，從而更好地滿足學生的需求和興趣。同時，自我調整學習演算法還可以説明學生更好地理解和掌握複雜的醫學概念和技能，提高學習效率和效果。同時，人工智慧還可以為醫學教師提供更多的教學支援和資源，如自動化課程設計和評估工具等，從而提高醫學教育的效率和品質。

其次，人工智慧可以與虛擬實境和增強現實技術相結合，為醫學生和醫生提供更加直觀和實踐的學習體驗。例如，學生可以使用虛擬實境技術來進行人體解剖學和手術模擬，從而更加深入地理解人體結構和手術技巧。同時，增強現實技術也可以為醫生提供更好的診斷和治療工具，如可穿戴設備和 AR 眼鏡等，從而提高醫生的工作效率和準確性。

最後，人工智慧可以為醫學生和醫生提供更好的輔助教學和學習工具，如語音辨識、自然語言處理、圖像識別和機器翻譯等技術。透過這些工具，學生可以更加高效地獲取和理解醫學知識和技能，同時也可以更好地與教師和同學之間進行交流和合作。例如，醫學生可以使用語音辨識技術來記錄課堂筆記和個人學習總結，從而減輕學生的學習負擔和提高學習效率。另外，圖像識別技術可以説明學生更好地理解和識別醫學影像，從而提高診斷和治療的準確性。

總而言之，人工智慧技術可以為醫學教育提供更好的教育資源和工具，從而使學生和醫生能夠更加高效和深入地學習醫學知識和技能，幫助醫學教育從傳統的面授教學向線上教育和個性化教學轉型，從而提高醫學教育的效率和品質。

9.2.2 提高醫學教學效率

作為效率工具，人工智慧將大幅提高醫學教學效率，幫助學生和醫生更快、更準確地掌握醫學知識和技能。

個性化教學

在傳統醫學教育中，教學內容和教學方式都比較固定，缺乏個性化和針對性。而人工智慧技術可以透過資料分析和機器學習技術，對學生的學習情況進行分析和預測，根據每個學生的學習能力、興趣愛好、學習歷史等資訊來設計個性化的教學計畫和課程內容。例如，基於學生的學習歷史和學習風格，人工智慧可以推薦更適合學生的課程和學習資源，從而提高學生的學習效率。另外，人工智慧還可以利用自然語言處理和機器學習技術來解析學生的問答和回饋資訊，從而更好地瞭解學生的學習情況和需求，及時調整和改進教學內容和方法，提高教學效率。

虛擬實驗和模擬

傳統的醫學教學模式往往是基於課堂教學和實驗教學，而這些教學模式存在著一些局限性，無法滿足當前醫學教育的需求。而人工智慧技術可以透過虛擬實境技術、模擬技術等創新的教學模式，説明學生和醫生進行虛擬實驗和模擬，以提高他們的實際操作能力和臨床應用能力。例如，利用虛擬實境技術和機器學習技術，可以設計出各種不同的醫療情景和病例模擬，讓學生和醫生可以在虛擬環境中進行實際操作和模擬治療，從而提高他們的實際操作能力和臨床應用能力。此外，人工智慧還可以幫助學生和醫生進行生物資訊分析和疾病預測，從而提高他們的臨床判斷和診斷能力。

自動化評估和回饋

人工智慧技術可以幫助教師對學生的學習與醫生對自身的工作進行自動化評估和回饋。例如，利用自然語言處理和機器學習技術，可以自

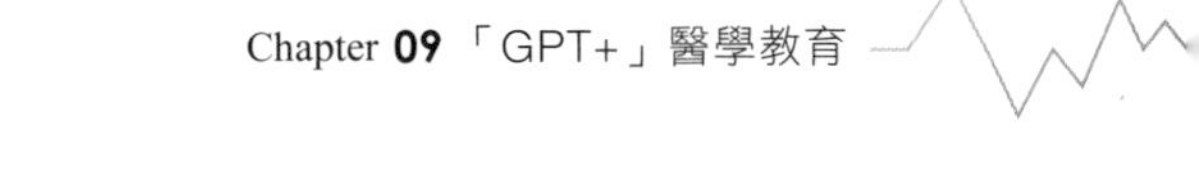

動化地對學生的論文和報告進行語法和文獻檢查，並提供有針對性的回饋和建議，從而提高學生的學術水準和寫作能力。另外，人工智慧還可以利用圖像識別技術和機器學習技術，對醫生的診斷結果進行自動化評估和分析，從而提高醫生的臨床能力和診斷準確性。

▨ 遠端教育和醫療

人工智慧技術可以幫助學生和醫生進行遠端教育和醫療，從而提高教學和醫療效率。例如，在遠端醫療方面，人工智慧可以協助醫生進行遠端診斷和治療，利用遠端監測技術和圖像識別技術，對患者的病情進行即時監測和診斷，並根據監測結果提供有針對性的治療方案和建議，從而提高患者的治療效果和醫療體驗。在遠端教育方面，人工智慧可以幫助學生和醫生進行線上教學和學習，通過視訊會議和線上討論等方式，讓學生和醫生可以遠端參與教學和學習活動，從而提高教學和學習效率。

▨ 自動化管理和監測

人工智慧技術可以幫助學校和醫院進行自動化管理和監測，從而提高教學和醫療效率。例如，利用人工智慧技術，可以對學生的學習和醫生的工作進行自動化監測和評估，及時發現問題和優化教學和醫療流程，從而提高教學和醫療效率。此外，人工智慧還可以幫助學校和醫院進行資源配置和管理，根據需求和資源情況進行自動化調配和分配，從而提高教學和醫療資源的利用效率。

9.2.3 助力醫學研究

除了影響傳統的醫學教育領域外，ChatGPT 之風還波及到了醫學研究和學術領域。

此前，國際頂刊 Nature 曾連發兩篇文章討論 ChatGPT 及生成式 AI 對於學術領域的影響。Nature 表示，由於任何作者都承擔著對所發表作品的責任，而人工智慧工具無法做到這點，因此任何人工智慧工具都不會被接受為研究論文的署名作者。文章同時指出，如果研究人員使用了有關程式，應該在方法或致謝部分加以說明。

Science 則直接禁止投稿使用 ChatGPT 生成文本。1 月 26 日，《科學》通過社論宣佈，正在更新編輯規則，強調不能在作品中使用由 ChatGPT（或任何其他人工智慧工具）所生成的文本、數位、圖像或圖形。社論特別強調，人工智慧程式不能成為作者。如有違反，將構成科學不端行為。

但趨勢已擺在眼前，一個不可否認的事實是，AI 確實能提升學術圈的效率。

一方面，ChatGPT 可以提高學術研究基礎資料的檢索和整合效率，比如一些審查工作，AI 可以快速搞定，而研究人員就能更加專注於實驗本身。事實上，ChatGPT 已經成為了許多學者的數位助手，計算生物學家 Casey Greene 等人，就用 ChatGPT 來修改論文。5 分鐘，ChatGPT 就能審查完一份手稿，甚至連參考文獻部分的問題也能發現。還有神經生物學家 Almira Osmanovic Thunström 覺得，大型語言模型可以被用來幫學者們寫經費申請，科學家們能節省更多時間出來。另一方面，ChatGPT 在現階段僅能做有限的資訊整合和寫作，但無法代替深度、原創性的研究。因此，ChatGPT 可以反向激勵學術研究者開展更有深度的研究。

面對 ChatGPT 在學術領域發起的衝擊，我們不得不承認的一個事實是，在人類世界當中，有很多工作是無效的。比如，當我們無法辨別文章是機器寫的還是人寫的時候，説明這些文章已經沒有存在的價值了。而現在，ChatGPT 正是推動學術界進行改變創新的推動力，ChatGPT 能夠瓦解那些形式主義的文本，包括各種報告、大多數的論文，人類也能夠借 ChatGPT 創造出真正有價值和貢獻的研究。

ChatGPT 或將引發學術界的變革，促使研究人員投入更加多的時間真正的進行有思想性、建設性的學術研究，而不是格式論文的搬抄寫作。

9.2.4 革新醫學考試評價

隨著人工智慧技術的發展和應用，醫學教育領域的考試評價也在逐漸革新。傳統的醫學考試評價往往存在著主觀性、不公正性等問題，而人工智慧技術可以透過自然語言處理、機器學習等技術，提供更加客觀、準確和公正的評價結果，從而更好地促進醫學教育的發展和醫療事業的進步。

具體來看，要知道，傳統的醫學考試評價往往依賴於人工評分，評分標準存在著主觀性和不公正性等問題。而人工智慧技術可以透過自然語言處理和機器學習技術，對學生的答卷進行評估和分析，提供更加客觀、準確和公正的評價結果。例如，在醫學診斷方面，人工智慧技術可以對學生的診斷過程進行分析和評估，判斷學生的診斷準確性和方法是否合理，從而提供更加客觀、準確的評價結果。同時，在醫學考試評價方面，人工智慧技術可以透過機器學習和資料採擷技術，對學生的答卷進行分析和比較，提供更加客觀、準確和公正的評價結果。

此外，傳統的醫學考試評價往往需要耗費大量的時間和人力，而且評價效率和品質也難以得到保障。而人工智慧技術可以透過自然語言處理、機器學習等技術，對學生的答卷進行快速、準確的評價，提高評價效率和品質。在醫學考試評價方面，人工智慧技術可以透過自然語言處理技術，對學生的答卷進行自動評分，從而節省評分人員的時間和精力。同時，在醫學考試評價過程中，人工智慧技術還可以透過機器學習和資料採擷技術，對評價結果進行分析和比較，提高評價品質和準確性。

不僅如此，人工智慧技術還可以實現個性化評價，以及提供更加全面和綜合的評價。一方面，過去，醫學考試評價往往無法實現個性化評價，無法考慮學生的個性化需求和特點。而人工智慧技術可以透過資料分析和機器學習技術，對學生的學習情況進行個性化分析和評價。例如，在醫學教育方面，人工智慧技術可以根據學生的學習情況和特點，為學生量身定制學習計畫和評價標準，幫助學生更好地掌握知識和技能，提高學習效率和成績。

另一方面，傳統的醫學考試評價往往只考慮學生的學術能力和知識水準，而無法考慮學生的實際應用能力和綜合素質。但人工智慧技術可以透過機器學習和資料分析技術，對學生的學習情況和綜合素質進行全面、綜合的評價。

可以說，人工智慧的發展和應用為醫學教育領域的考試評價提供了新的機遇和挑戰。透過自然語言處理、機器學習等技術，人工智慧可以提供更加客觀、準確和公正的評價結果，提高評價效率和品質，實現個性化評價和全面綜合評價，從而更好地促進醫學教育的發展和醫療事業的進步。

9.3 通向未來醫學教育

當前，以 GPT 為代表的 AI 大模型已經展現出匯總和應用基礎醫學知識的潛能。隨著科技的發展，像 ChatGPT 這樣的人工智慧模型還將深入融合到更多醫學場景中進一步提升醫療效率和品質，為了培養更適應時代發展的合格醫生，醫學教育也應轉變培養理念和模式，以更好地適應未來新醫學的發展。

9.3.1 醫學院之變

一篇曾發表在《科學公共圖書館 · 數位健康》雜誌上的研究顯示，人工智慧系統 ChatGPT 在美國執業醫師資格考試中取得了合格或接近合格的成績。研究作者們說：「在這項出了名難的專業考試中取得合格分數，並且在沒有任何人類增援的情況下做到這一點，這是人工智慧在臨床領域走向成熟的一個顯著里程碑。」

根據文章，這項考試分為三部分，是由美國醫學生和培訓醫師參加的。研究人員使用了 2022 年 6 月那場考試的 376 道公共試題中的 350 道對這個人工智慧系統進行了測試，在沒有提前接受過任何專門訓練的情況下。在考試的三個部分中，ChatGPT 的得分在 52.4% 至 75% 之間。當然基於圖像的問題被排除在外，因為 ChatGPT 目前還沒有訓練到對醫學的一些圖像進行理解。

要知道，美國執業醫師資格考試以難度大著稱，而美國研究人員測試後卻發現，ChatGPT 無需經過專門訓練或加強學習就能通過或接近通過這一考試。這也意謂著，基於一般性醫學資料的訓練，就可以讓 ChatGPT 掌握非常強的專業知識。

這一方面讓我們看到我們藉助於 ChatGPT 來實現線上問診的可能。並且基於強大的診療資料庫，以及龐大的最新的醫學知識的訓練，ChatGPT 可以做到比一般醫生更為專業、客觀的診斷建議。並且可以實現即時的多用戶同步診斷。

另外一方面則是讓我們看到 ChatGPT 對醫生行業所帶來的顛覆，並且將非常有效的解決當前醫生醫療水準之間的差異，以及最大程度的解決就醫難的問題。大部分的常規疾病的診斷都將可以由人工智慧醫生所取代。人工智慧對醫療行業所帶來的顛覆已經開始，未來我們會更願意接受人工智慧醫生的診斷，還是更願意接受真實醫生的診斷？或許，在嚴謹與規則的技術面前，人工智慧比人更可靠。

未來，醫學院的醫學教育也將因為人工智慧的融合應用而發生改變。未來的醫學院將不僅僅培養傳統的臨床醫生，還將培養 AI 技術應用型醫生。這些醫生將會具備臨床醫學知識和技能的同時，還需要具備深度學習、自然語言處理、電腦視覺等人工智慧技術的知識和應用能力，以便能夠利用這些技術來輔助醫學診斷和治療。

具體來看，在培養前沿疾病診療醫生方面，隨著人工智慧技術的不斷發展，可以預見，將來，常規性醫療診斷將由 GPT 醫生代替，因此，醫學院將著重培養前沿疾病診療醫生。這類醫生將會接受最新的醫療技術和理論知識培訓，以應對不斷變化的疾病和醫學領域的挑戰。比如，未來醫學院將加強醫學實踐教學，強化學生在實踐中的培訓，使其在畢業後能夠更快速地適應臨床工作。醫學院也將加強與醫院的合作，鼓勵學生在臨床實習期間進行醫療實踐，並且讓學生與臨床醫生緊密合作，以提高學生的醫療技能和臨床經驗。這樣的臨床實踐也有助於提高學生的應變能力，使其能夠在面對複雜的病情時更快速地作出正確的判斷。

此外，未來醫學院還將進一步融合 GPT，為醫學生提供更多實踐性教學體驗。比如，將虛擬實境和增強現實技術與醫學教育相結合，使學生們可以在安全的虛擬環境中進行手術和診斷操作，以及體驗真實臨床情境，從而增強其技能和自信心。同時，也可以使用 GPT 分析學生在虛擬實驗室中的表現，提供更精準的評估和回饋。

在培養 GPT 應用型醫生方面——未來，GPT 應用於醫學診療的範圍將會更加廣泛，不僅僅局限於常規的醫學影像診斷和病歷分析，也包括了基因組學、藥物研發、精準醫學、生物醫學工程等領域，而這一切都需要 GPT 應用型醫生的專業知識和技能來支援和推動。

GPT 應用型醫生的培養需要具備一定的條件和要求。首先，醫學院需要擁有一批高素質的教師隊伍，他們不僅具備臨床醫學的專業知識和技能，還需要具備人工智慧技術的知識和應用經驗。這些教師需要對人工智慧技術有深入的瞭解和認識，同時需要具備開發、應用人工智慧技術的能力。

其次，醫學院需要擁有完備的教學設施和平台，以支援 GPT 應用型醫生的培養。這些設施和平台應該具備高性能計算、雲端運算、大數據儲存和處理、虛擬實境等技術，以便能夠為學生提供高品質的學習環境和實踐平台。

最後，醫學院需要建立起與企業、科研機構和臨床醫院的緊密合作關係，以便能夠將學生的理論知識與實際應用緊密結合起來。這樣的合作關係將會為學生提供豐富的實踐機會和經驗，促進他們對人工智慧技術在醫學領域的應用的認識和理解。

總而言之，隨著人工智慧技術在醫療領域的廣泛應用，醫學教育也將不斷發展和創新。未來的醫學院將更加注重學生的實踐能力和創新精神，透過跨學科合作和先進技術的應用，培養出更具綜合素養和未來感的醫學專業人才，為醫療行業的發展作出更大的貢獻。

9.3.2 醫學教育觀之變

為培養更符合 GPT 時代背景下的醫學生，醫學教育觀也應為了適應技術發展而做出改變。

首先，未來醫學教育需要注重醫學生批判性臨床思維能力的培養。人工智慧時代來臨，醫學知識和資訊獲取方式將發生深切改變，這將使醫學生的學習方式和學習過程產生變革。學生不再需要記住所有的醫學基礎知識，醫學生將從死記硬背和資訊查找中適度解放出來，所以需要重塑基礎醫學教育模式和知識技能體系。醫學教育應更加關注學生對醫學知識內在規律和醫學理論邏輯之間的理解能力，重視培養學生的臨床思維能力。

培養臨床思維能力就是培養醫學生透過採集、分析和匯總患者所有可用資料和資訊，利用所學醫學知識、經驗和直覺，制定診斷方案、估計預後和實施治療策略的能力。培養臨床思維的核心是培養學生具備批判思維、系統思維和整體思維，教會學生採用提問、分析、綜合、解釋、推理、歸納和演繹推理、直覺、應用和創造力解決實際臨床問題。GPT 只能透過現有知識進行結果的概率判斷，仍然無法對未知知識進行創造性理解和加工，因此臨床思維是醫學生在 GPT 時代需要具備的重要核心勝任力。

其次，未來醫學教育需要提升對醫學生自主學習能力的培養。自主學習能力是指由學習者主動分析他們的學習需要、策劃學習目標、辨析學習資源、選取合適的學習策略及評估他們的學習成果。自主學習能力是醫學生核心勝任力中終身學習中的重要能力之一。GPT 可以幫助學生提高效率，但是學生仍然需要自己把握學習目標、學習內容和學習進度。因此，在未來醫學教學過程中，教師應該培養學生駕馭 GPT 工具的能力，引導學生對 GPT 進行審視，以防止缺乏甄別的濫用和依賴等。同時，還需要增加學生對人工智慧交叉學科基礎知識以及對人工智慧本身的理解和運用能力。人工智慧發展基礎是物理、電腦、數學等學科，應培養醫學生對這些相關基礎學科的重視和理解，有利於深入瞭解人工智慧背後的邏輯並加以運用。

最後，未來醫學教育還需要加強對醫學生人文素養能力的全面提升。儘管人工智慧醫學教育在醫學診斷和治療方面表現出了驚人的能力和潛力，但它仍然存在著一些局限性和不足之處。醫學教育的核心是人，而人工智慧系統缺乏人文素養和情感智慧，這可能會對患者的健康和醫學實踐產生負面影響。

一方面，GPT 發展得再厲害，一定時期內難以像人一樣感知特定人文環境中涉及人與人關係的個人身心狀態，更無法代替人和人之間的共情交流。顯然，醫學生的人文素養對於醫學實踐至關重要。醫生需要具備情感智慧、溝通能力和傾聽技巧，學習如何分析病人病情，研究疾病治療方案，瞭解並尊重患者的痛苦和經歷，以便與患者建立信任和有效的醫患關係。並且，醫學生還需要學習如何處理情緒和溝通難題，以及如何識別和應對患者的需要和期望，這有助於醫生更好地理解患者的疾病和治療過程，幫助醫學生提高他們的病例分析能力和臨床決策能力。

另一方面，人文素養有助於醫生理解和尊重患者的文化、信仰和價值觀。醫生需要考慮到患者的文化背景和價值觀，以便為他們提供個性化的醫療服務。此外，醫學生還需要學習如何處理倫理和道德問題，包括如何在治療和護理中遵循最佳實踐和國際標準。

另外，人文素養也能幫助醫學生更好地理解和應用 GPT。GPT 的發展需要不斷的資料登錄和訓練，而這些資料往往是來自於患者的醫療記錄和隱私資訊。因此，醫學生在進行醫學學習時需要意識到醫學倫理和患者隱私保護的重要性，避免出現患者資訊洩露等不當行為。此外，醫學生還需要瞭解 GPT 的局限性和不確定性，以便在將來臨床實踐中正確地使用和解讀 GPT 診斷結果。

而當前這些基於醫學理論體系與標準化診療的模式，在未來並不是評價醫生醫療水準高低的核心，因為醫生只需要熟練的掌握人工智慧醫生就能完成常規疾病的診療。

人工智慧進入醫學教育，給醫學教育帶來了機會，也帶來了挑戰，未來醫學生不僅需要掌握醫學知識和技能，還需要具備批判性臨床思維能力、自主學習能力，以及思維開放、道德情操和團隊合作等人文素養能力。只有這樣，醫學生才能真正地理解和應用 GPT 技術，為未來的醫學實踐和患者健康服務做出貢獻。

PART 4

商業篇

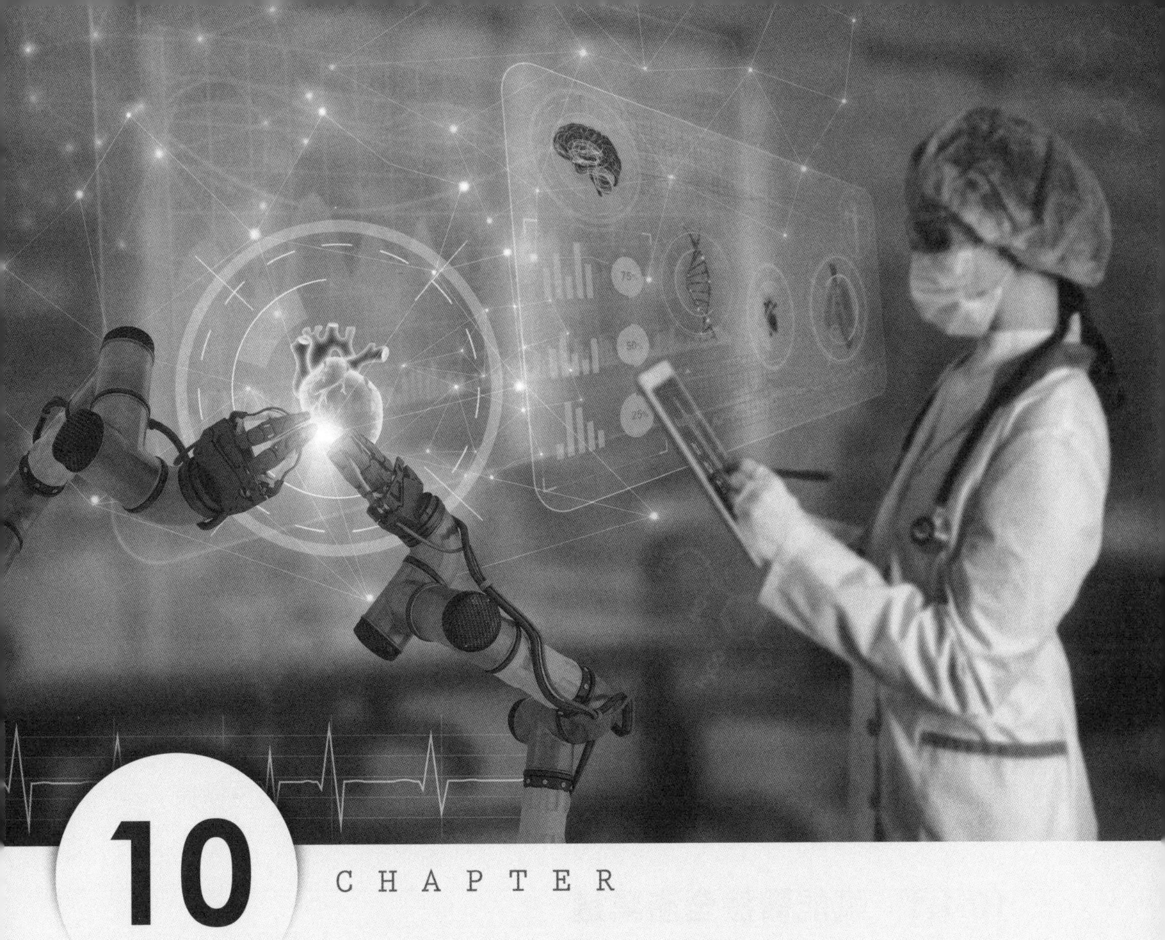

10 CHAPTER

商業入局醫療 GPT

10.1 創新醫療 AI 商業模式

ChatGPT 的問世引發了新一波的人工智慧浪潮。當前，人工智慧正站在驅動第四次科技革命的前沿，其強大的發展潛力預示著一個嶄新的科技時代即將到來。AI 技術深度融入各行業帶來創新突破，為產業升級和創新提供持續動力。在醫療領域，GPT 也展示出了其非凡的創新能力。今天，在以 GPT 為代表的 AI 大模型的助推下，醫療 AI 正在加速商業化，為醫療機構提升管理效率，解決醫療資源分佈不均問題，提升患者醫療可及性，充分體現其應用價值。GPT 引發的醫療變革，對於人類醫學史上而言，將是意義非常深遠的技術與醫學革命，不僅對於醫學教育，還是對於當前醫院，以及雲端醫療模式等，都將帶來挑戰與機遇。

10.1.1 賦能醫療全產業鏈

今天，隨著 GPT 進入落地階段，AI 醫療在經歷了漫長的驗證期後，終於進入了發展的快車道。

中國對於醫療 AI 的研究始於 1980 年代，經過了演算法由雛形初現到快速迭代、深度學習拓展等階段，在多年沉澱後迎來註冊審批與市場過渡階段。

比如，2016 年 -2017 年，百度醫療大腦發佈，對標 Google 及 IBM 產品；阿里健康發佈 AI 醫療「doctor you」；2019 年，華為聯合發佈 AI 人工智慧輔助診斷最新突破，實現 AI 輔助子宮頸癌篩檢率達最高水準，超過 99.9%。

不過，2020 年前，由於 AI 技術，尤其是大型語言模型技術未能獲得有效突破。導致基於 AI 醫療的商業路徑不清晰、落地場景未被驗證、臨床價值不足等原因，醫療 AI 的價值市場認知不足。儘管截至目前，已有近 50 個 AI 醫療器械獲得 NMPA 頒佈的 III 類證，多家醫療 AI 企業具備可落地的軟體和可兌現的收入，但真正的醫療 AI 才處於起步階段。

醫療 GPT 的價值在醫療的全產業鏈都有所體現，在醫學教育中，我們可以藉助於虛擬實境與 GPT 臨床資料的結合，可以實現高效低成本的醫學臨床實踐教育；在醫學研究中，醫療 GPT 可以對大量醫療資料進行處理和分析，從中發掘規律和趨勢，為醫學研究提供重要的支持和幫助。一方面，醫療 GPT 可以對大量的醫療資料進行探勘和分析，從中發現醫學研究所需要的重要資訊。比如，透過對大量的醫學影像資料的分析，可以發現某種疾病的特徵和規律，進而為該疾病的診斷和治療提供重要參考。另一面，醫療 GPT 可以透過對病人的資料進行模擬和預測，為醫學研究提供重要的支持和幫助。比如，透過對病人的基因資訊進行分析和預測，可以發現某種疾病的遺傳風險因素，進而為該疾病的預防和治療提供重要的參考。

在醫學診斷中，醫療 AI 技術可以透過資料處理和分析，提高醫學診斷的準確性和效率。在影像診斷、輔助診斷和個性化診斷方面，醫療 AI 都大有所用。影像診斷方面，醫療 AI 可以透過對大量醫學影像資料的分析，輔助醫生進行影像診斷。比如，在 CT 和 MRI 等影像學檢查中，醫療 AI 可以對影像資料進行分析和處理，自動檢測和識別病變區域，提供精確的診斷結果，從而提高診斷的準確性和效率。輔助診斷上，醫療 AI 可以透過對患者的臨床資料和病史資訊進行分析和處理，輔助醫生進行診斷。比如，在腫瘤診斷中，醫療 AI 可以對病人的組織樣本進行分析，說明醫生確定病變的類型和程度。並且，醫療 AI 還可以透過對患者的基因資訊、生理指標和臨床資料進行綜合分析，為患者提供個性化的診斷方案。比如，在肺癌診斷中，醫療 AI 可以根據患者的基因資訊和肺部 CT 影像資料，預測患者的治療反應和預後，從而為患者提供個性化的治療方案。

醫學診斷後，就進入了治療階段，醫學治療作為疾病治癒的關鍵，也在 AI 技術下有了更多提升，人工智慧可以透過資料處理和分析，提高醫學治療的準確性和效果。在藥物研發方面，醫療 AI 可以透過對大量藥物資料和疾病資料的分析，説明製藥企業發現新的藥物和研究方向，比如，透過分析疾病的基因表達譜和蛋白質組學資料，發現與該疾病相關的新的靶點和藥物，從而加速新藥的研發。在治療規劃上，醫療 AI 可以透過對患者的基因資訊、生理指標和臨床資料進行綜合分析，為患者制定個性化的治療方案。比如，在腫瘤治療中，醫療 AI 可以根據患者的基因資訊和腫瘤組織樣本的分子特徵，預測患者的治療反應和預後，從而為患者制定個性化的治療方案。在手術輔助上，醫療 AI 可以透過對患者的影像資料進行分析和處理，輔助醫生進行手術。比如，在腦部手術中，醫療 AI 可以對患者的腦部 CT 影像資料進行分析和處理，提供手術導航和指導，從而提高手術的精準度和安全性。

最後，醫療 AI 技術還可以透過資料處理和分析，説明醫療機構和醫療管理部門優化醫療資源的分配和管理，提高醫療服務的效率和品質。

從醫療資源管理場景來看，醫療 AI 可以透過對醫療資料的分析和處理，幫助醫療機構優化醫療資源的分配和使用。在醫療設備的使用方面，醫療 AI 可以透過對醫療設備的使用情況進行監測和分析，提高設備的利用率和效率，從而節約醫療資源和降低醫療成本。從醫療服務優化方面來看，醫療 AI 可以透過對醫療資料的分析和處理，優化醫療服務流程和品質。比如，在就醫過程中，醫療 AI 可以根據患者的病情和就醫歷史，為患者推薦合適的就醫流程和醫療服務，從而提高患者的就醫體驗和滿意度。從醫療安全管理來看，醫療 AI 可以透過對醫療資料的分析和處理，提高醫療安全管理的效果和效率。比如，在藥品管理方面，醫療 AI 可以透過對醫療資料的分析和處理，監測藥品的使用情況和副作用情況，提高藥品的安全性和有效性，從而降低醫療事故的發生率。

可以說，醫療 AI 技術在醫療產業鏈的各個環節都有著重要的價值和作用。醫療 AI 技術可以透過資料處理和分析，提高醫療的準確性、效率和安全性，為患者提供更加優質的醫療服務。同時，醫療 AI 技術也可以幫助醫療機構和醫療管理部門優化醫療資源的分配和使用，提高醫療服務的效率和品質。

10.1.2 商業化落地的方向

醫療 AI 始終需要走向商業化，體現其應用價值。目前，從 AI 為醫療產業鏈賦能的價值角度，考慮商業化落地的場景、進程以及節奏上看，醫療 AI 正在醫療服務、醫療器械以及醫藥研發三個方向快速發展，並且已經有成功的商業化成果。而醫療服務、醫療器械以及醫藥研發的商業模式則分為 AI 技術服務、硬體設備、平台服務三個方向，各自有各自的核心壁壘。

▨ AI+ 醫療服務

作為醫療 AI 賦能醫療產業鏈的核心方向之一，在醫療服務領域，人工智慧可以説明醫生在病人診斷、治療、康復等方面提供精準的資料支援，輔助醫生快速做出正確的決策，從而提升醫療效率和治療效果。

比如，AI 輔助診斷是醫療 AI 在醫療服務領域的最主要應用之一。AI 技術不僅可以根據大量的醫療資料和知識，對醫學圖像、電子病歷等資料進行分析和識別，提供快速準確的診斷和治療方案，還可以輔助醫生識別病灶、分析病情、預測病程等，幫助醫生提高診療效率和精度。同時，AI 技術也可以對患者進行風險評估、預測疾病發展趨勢等，提前進行預防和干預。以肺癌診斷為例，AI 技術可以對肺部 CT 影像進行分析和識別，輔助醫生進行初步篩檢和診斷。AI 技術還可以對肺癌的類型、分期等進行預測，提供個性化的治療方案。目前已經有一些醫療 AI 企業透過這種模式成功商業化，比如華大智造、雲從科技等。

在商業化落地方面，醫療 AI 服務一般以軟體服務的形式提供，即以軟體訂閱或授權的方式，將 AI 演算法嵌入到醫療服務中。醫療 AI 服務商通常會開發一些 AI 演算法平台，向醫療機構、醫生等提供 AI 輔助診斷、健康管理等服務。因此，醫療 AI 服務商的核心業務就是基於醫療資料開發 AI 演算法平台，透過這些平台將 AI 演算法嵌入到醫療服務中。AI 演算法平台一般包括資料管理、演算法開發、演算法優化、資料分析等模組。醫療 AI 服務商可以透過資料採擷和分析、疾病預測和模擬等 AI 技術，提供診斷輔助、病情預測、健康管理等服務，使得醫療服務更加高效、精準。

Deepwise、Yitu、圖靈機器人等公司都是目前知名的醫療 AI 服務商，比如，Deepwise 旗下的 Deepwise Diagnosis 就是一款 AI 輔助診斷產品，可以說明醫生進行影像診斷、肺癌篩檢等工作；而 Deepwise Health 則是一款 AI 健康管理產品，可以透過資料分析和探勘，說明用戶管理自己的健康狀況。Yitu 作為一家致力於將 AI 技術應用於醫療領域的公司，旗下的 Yitu Healthcare 也是一款 AI 輔助診斷產品，可以說明醫生進行影像診斷、病理診斷等工作。

從用戶端來看，醫療 AI 服務商的客戶主要包括醫療機構和醫生。醫療機構可以透過使用 AI 演算法平台，提高診斷和治療的準確率和效率，減少醫療事故的發生。醫生可以透過 AI 演算法平台，輔助診斷、制定治療方案、管理患者健康等，提高醫療服務品質和效率。

總而言之，醫療 AI 服務的商業模式相對靈活，既可以針對具體的病種開展專業化服務，也可以結合多種技術手段，為醫療機構和患者提供更加全面、精準的醫療服務。

▨ AI+ 醫療器械

如今，人工智慧已經被越來越多地應用於醫療器械中，從而賦予了醫療器械更多的智慧化和自主性，提高了醫療效率和診療精度。醫療器械行業是一個龐大的市場，包括醫療影像設備、監護儀器、手術機器人等，醫療器械行業和醫療 AI 技術的結合，也是未來醫療領域發展的重要趨勢之一。

醫療影像分析是應用最為廣泛的 AI+ 醫療器械應用場景之一。AI 技術可以輔助醫生快速地進行疾病診斷，同時避免人為因素對診斷結果的影響，大幅提高了醫療診斷的準確性和效率。例如，AI 技術可以對 CT、MRI 等醫療影像資料進行智慧分析，快速地診斷出腫瘤、心臟病等疾病，提高了醫生的診療水準。

手術機器人是另一個新興的醫療器械應用場景。手術機器人透過 AI 技術的支持，可以實現高精度的手術操作，減少人為因素對手術的影響，降低手術風險，提高手術成功率。手術機器人市場前景廣闊，隨著技術的發展，其應用範圍也會不斷拓展。

此外，近年來，生命體征監測也成為了 AI+ 醫療器械的一個重要的應用場景。當然，這得益於兩方面：一方面是人體可穿戴設備產業的不斷發展；另外一方面則是基於人工智慧健康資料模型的監測與優化。人工智慧可以透過生命體征監測儀器，對病人的生命體征資料進行即時監測，並根據資料進行分析和預測，以便醫生及時制定有效的治療方案，提高搶救效率和搶救成功率。

目前，AI+ 醫療器械的商業模式多為軟硬體結合模式，即將 AI 技術嵌入到醫療器械的軟硬體結合體中，形成一種基於智慧醫療器械未載體的資料管理服務，以實現更高效、更準確的診斷和治療。事實上，AI 技術結合傳統醫療器械的核心就是醫療器械的創新，也就是醫療器械本身的智慧化，然後將 AI 技術與醫療器械進行結合，使醫療器械更加智慧化，從而為醫生和患者提供更好的治療體驗和結果。例如，利用 AI 技術可以對醫用影像設備進行升級，提高影像診斷的準確性和速度，降低誤診率。此外，AI 還可以被整合到其他醫療器械中，如心臟監測器、糖尿病檢測儀等。

當然，這種商業模式也對傳統醫療器械廠商提出了更高的要求，需要醫療器械製造商擁有智慧硬體方面的技術和資源，能夠將智慧化與 AI 技術嵌入到醫療器械設備中，並保證設備的穩定性和可靠性。同時，需要進行大量的臨床試驗和資料驗證，確保 AI 技術的有效性和安全性。因此，這種商業模式的初始投入和研發成本較高，需要較長的研發週期和市場驗證時間。但是，一旦獲得市場認可和商業化成功，將能夠為企業帶來可觀的經濟收益和競爭優勢。

AI+ 醫藥研發

醫藥研發是醫療 AI 應用的另一個重要方向，也是 AI 在醫療領域應用最為複雜的領域之一。醫藥研發可以應用 AI 技術在藥物發現、臨床試驗、藥物審批和藥物監管等環節中提高效率和降低成本，從而提高新藥研發的成功率和速度。與其他領域不同的是，醫藥研發的商業模式更多地集中在研發過程的各個環節，而不是針對終端使用者的直接服務。因此，醫藥研發的商業化主要是通過為醫藥企業提供 AI 技術平台和資料服務等方式實現的。

以藥物發現為例，目前主要存在兩種商業化模式：一種是將 AI 技術應用於虛擬篩選和虛擬化設計，即利用 AI 技術對已知的藥物分子庫進行分析和預測，以探勘出潛在的藥物候選分子；另一種則是將 AI 技術應用於藥物分子的生成和合成，即透過 AI 技術設計出新的藥物分子結構，並實現其合成。這兩種商業化模式的核心就是透過 AI 技術提高藥物研發效率和降低成本，從而提高新藥研發的成功率和速度。

在臨床試驗方面，AI 技術的應用主要集中在資料採擷和分析、實驗設計和研究管理等方面。透過對大規模的臨床資料進行分析和探勘，可以探勘出更為有效的患者子群，加快臨床試驗的進展和成功率。同時，利用 AI 技術進行實驗設計和研究管理，可以優化研究設計、提高研究效率和降低研究成本。這些應用將 AI 技術與醫藥研發的不同環節相結合，實現了醫藥研發過程的全面智慧化和優化。

總體來看，醫藥研發領域的商業模式更多地是以平台服務和資料服務為主，利用 AI 技術提高研發效率和降低成本。

由於 AI 進入藥物研發領域將改變過往的藥物研發方式，藉助於人工智慧與大數據能夠快速的篩選、配對，並且精準度更高。這就對傳統的藥物監管、臨床、審批等環節都將提出新的挑戰。

10.2 GPT+ 醫療服務

隨著人口高齡化和慢性疾病的不斷增加，醫療服務行業正面臨著嚴峻的挑戰。傳統的醫療服務模式已經無法滿足人們的需求，而隨著人工智慧技術的不斷發展，醫療服務行業得以迎來新一輪變革。今天，在醫療服務的各個領域，比如輔助診斷、病歷管理、健康管理等都能夠看到人工智慧的身影。

可以預見，隨著 GPT 的不斷發展和推廣，GPT+ 醫療服務還將成為醫療服務行業的重要發展趨勢。當然，GPT 與醫療服務的結合在提高醫療服務的品質、效率和安全性的同時，也為企業帶來了全新的商業機會。

10.2.1 GPT+ 醫療服務應用場景

智慧輔助診斷

GPT 可以透過分析大量醫學資料和臨床表現，提高醫生診斷的準確性和效率。檢驗醫學是現代醫學的重要組成部分，臨床決策所需資訊 70% 來自檢驗，而以資料採擷、機器學習、專家系統為支撐的 GPT 正在成為強大的輔助工具。GPT 可以自動驗證報告，進行初步審核；全實驗室智慧互連，品質控制將更為精細、快速、簡便，節約質控成本的同時，提高檢驗品質。

此外，電腦視覺、分子病理學、基因組學和生物資訊學的快速進步促進了計算病理學的發展。計算病理學允許研究人員和臨床醫生以前所未有的方式，透過量化癌症組織病理學提取大量的生物學和臨床相關資訊。AI 演算法提供了從大量資料中提取資訊的框架，因此支援的計算病理學有望改變未來癌症的診斷、研究和治療方式。

醫院資訊化

當前，醫療行業進入大數據時代，傳統的醫院管理、醫保收支結算、質控等環節對於資料處理的需求快速增加，各類企業在洞察到醫院業務發展面臨的痛點，在不同的細分領域內探索，逐步在電子病歷、各科室資料互通、醫院評級、藥房自動化等領域形成可落地的應用，醫院資訊化逐步形成獨立賽道。今天，醫院作為醫療服務體系的核心，目前仍然處於智慧化管理的初級階段。尤其是分級診療制度的推行，需要的正是基於醫療資訊化的管理、分流、診療與醫療數據資訊化的共用體系。隨著醫療資訊化、大數據、人工智慧等技術進步，醫院數位化轉型進程加速，透過人工智慧加速醫療機構管理變革的時刻悄然來臨。

具體來看，透過智慧化的病歷管理、患者資訊管理和醫療資源調度，人工智慧能夠為患者縮短診療流程，提高效率。根據十四五規劃，下一步到 2025 年，二級醫院需實現電子病歷應用 3 級到 4 級的升級，三級醫院則需達到 5 級及以上，這會帶來大量現有系統的升級換代以及新系統建設的增量需求，醫院 IT 建設需求有望加速釋放。

在超音波、放射、內鏡、病理等檢查科室，智慧預約系統能夠透過人工智慧自動識別患者檢查電子申請單，結合與檢查相關的環境、時間等多種因素，為患者推薦最合理的檢查預約時間，提高就診效率。

智慧預警系統能夠即時監測患者情況，為醫護人員提供即時回饋，進一步提高醫療品質。基於 NLP 演算法，AI 能夠及時發現各類醫療文本資訊錯誤並上報，高效及時發現高危問題。此外，政策重點強調單病種質控，覆蓋病種和數量均增加，利用 AI 進行數位化和資訊化監控和上報是最佳解決方式。

此外，在醫藥分開為導向、智慧醫院建設持續推進的公立醫院改革背景下，醫院對醫療物資智慧管理和智慧藥房系統的需求越發急迫，在軟體系統的管理和控制下，智慧藥房專案透過自動發藥機、智慧針劑管理櫃、智慧毒麻藥品管理櫃、智慧預配貨架、智慧存取貨架等設備，實現藥房藥品的自動化儲存、調配、傳送和發放。透過智化藥品管理系統對藥房工作進行流程再造，提升藥品調配效率、有效防範人為差錯，實現藥品庫存效期智慧管理，進而提升藥事服務品質，改善藥房工作條件，縮短患者取藥等候時間，實現藥房藥品的智慧化管理。

人工智慧醫療助理

根據 OpenAI 於 2023 年 3 月 20 日發佈的一篇有關 GPT-4 在解決醫學挑戰方面的論文展示，GPT-4 在官方 USMLE（美國執業醫師資格考試）考試題目上表現出了顯著的進步，與 GPT-3.5 相比，在兩個考試中的表現提高了 30 個百分點以上，性能極大提升。這就意謂著，對於常規性的疾病診治，交給人工智慧醫生是完全可實現，並且結合人工智慧強大的深度學習能力，其診療水準達到並超越我們人類一般的專家醫生水準指日可待。

比如就 GPT-4 而言，如果我們向 GPT-4 提供真實高血壓案例進行諮詢，也會發現 GPT-4 能夠給出基本的回答，並提供相關依據。可以看出，GPT-4 的回答和建議已經具有很強的可讀性和專業性，使患者對醫療的可及性大幅增強。

事實上，今天，智慧聊天機器人和虛擬助手在醫療領域的應用已經日益普及，透過即時線上交流，這些智慧聊天機器人和虛擬助手可以迅速回應患者的問題，提高診療效率。這些先進的技術還能夠根據患者提供的詳細症狀和病史，進行初步的診斷分析。這些系統通常利用大數據和機器學習演算法，對海量的醫療資料進行分析，從而為患者提供個性化的診斷建議。此外，它們還可以根據患者的具體情況，給出相應的生活方式和飲食建議，以協助患者改善健康狀況。可以預見，未來，在遠端醫療上，利用 AI 虛擬助理，患者可透過影片或文字方式與 AI 虛擬助理進行遠端交流，進而獲得診斷和治療建議。這種方式克服了距離等因素帶來的就醫困擾，為患者提供更加便捷的醫療服務。

此外，AI 虛擬助手還將推動雲端醫療的再升級。比如，雲端醫療平台可以利用 AI 虛擬助手收集患者的健康資訊，如病症、身體狀況和藥物過敏史，以便為患者提供準確的用藥建議和藥品資訊。透過對患者的病症、病歷、藥物過敏史等關鍵資訊進行深度分析，能迅速確定最適宜患者的藥物類型、劑量和用藥方案，協助醫生給出最適合的治療方案。這項服務有助於患者避免因個人對藥物的不瞭解或不當使用而導致的健康風險，並提高治療效果。此外，AI 虛擬助手還能為患者量身定制用藥計畫和健康管理方案，特別是在指導慢性病患者的長期用藥過程中發揮重要作用。

10.2.2 市場廣闊，前景可期

雖然在 AI+ 醫療服務發展的過程中，也曾存在過迷途和低谷——在過去的一段時間裡，AI+ 醫療服務因為技術不成熟、資料品質差、醫生接受度不高等問題，被市場認為是一種過度誇大的技術，並且在很長時間內未能得到足夠的關注和投資。但在今天，隨著技術的不斷成熟，尤其 AI 大模型的爆發，AI+ 醫療服務的前景逐漸變得清晰。

根據 IDC Health Insights 和 CB Insights 的資料顯示，全球 AI+ 醫療服務的投資規模從 2015 年的 1.5 億美元增長到 2020 年的 20.7 億美元，年複合增長率高達 61.7%。在這其中，中國也成為了全球 AI+ 醫療服務的重要市場之一，據 IDC 資料顯示，2019 年中國 AI+ 醫療服務市場規模達到 35.7 億美元，同比增長 31.7%。可以說，AI+ 醫療服務已經成為一個具有廣闊市場前景和潛力的新興領域。

在 AI+ 醫療市場中，人工智慧輔助診斷是最大的應用領域。根據市場研究機構 Marketsand Markets 的報告，2019 年全球人工智慧輔助診斷市場規模為 28.7 億美元。預計到 2027 年，這一數字將增長到 168.2 億美元，年複合增長率達到 25.3%。

除了人工智慧輔助診斷之外，基於資料分析的疾病預測和智慧醫療助手也具有不小的市場規模。根據市場研究機構 Grand View Research 的報告，2020 年全球基於資料分析的疾病預測市場規模為 26.1 億美元。預計到 2027 年，這一數字將增長到 134.7 億美元，年複合增長率達到 24.8%。而根據市場研究機構 Mordor Intelligence 的報告，2020 年全球智慧醫療助手市場規模為 10.2 億美元。預計到 2026 年，這一數字將增長到 39.6 億美元，年複合增長率達到 21.3%。

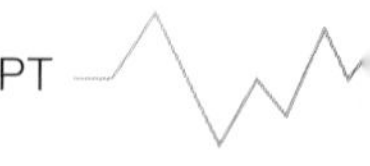

近年來，國內外的一些醫療機構、企業和創業公司都在積極佈局 AI+ 醫療服務領域，推出了一系列的產品和服務。例如，美國的 IBM Watson Health 就推出了一系列基於 AI 技術的醫療產品和服務，包括醫療圖像分析、個性化診斷和治療方案等，旨在提高醫療效率和準確性。中國的企業和機構也在積極探索 AI+ 醫療服務的應用場景和商業模式。例如，阿里健康推出了基於 AI 技術的健康管理平台，可以為用戶提供個性化的健康管理服務。平安醫療科技也推出了基於 AI 技術的診斷輔助系統，可以提高醫生的診斷準確性和效率。

此外，中國政府也在積極推動 AI+ 醫療服務的發展。例如，中國政府於 2019 年發佈了《人工智慧與醫療健康發展規劃》，提出了未來 5 年 AI+ 醫療服務的發展目標和任務，包括建設醫療健康大數據平台、推廣臨床應用、加強技術標準和監管等。這些政策措施為 AI+ 醫療服務的快速發展提供了政策支援和推動力。

當前，AI+ 醫療服務的市場規模仍在快速增長，隨著技術的不斷發展和應用場景的不斷拓展，AI+ 醫療服務還將會成為醫療健康領域的重要推動力，對於提高醫療效率和品質、降低醫療成本和風險、促進醫療服務普及和公平等方面都將會有很大的幫助。

10.2.3 以軟體為核心

本質上來看，AI+ 醫療服務的商業模式，就是一種以人工智慧軟體為核心的商業模式。究其原因，一方面，醫療資料的處理、分析和預測需要大量的計算和演算法，這些都需要軟體來實現。AI+ 醫療服務的主要目標就是提高醫療效率和準確性，為患者提供更好的醫療服務和治療方案。而這些目標的實現主要依賴於軟體產品和服務，例如醫療圖像分析、臨床決策支援、個性化診斷和治療方案等，醫療資料的處理、分析和預測需要大量的計算和演算法，這些都需要軟體來實現。

另一方面，AI+ 醫療服務的商業模式也需要依賴軟體來實現商業化和盈利。AI+ 醫療服務的商業模式，目前主要是基於 SaaS（軟體即服務）模式，透過向醫療機構和患者提供訂閱式的軟體產品和服務，從而實現商業化和盈利。軟體的訂閱式銷售模式可以說明 AI+ 醫療服務企業實現更加穩定和可持續的盈利，同時也可以為用戶提供更加靈活和個性化的服務。

進一步來看，以軟體為核心的 AI+ 醫療服務的商業模式又可以被分為三種：平台模式、產品模式和解決方案模式。當前，這三種商業模式都已經在一些醫療機構和企業中得到了實踐和應用。而隨著人工智慧大模型技術的形成，平台模式將會成為未來最主流的模式。

▨ 平台模式

平台模式，即搭建一個 AI+ 醫療服務的平台，將醫療機構、醫生和患者連接起來，提供各種醫療服務。目前這種模式的代表之一就是平安好醫生，不過這是在人工智慧大模型技術還未獲得突破的情況下。

平安好醫生作為中國領先的 AI+ 醫療服務平台，其商業模式採用了平台模式，將醫生、使用者、醫療機構等多方資源整合到一個平台上，實現了資訊的流通和共用，提高了醫療資源的利用效率。同時，平台化管理也能夠為平台提供更加精細和高效的營運管理，提高了平台的競爭力和盈利能力。

平安好醫生透過整合醫療資源和技術，為用戶提供線上醫療諮詢、診斷、藥品配送等服務，覆蓋了使用者在醫療服務過程中的多個環節。比如，平安好醫生透過大數據、人工智慧等技術，對使用者的健康資訊和醫療資料進行分析和探勘，提高了醫療服務的準確性和效率。透過資料分析，平台能夠為用戶提供個性化的診療方案和健康管理方案，同時也能夠為醫生提供更加準確和及時的診斷和治療建議。

同時，平安好醫生平台上的醫療服務也覆蓋了不同的疾病類型和科室，提供了更加全面和細緻的醫療服務。其中，平安好醫生的平台模式可以為使用者提供更多的醫生選擇，同時也可以讓醫生更好地服務使用者。平台通過醫生認證和專業技能評估，確保醫生的專業性和服務品質，為使用者提供更加安全和可靠的醫療服務。同時，平台也為醫生提供更加靈活和自主的工作模式，提高了醫生的工作效率和工作滿意度。

近年來，平安好醫生透過平台模式的商業模式，實現了 AI+ 醫療服務的快速發展和商業化，為用戶和醫生提供了更加便捷、高效和優質的醫療服務，成為了中國領先的 AI+ 醫療服務平台之一。

但平安好醫生在人工智慧大模型時代即將面臨著挑戰，則來自於平安好醫生並不是一家以人工智慧技術見長的企業。而要打造人工智慧醫生，或者說基於人工智慧醫生來建構線上診療服務，除了醫療資訊與資料之外，需要一個強大的人工智慧團隊。當然，未來，平安好醫生可以跟相關的大型語言模型進行合作，進行人工智慧醫生的訓練與打造。

產品模式

產品模式，即基於 AI 技術開發出一款具有特定功能的醫療產品，向醫療機構和患者銷售。美國的 iCAD 公司是產品模式的代表企業之一，

iCAD 公司是一家總部位於美國新罕布什爾州的醫療技術公司，專注於開發和銷售基於人工智慧技術的醫療產品。其主要產品是一款基於 AI 技術的乳腺癌篩檢軟體，該軟體能夠自動識別潛在的癌症影像特徵，提高乳腺癌的早期檢測率和準確率。

具體來看，這款軟體的名稱為 ProFound AI，主要針對的是乳腺 X 線攝影（mammography）影像的篩檢和診斷。乳腺 X 線攝影是目前最常用的乳腺癌篩檢方法之一，但是其準確率和檢出率都受到一定的限制。iCAD 公司的 ProFound AI 透過應用深度學習和機器視覺技術，能夠自動識別潛在的癌症影像特徵，從而提高乳腺癌的早期檢測率和準確率——ProFound AI 可以對影像中的微小病變、微鈣化簇等進行自動檢測和定位，並生成報告提供給醫生參考。

iCAD 公司的 ProFound AI 產品已經獲得了美國 FDA 的批准，可以在美國市場上銷售和使用。除此之外，該產品還獲得了歐洲 CE 認證和加拿大 Health Canada 的認可，可以在歐洲和加拿大等地銷售。目前，該產品已經被廣泛應用於全球各地的醫療機構中。

iCAD 公司的產品模式與商業模式有著顯著的優勢。首先，產品的研發成本相對較低，一旦開發成功並獲得相關認證，就可以在全球範圍內銷售和應用，具有較強的市場適應性。其次，該模式能夠實現較高的盈利率，因為產品的成本相對較低，而且在醫療機構和患者中具有廣泛的市場需求。而 iCAD 公司以產品模式為核心，也成功地將 AI 技術應用於醫療領域，為乳腺癌篩檢和診斷帶來了革命性的進展。iCAD 公司的模式更像是打造人工智慧專科醫生的模式，這種模式會在細分市場領域建構優勢。

▨ 解決方案模式

解決方案模式，即根據醫療機構和患者的需求，提供一整套基於 AI 技術的解決方案。這種模式的代表是歐洲的 BenevolentAI 公司，BenevolentAI 公司的解決方案主要包括兩個方面：一是藥物研發方面的解決方案，二是個性化醫療方面的解決方案。

藥物研發方面，BenevolentAI 公司利用 AI 技術對大量的藥物研發資料進行分析和探勘，以加速新藥研發過程。BenevolentAI 的 AI 平台可以自動搜尋、分類和分析世界各地的研究資料，從而發現新的潛在藥物目標，並進行藥物設計和篩選。透過利用 AI 技術進行快速篩選和優化，可以縮短藥物研發週期，提高藥物研發成功率。

個性化醫療方面，BenevolentAI 公司將 AI 技術應用於疾病預測、診斷和治療等方面，為醫療機構和患者提供更好的醫療服務。BenevolentAI 的 AI 平台可以分析醫療資料，發現疾病的早期跡象，並預測疾病的發展趨勢和風險，為醫療機構和患者提供更準確的診斷和治療方案。

今天，隨著人工智慧的不斷發展和應用的不斷推廣，AI+ 醫療服務已經取得了諸多成果。同時，市場規模和增長率也顯示了 AI+ 醫療服務的巨大潛力和前景。未來，人工智慧結合醫療服務還將進一步提高醫療效率和品質、降低醫療成本和風險，推動醫療服務普及和公平。

當然，在人工智慧醫療領域還有一些細分的機遇，比如專門為人工智慧醫生訓練提供資料清洗、標注、訓練等方面服務的公司，都將會有不錯的發展空間。

10.3 GPT+ 醫療器械

當前，隨著人口高齡化、慢病低齡化形勢日益嚴峻，醫療行業對於更先進、更高效、更智慧的醫療技術和設備的需求越來越大。在這樣的背景下，智慧化升級轉型成為了醫療器械產業發展的必經之路，人工智慧 + 醫療器械應運而生，滿足了人們對於醫療設備的更高需求，為醫療行業帶來了廣泛的影響和深遠的意義。尤其是今天，以 GPT 為代表的大模型，還加入了智慧醫療器械的發展之路中。簡單的理解，就是基於智慧穿戴的醫療設備，或者說醫療設備的智慧穿戴化，將會在大型語言模型技術的推動下迎來爆發式的發展。

10.3.1 醫療器械的智慧化之路

實際上，人工智慧技術形成之初即刻有醫療的基因，直到今天，人工智慧醫療器械經過數十年的發展，歷經了三大階段，期間技術不斷突破，應用逐漸拓展。

1970-2000 年是人工智慧醫療器械的初嘗探索期。機器學習與知識圖譜最早的實踐領域是臨床專家決策系統。1976 年，知識工程奠基人愛德華 · 費根鮑姆在斯坦福大學研發了歷史上首個專家系統 MYCIN，該系統透過建立臨床知識庫，嘗試模仿醫生決策過程，用於性病感染者進行診斷並開出抗生素處方。1978 年，北京中醫醫院關幼波教授與電腦領域專家合作研發出中國第一個醫學專家系統——「關幼波肝病診療程式」，將醫學專家系統應用到中國傳統中醫領域。

2000-2018 年是人工智慧醫療器械的快速發展期。2000 年，美國 Intuitive Surgical 公司成功研發世界上首個手術機器人「達文西外科手術機器人」。2007 年美國 IBM 公司開發 Watson 系統，進一步提升了臨床決策系統的認知能力。同時隨著 CT、MRI 等大型醫學成像設備的逐漸成熟，大量複雜高維的醫學影像隨之產生，為提高醫生診斷的效率和準確率，產品應用開始聚焦在醫學影像輔助領域，典型產品包括基於 CT 圖像的肺結節輔助診斷產品、基於眼底彩照的糖尿病視網膜輔助診斷產品等。

2018 年以後人工智慧醫療器械逐步進入落地應用期。2018 年，用於篩檢糖尿病視網膜病變的產品 IDX-DR 獲得美國 FDA 批准上市，成為首個獲批的人工智慧醫療器械，標誌著產業進入商業應用階段。在此期間深度神經網路的革命性突破，大幅提升了圖像識別和語音辨識準確率，解決了傳統演算法難以準確提取醫學資料複雜特徵的困境，同時運算能力層面的穩步提升使得手術、監護這些對即時性要求較高的醫療場景也能找到滿足需求的計算能力，人工智慧醫療器械應用開始多點開花。2020 年，冠脈血流儲備分數計算軟體在中國獲得首張醫療器械三類註冊證。

當前，人工智慧醫療器械圍繞醫療行業的核心痛點與需求已經催生出了大量的創新用途和場景。當然，核心還是基於智慧感測器技術的發展。

AI 影像識別

影像識別疊加人工智慧技術，是人工智慧醫療器械最為廣泛的場景之一。醫學影像能夠以非侵入式的方式直觀地展示人體內部組織結構，其憑藉高效、無創、準確等特點已成為輔助醫生診斷的必要工具。人工智慧則在掃描、圖像重建、分析等多方面全流程賦能影像診斷設備。

在掃描環節，影像設備可基於視覺引導和人工智慧技術為患者定制掃描方案。在圖像重建環節，以 MRI 為代表的基於空間定位類成像設備圖像重建時間長，在成像過程中容易出現呼吸運動偽影，傳統的部分傅裡葉變換、壓縮感知和並行重建等圖像重建方式均存在重建計算複雜、基於經驗調參困難等問題，基於資料驅動的深度學習重建方式透過學習欠採樣 k 空間到完整影像對應，以及學習有偽影的圖像到無偽像的映射，能夠大幅提升成像效率以及成像品質。在診斷分析環節，基於電腦視覺的醫學影像處理技術已經相對成熟，透過從海量醫學資料中探勘資料特徵模型，完成病灶檢出、三維分割、病灶性質判定、定量計算等輔助醫生診斷分析決策，在部分病種中，基於電腦視覺相關技術的病灶檢出率已經高達 98%，比經驗豐富的影像科醫生檢出率高出 10%-20%。

▨ 智慧手術器械

人工智慧的加入，能夠幫助各類手術機器人、放射治療裝備向精準化、微創化、快捷化、智慧化及可複用化方向發展。

其中，手術機器人基於立體視覺技術進行檢測追蹤，術前可為外科醫生提供個性化手術方案，術中可以自主規劃運動路徑及範圍，實現機械臂的精準定位與控制，提升手術精準度及效率。

放射治療是腫瘤的主要治療手段之一，在放療前，人工智慧技術可以規範靶區的勾畫，自動化分割圖像，提高多模態圖像融合的準確性，減少個體化差異，更準確地確認腫瘤位置和邊界，發揮精準規劃的作用，在正式放療過程中，放療裝備採用圖像引導技術，對腫瘤及正常器官進行監控，根據器官位置的變化調整治療位置，使照射野緊緊追隨靶區。

AI 生命體征監測

可穿戴設備和生命支援裝備是最為典型的兩類生命體征監測器械。基於 AI 技術，生命體征監測器械能夠更加準確地監測和記錄人體的生命體征資料，並即時地進行分析和判斷，為醫生提供更為準確和及時的患者狀態監測和治療建議。

其中，可穿戴裝備利用硬體設備採集資料，來實現對使用者健康狀況進行監測和評估。可穿戴裝備的感測器模組採集海量連續真實的資料，用於感知運動和環境的變化，智慧演算法的加持，能夠使感測器在訊號濾波、校準、檢測和聚合方面性能更加優越，深度還原提取訊號中的細節資訊。各類熱敏、光敏、力敏、磁敏、聲敏等感測器，結合電腦技術和人工智慧演算法，發展成為日趨成熟的語音、人臉、指紋、虹膜、聲紋、步態識別等生物識別技術，使可穿戴裝備的控制和交互更加智慧。

今天，基於智慧演算法和大數據雲端健康管理平台，可穿戴裝備的功能正在從傳統的單一生理參數監測擴展到為使用者提供綜合健康資料畫像，結合獨特的深度學習演算法和體征健康指標模型，將全部生理參數進行關聯，達到日常健康管理的目的。基於收集到的連續、長期健康資料，人工智慧醫療資料處理和輔診技術可以進行醫學意義上的資訊探勘，捕捉某些可能帶有病變指示意義的特徵資料，達到疾病早篩和防治的效果，為用戶提供專屬的個性化服務。

生命支援裝備包括呼吸機、透析機等用於長時間維持患者生命體征的裝備，人工智慧技術的創新應用對於提升其安全性和可靠性至關重要。

例如體外膜肺氧合系統（ECMO）可暫時代替呼吸或迴圈衰竭患者的心肺功能，搶救垂危生命，先將血液從體內引到體外，在膜肺內進行氧合，再用離心泵將血液灌入體內，使患者獲得有效的迴圈支持。由於非內皮細胞化的管路增加和離心泵泵出的血流對管壁的衝擊，壓力增高和機械性破壞導致溶血的發生率極高，離心泵轉速不均會影響血流通暢程度，從而出現急性溶血，體外膜肺氧合的智慧控制系統對於環路中穩定持續的血流量至關重要。智慧化控制演算法可以自動優化調節泵轉速，通過精確標定血液流速，使離心泵能夠做到低速性能穩定、升速過程均勻、高速運行平穩，防止流速波動對血液的破壞，降低血栓形成的風險，防止回流不足對肺部造成不可逆的損傷。

10.3.2 GPT 醫療器械的遼闊市場

今天，以 GPT 為代表的大模型，正在加入醫療器械市場，推動醫療器械向智慧化更進一步。 GPT 與醫療器械的結合不僅可以提高醫療診斷和治療效率，還具有廣泛的商業化應用前景。在 GPT+ 醫療器械的商業模式中，出售醫療器械硬體是其中的一個核心模式。這是因為，醫療器械是 GPT 應用的重要載體，而硬體設備的品質和性能對於 GPT+ 醫療器械的應用效果和效率具有決定性的影響。因此，很多廠商在 AI 醫療器械領域都選擇以出售硬體為主要商業模式。

當然，近年來，AI 醫療器械也取得了諸多突破。2020 年 1 月科亞醫療的冠脈血流儲備分數計算軟體取得了中國首張醫療器械三類註冊證，標誌著中國人工智慧醫療器械產業正式開啟商用篇章。

近兩年，隨著監管路徑逐漸清晰以及產業發展逐步成熟，人工智慧醫療器械取得註冊證的步伐加快，截至 2022 年 10 月，已有 62 款人工智慧醫療器械獲批，覆蓋心血管、腦部、眼部、肺部、骨科、腫瘤等多個疾病領域，預期用途包括輔助分診與評估、定量計算、病灶檢測、靶區勾畫等。

目前，在商業化方面，AI 醫療器械的商業進程仍在持續加速，市場投資趨於成熟。據市場研究機構 Mordor Intelligence 的報告顯示，全球醫療器械市場規模從 2015 年的約 3680 億美元增長到了 2020 年的約 5500 億美元，年均增長率為 8.4%。其中，人工智慧醫療器械市場的規模也在不斷擴大。根據市場研究公司 Frost & Sullivan 發佈的報告，2018 年，全球 AI 醫療器械市場規模為 13.5 億美元，預計到 2023 年將增長至 57.2 億美元，年複合增長率為 33.9%。其中，診斷輔助市場是增長最快的領域之一，預計到 2023 年，這一市場規模將增長至 28 億美元。

除了市場規模的快速增長，AI 醫療器械在市場上的普及率也在不斷提高。據國際市場研究公司 IDC 發佈的報告，2018 年，全球 AI 醫療器械的出貨量為 60 萬台，到 2023 年預計將增長至 16.5 萬台，年複合增長率為 37.7%。可以看到，AI 醫療器械的市場普及率也將呈現快速增長的趨勢。

與此同時，中國醫療人工智慧投融資金額和筆數也呈現持續增長的態勢，2020 年，受中國首張人工智慧醫療器械三類註冊證獲批這一重要利好的影響，投融資金額增幅高達 211%，共計 9.97 億美元。2017-2021 年，5 年時間裡，複合增長率高達 85.91%，投融資金額累計達 37 億美元。

同時中國醫療人工智慧領域的投融資輪次逐年後移，2017 年，中國醫療人工智慧投融資尚處於萌芽階段，種子 / 天使輪及 A 輪類的初創公司占比高達 79%，但隨著技術發展進步，到 2021 年，種子 / 天使輪投融資占比降為 54%，而 B 輪、C 輪等比重不斷增大。2021 年，主營眼科人工智慧醫療器械產品的鷹瞳科技在香港正式掛牌上市，成為中國「人工智慧醫療器械第一股」。此外，推想醫療、科亞醫療、數坤科技等公司均已提交招股書，計畫開啟 IPO 進程。

可以預見，在大型語言模型技術的驅動下，未來，GPT 醫療器械還將成為 AI 醫療器械的主力，真正實現人工智慧在醫療器械上的技術價值。而 GPT 醫療器械也將在更多的醫療場景中得到應用，為醫療行業的數位化轉型和智慧化升級提供支援。

10.4 GPT+ 醫藥研發

AI 製藥的發展是一個隨著底層基礎理論從「0」到「1」的發展過程，隨著理論到實踐的突破性應用，AI 製藥的發展經歷了幾次「AlphaGo」般重大突破發展時期。AI 製藥的快速發展集中在 2018 伊始，國外以 Google DeepMind，中國以英矽智慧為首的公司相繼為業內熟知，2020 年行業進入加速發展期，資本開始大量湧入賽道，催化公司發展，業內合作紛紛建立。現在，隨著以 GPT 為代表的 AI 大模型的爆發和落地，GPT+ 醫藥研發還將進入一個發展的快車道。

10.4.1 集中在藥物發現環節

隨著人們對藥物療效和安全性的要求不斷提高，藥物研發成為了一個越來越複雜和艱巨的任務。藥物的研發週期長、成本高，研發成功率低，這些都是製藥行業面臨的主要挑戰。相較於傳統的藥物發現過程，

AI 賦能在臨床前發現階段縮短藥物研發週期，根據 Exscientia 的資料，可平均節約藥物合成時間 40~60%，降低研發成本，並提高研發成功率 12%~14%。

比如，中國的 AI 製藥龍頭公司，英矽智慧在臨床前發現階段的靶點發現到先導化合物的優化，只需要約 18 個月完成，總體投入不超過 270 萬美金，而這個過程過去往往需要五年甚至更長，並需要投入數億美金。

未來，藥物研發和用藥安全將成為 GPT 技術在製藥領域的主要應用。

其中，對於藥物研發來說，靶點確認、分子生成是 GPT 賦能的重點領域，化學反應設計是 AI 技術應用取得進展的環節之一。

具體來看，藥物的研發從靶點的確認開始。靶點是一種對藥物具有特異性作用的蛋白質，藥物作用於靶點上，調控靶點的活性，從而產生藥物療效。靶點的確認是藥物研發的第一步，也是最為關鍵的一步。AI 技術 GPT 可以透過對大量的生物資訊學資料進行分析，預測可能的靶點，縮小研發範圍，加快研發進程。同時，GPT 可以預測藥物與靶點之間的相互作用模式，為後續的藥物設計提供依據。

藥物分子的生成則是藥物研發的核心環節。傳統的藥物分子設計是一項耗時且需要大量試誤的過程，但是 GPT 可以透過機器學習和深度學習演算法，對大量的分子進行分析和模擬，預測分子的結構和性質，優化藥物分子的設計，提高藥物研發效率。

化學反應設計是將原料轉化為目標產物的關鍵步驟。傳統的化學反應設計需要大量試誤和實驗，費時費力，但是 GPT 可以透過模擬和預測，提高化學反應的效率和穩定性，降低藥物研發成本，加快藥物研發進程。

用藥安全的研發則包括臨床試驗、藥物風險評估和真實世界研究。其中，在臨床試驗方面，GPT 可以透過自然語言處理和機器學習改善臨床試驗的設計、管理、監控和患者招募，從各種結構化和非結構化的資料類型中提取資訊，找到符合臨床試驗入組標準的受試者，或關聯各種大型資料廠集，找到變數之間的潛在關係，改進患者與試驗的匹配情況。

在藥物風險評估方面，GPT 可以透過機器學習，實現從接收藥物不良反應到報告全流程的自動化，提高藥物警戒的工作效率，並透過樣本分析和預測進行藥物風險評估。

藥物研發的最後一步才是真實世界研究，GPT 可以透過分析臨床試驗資料，預測藥物的療效和安全性，提高臨床試驗的效率和成功率，降低試驗成本和風險。

總而言之，GPT 在製藥領域的應用主要集中在前端藥物發現環節，包括靶點確認、分子生成和化學反應設計。這些環節都是藥物研發的核心環節，也是製藥行業面臨的最大挑戰。GPT 的應用可以加快研發進程，降低研發成本，提高藥物研發成功率，為人類健康事業做出積極貢獻。

10.4.2 AI 製藥商業模式

目前，AI 製藥公司的商業模式可分為三類。

1. 以提供軟體平台服務為主的 SaaS 供應商（AI+SaaS)

軟體供應商主要是提供演算法進行軟體產品授權的公司，這種商業模式的特點是醫藥專業性較低，產品溢價低可快速切入市場並創造營收。例如 OpenEye、Chemical Computing Group 等電腦公司。除此之外，還有一些公司採取向軟體整合延申，提供「電腦內服務」，如 Atomwise 等。

在這種商業模式下，公司主要透過提供演算法和軟體授權來獲得利潤。AI 演算法和軟體可以說明藥企加速新藥開發流程中的一些瓶頸問題，比如虛擬篩選、藥物設計、分子模擬等。軟體供應商提供的演算法和軟體在新藥開發中可以有效地幫助藥企提高效率和降低成本，因此也深受市場歡迎。

2. 為相關藥企、CRO 等藥物研發公司提供外包服務的 AI CRO 公司（AI+CRO）

這類公司以提供新藥研發服務為主要商業模式，透過合作的形式與大量外部企業共同推進管線的開發，利用廣泛合作沉澱更多的資料支援其演算法模型進行優化和迭代。例如 Exscientia、Absci 等。

Exscientia 旗下擁有 3 款處於臨床期的在研管線，現有 4 條管線推進 IND，共包括近 30 個活躍項目。Exscientia 的合作夥伴眾多，其中包括日本住友製藥、Evotec、BMS、Bayer、Sanofi、EQRx、The Bill & Melinda Gates Foundation、牛津大學、Rallybio、BlueOak、華東醫藥、上海湃隆生物等公司或機構。

在這種商業模式下，公司通常會提供一系列的新藥研發服務，包括藥物設計、分子模擬、高通量篩選等。這些服務可以有效地說明藥企提高效率和降低成本，從而促進新藥研發的進展。此外，承接服務公司還可以通過向藥企提供藥物發現和開發的智慧財產權來獲得收益。

從近 3 年中國 AI 製藥行業的相關合作情況來看，可以發現，近 3 年 AI 製藥行業的合作事件一直在保持增長，尤其是在 2021 年，合作交易激增。以中國的晶泰科技為例，2021 年，晶泰對外披露的合作交易多達 16 項，占中國 AI 製藥行業 2021 相關合作事件總量的 22.5%。其合作對象包括加科思、勤浩醫藥、思路迪、青煜醫藥、希格生科、新格元、開拓藥業、啟德藥業、Geode Therapeutics、PhoreMost 等一眾創新型生物技術公司以及大藥企；合作涉及領域包括腫瘤、精神類疾病、自身免疫疾病等領域，藥物形式從小分子創新藥到大分子單抗、ADC、工程酶、多肽；合作內容以基於 AI 的計算與實驗一體化藥物發現服務為主。

3. 以開發內部研發管線為主，以 AI 賦能的 Biotech 公司（AI+Biotech）

這類公司的商業模式主要是自研新藥研發並推進臨床研究，偏向創新藥企模式，專業性高，進入門檻高，可在臨床一定階段向外授權或自主商業化，創造更高價值。例如英矽智慧、RelayTherapeutics、BenevolentAI、Cyclica 等公司。

比如，2021 年 12 月，英矽智能研發的治療特發性肺纖維化的新藥項目 ISM055 進入臨床試驗，在澳大利亞完成了首批健康志願者的臨床給藥。2022 年，英矽智慧研發團隊更是宣佈將 AlphaFold 應用到其端到端人工智慧藥物發現引擎，從而發現了一個針對沒有可用蛋白結構資訊的新型靶點—— CDK20 的潛在全球首創（first-in-class）苗頭化合物。這項工作首次將 AlphaFold 應用於苗頭化合物的確定，展現了 AlphaFold 在早期藥物發現過程中的助力。

這種商業模式的特點是公司主要致力於自主研發新藥，並推進臨床研究，以期將自主研發的新藥成功推向市場。在這種商業模式下，公司需要具備較高的專業性和創新能力，能夠利用人工智慧技術輔助進行新藥研發。公司通常會建立一系列的新藥研發平台，包括人工智慧藥物設計平台、高通量篩選平台、臨床前篩選平台等，以期提高新藥研發的效率和成功率。

同時，公司還需要投入大量的研發資金，承擔較高的研發風險。當然，一旦成功研發出新藥並推向市場，公司的價值將會大幅提升，因為新藥的商業價值較高，同時也擁有一定的智慧財產權。

10.4.3 「複合型」商業模式成為新選項

目前，多數 AI 藥物研發企業都會在 SaaS 服務商、AI+CRO 和 AI+biotech 的商業模式中相容兩種或者三種。

根據動脈網對中國 40 餘家 AI 製藥企業的商業模式進行的梳理和統計。中國大部分 AI 製藥企業的商業模式介於 AI Biotech 與 AI CRO 兩類商業模式之間，占比高達 42.9%；介於三種典型模式之間的企業，占比 14.3% 左右。另外，僅開發內部研發管線、以 AI 賦能的 Biotech 公司占比 12.2%；提供軟體平台服務的 SaaS 供應商占比 18.4%；為相關藥企、CRO 等藥物研發公司提供外包服務的 AI CRO 公司占比 12.2%。也就是說，中國的大多數 AI 製藥企業，更熱衷於在對外開展 AI CRO 服務的同時，佈局內部管線。

比如，晶泰科技和英矽智慧雖然對外展露是「AI 工業平台」和「AI Biotech」的企業定位，但其實兩家企業都依據自身的技術能力和團隊基因在各自的商業模式上進行了特色擴展。

其中，晶泰科技，在 AI CRO 的服務角色之外，還在佈局對初創企業的孵化投資。2019 年 8 月，AI 藥物遞送與製劑研發公司劑泰醫藥在晶泰科技的孵化下成立，並於 2020 年 3 月獲得晶泰的戰略投資；2021 年 3 月，基於與「挑戰不可成藥靶點」的英國生物醫藥公司 PhoreMost 成功的新藥合作，晶泰宣佈參與其 4600 萬美元 B 輪融資；同月，晶泰又參與了基於疾病模型的癌症創新靶向藥研發公司希格生科（Signet Therapeutics）的 6000 萬元天使輪融資；2022 年 1 月 18 日，晶泰宣佈參投基於免疫代謝重程式設計 + 人工智慧（AI）的新型腫瘤免疫治療藥物研發公司萊芒生物天使輪融資。

而英矽智慧在 AI Biotech 的角色之外，同時也在對外提供軟體平台服務，以及包括 Big Pharma、CRO、Biotech 等在內的多類藥物研發公司提供項目合作開發業務——目前，英矽智慧與全球超過 30 家領先生物醫藥公司達成了合作。合作夥伴包括輝瑞、強生、勃林格殷格翰、德國默克、梯瓦製藥、日本住友製藥、藥明康得、安斯泰來製藥、大正製藥、北京泰德製藥、先正達、優時比等一眾知名企業。

莫德納也開展與 IBM 合作，要藉助於 AI 與量子計算的超級計算，融合 mRNA 技術實現前置疫苗的研發。

當然，今天的 AI 製藥的商業模式還遠不到「定形」之時。在 GPT 真正與製藥深度融合前，AI 製藥必然還將經歷市場的核對總和洗禮。而「以 AI 賦能新藥研發，加速一顆新藥的誕生」這一最終目的，也將帶領一批優秀的 AI 製藥企業穿過時間的長河，為人類健康事業做出貢獻。

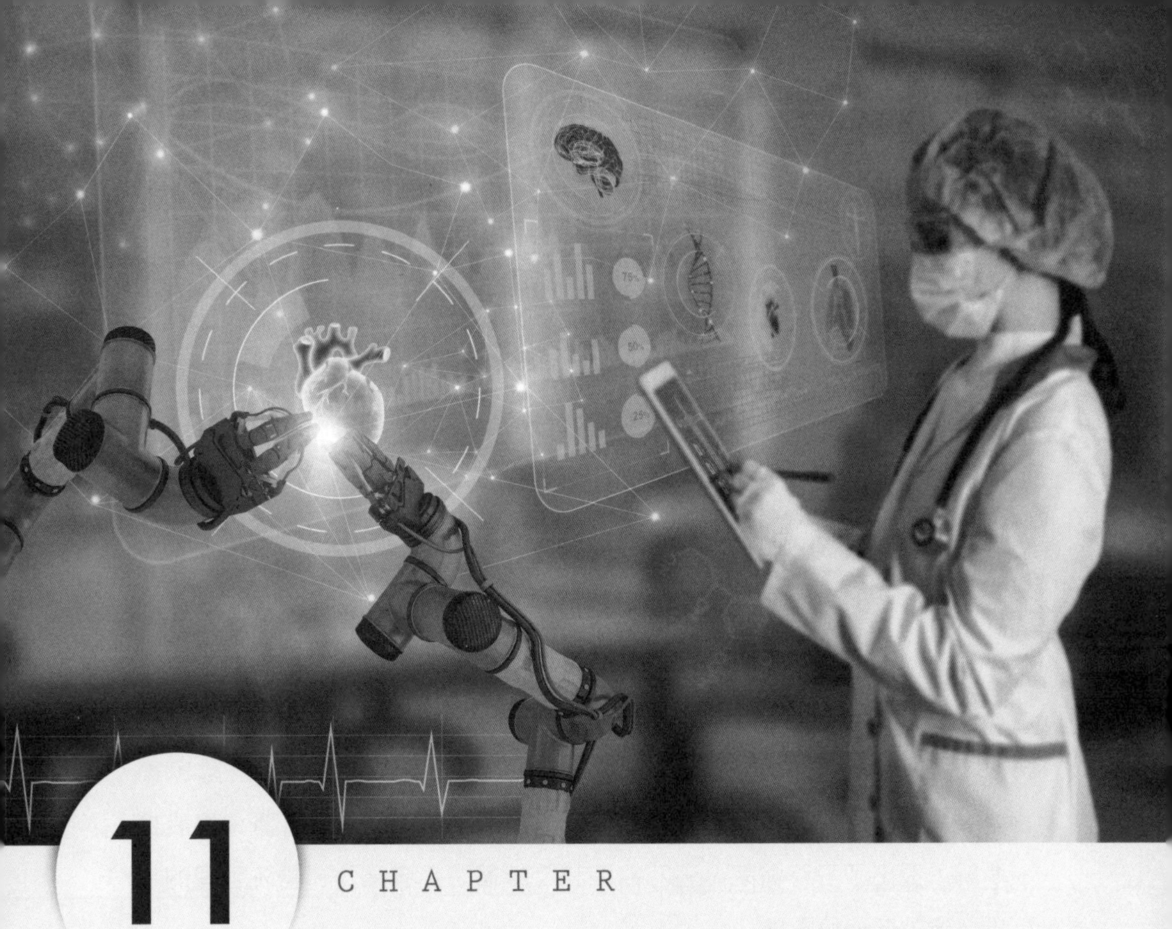

11 CHAPTER

醫療 GPT 的掘金之路

11.1 下一站，醫院資訊化

醫院資訊化是 GPT 醫療服務最為典型的應用場景之一，也是 GPT 醫療服務市場增速最快的醫療賽道之一。顯然，醫療資訊化建設並無止境，隨著醫療領域的痛點層出不窮，醫療資訊化行業也在不斷透過技術進步滿足更高層次的醫療需求。不斷走向資訊化的醫院也打開了巨大的商業市場，

11.1.1 醫院資訊化建設加速

醫院資訊化加速離不開政策的支援，2018 年 4 月，中國國家衛健委發佈《全國醫院資訊化建設標準與規範（試行）》（簡稱《建設標準》），提出了三甲醫院、三乙醫院和二級醫院臨床業務、醫院管理的資訊化建設業務和要求。

《建設標準》指標體系自下而上層層深入，對不同等級醫院的資訊化建設要求越來越嚴格。對二級醫院來説，該標準強調資訊化的基礎性應用，如便民服務、醫療服務、硬體設備、容災備份、雲端運算平台等；而針對三乙醫院，則重點推動資訊平台、大數據和物聯網的資訊化建設；並進一步助力將人工智慧、雲端運算管理、大數據等技術運用到三甲醫院的臨床業務和醫院管理之中，發揮 AI 的輔助診療作用，加強醫院的智慧化管理。

根據招商證券從中國政府採購網、中國政府採購招標網、各省市的省內招標網等採集的 2015-2018 年醫院資訊化建設專案（不包含醫保端）3439 個訂單，選用累計訂單數量不少於 4 個的 88 家醫院為樣本對院內資訊化建設現狀進行分析，其中三甲醫院 63 家、三乙醫院 13 家、二級醫院 12 家，三甲醫院占比達 72%。可以看出，三甲醫院資訊化建設投入持續性較強，平均每年都進行一次資訊化專案建設，而三乙醫院和二級醫院資訊化建設專案投入連續性相對較弱。

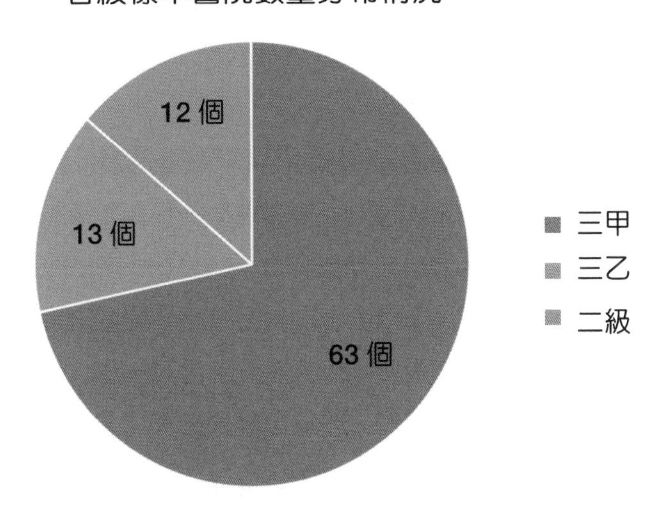

實際上，自中國國家衛健委發佈《建設標準》以來，三甲醫院和二級醫院的訂單總額就呈現高速增長的態勢，2018 年訂單總額分別為 2017 年的 3.4 倍和 2.5 倍左右。三甲醫院加快落實衛健委醫院資訊化建設相關標準，不斷加大訂單投入，2015-2018 年平均每家醫院訂單總額為 1801 萬元，遠高於三乙醫院和二級醫院。

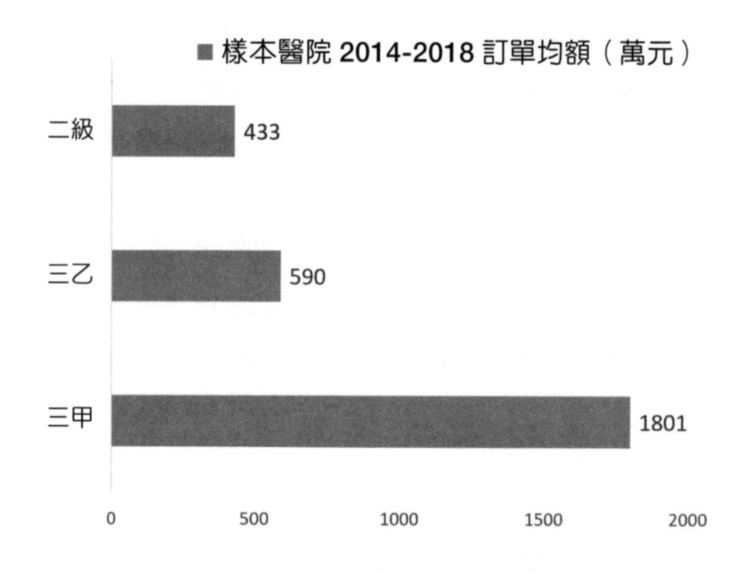

根據 CHIMA 公佈的《2017-2018 年度中國醫院資訊化狀況調查報告》，醫院近三年資訊化建設累計投入金額差異較大。按醫院級別進行分層分析發現，三級醫院資訊化建設累計投入多分佈在 500-2000 萬元之間，而三級以下醫院的資訊化建設投入集中分佈在 200 萬元以下；總體而言，三級醫院資訊化建設累計投入超過三級以下醫院，其投入金額在 500 萬元以上的比例明顯高於三級以下醫院。

透過將醫院 2017-2018 年度平均資訊化投入按醫院所在地區的經濟發展狀況進行分層分析發現，經濟發達地區醫院的平均資訊化建設投入金額為 658 萬元，高於經濟中等發達地區醫院的 543 萬元和經濟欠發達地區醫院的 378 萬元。

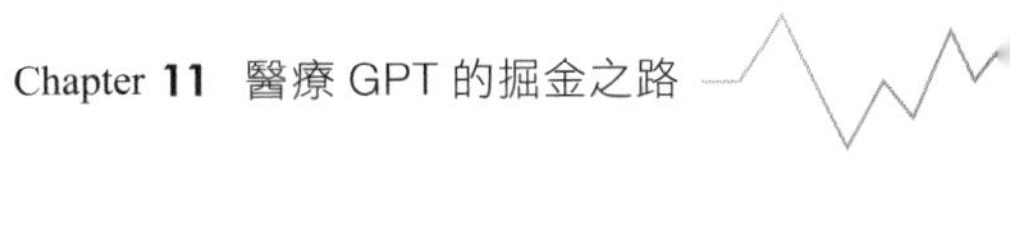

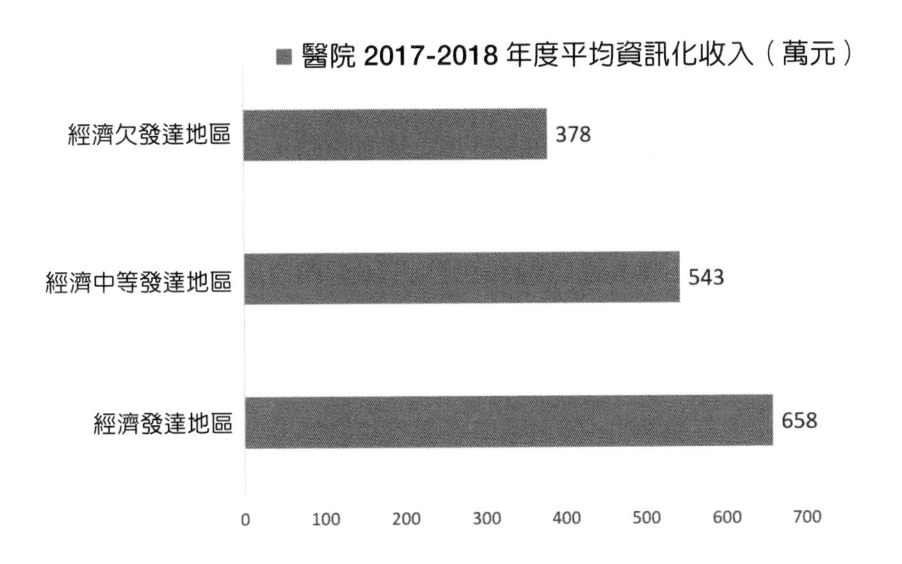

不同規模醫院的資訊化投入差異顯著，醫院規模越大，其進行資訊化建設的需求越強，投入越高。床位數大於 1000 張的醫院 2017-2018 年度資訊化建設平均投入金額為 903 萬元，其次為床位數在 501-1000 張之間的醫院，資訊化投入僅為 362 萬元。可以看到，三乙醫院與三甲醫院的資訊化建設專案投入金額差別很大且落後於三甲醫院，目前，三甲醫院已轉向打造基於雲端運算、大數據、物聯網等技術的智慧醫院，而三乙醫院還處在 HIS、CIS 系統整體建設改造階段。也就是說，未來，三乙醫院的資訊化建設還將朝著目標進一步發展，並帶來廣闊的市場發展空間。

醫療資訊化經過幾十年的發展，已經從以醫院管理流程資訊化為出發點的 HIS，跨越到以圍繞患者診療流程資訊化的 CIS，再到連接院外區域性衛生醫療資訊互通，醫療資訊化建設實現了從個體到整體、從局部到廣域的發展，內涵與功能得到強化，服務範圍不斷延伸。當前，醫療資訊互換已從院內延伸至院外，健康資料共用勢不可擋。

11.1.2 商業競爭，格局如何？

從行業發展現狀來看，根據 IDC 發佈的資料，2016 年，中國醫療資訊化行業解決方案市場份額前 10 的公司合計占比僅為 54.3%，其餘規模較小的醫療資訊化公司市場份額合計達 45.7%，行業集中度處於較低水準。

其中，東軟集團、衛甯健康、東華軟體、創業慧康、萬達資訊依靠在行業內的多年產品研發積累和實施經驗保持市場領先，共同組成行業第一梯隊。

值得一提的是，由於大型醫療資訊化公司通過多年在醫院端資訊化專案積累的廣泛醫療機構客戶資源和良好的品牌效應，醫院端也更傾向選擇有較強積累的龍頭公司。今天，隨著大型廠商在客戶資源、研發實力、產品完善程度、交付能力等方面不斷形成競爭壁壘，醫療資訊化行業集中度也在進一步提升。

具體而言，從客戶資源來看，醫療資訊化產品主要服務於醫院、醫療機構等客戶，客戶資源是企業發展的基礎。隨著市場競爭的加劇，大型廠商擁有更為廣泛和深入的客戶資源，能夠為客戶提供更全面、更優質的產品和服務，這也是他們在市場中佔據領先地位的重要原因。而小型企業由於客戶資源相對較少，往往需要透過不斷創新來拓展市場。

從研發實力來看，醫療資訊化領域需要不斷推陳出新的產品，以滿足醫療行業的不斷升級和變化的需求。大型廠商通常擁有雄厚的研發實力，能夠快速回應市場需求，並研發出更為專業、更為先進的產品。而小型企業由於資源限制，研發實力有限，往往需要在市場定位上更加精準，找到市場的小眾需求點，以獲得競爭優勢。

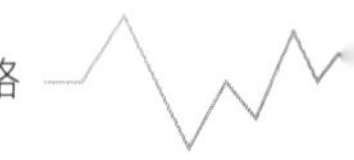

在產品完善程度方面，醫療資訊化產品需要具有完善的功能和易用性，以滿足醫療機構的需求。大型廠商擁有更多的研發資源，能夠快速回應市場需求，並不斷升級和完善產品，以提升使用者體驗。而小型企業由於研發資源相對有限，往往需要在產品的特色和專業性上下功夫，以吸引特定的客戶群體。

此外，醫療資訊化領域需要具有較強的交付能力，能夠為客戶提供快速、穩定的產品和服務。大型廠商在擁有更為完善的研發體系和客戶資源的基礎上，還能夠建立更加完善的交付體系，以提升交付速度和品質。而小型企業由於資源有限，往往需要更加注重服務的品質和使用者體驗，以提升客戶滿意度和口碑。

同時，大型廠商在醫療資訊化方面還能夠透過資源整合實現產業鏈條的延伸和完善，進一步提升市場競爭力。以騰訊為例，其在醫療資訊化方面透過與中國多家醫院、醫療機構的合作，實現了從醫療雲端平台、電子病歷系統、醫療 AI 輔助診斷到遠端醫療等方面的全方位覆蓋，實現了產業鏈條的延伸和完善，提升了在醫療資訊化領域的市場競爭力。

醫療資訊化行業的集中也將進一步影響醫療資訊化的商業格局。首先，由於行業集中度的提升會帶動大型企業不斷提升研發能力和產品品質，醫療資訊化的產品和解決方案也將更加完善和專業化。其次，大型企業在市場佔有率上的提升，也將帶來更多的客戶資源，從而形成更為龐大的客戶群體，同時也將加強對行業的引領和規範作用。此外，大型企業會持續擴大市場份額，增強行業競爭力，加速行業發展的步伐。

與此同時，當前，以 GPT 為代表的 AI 大模型的爆發也會進一步提升醫療資訊化行業的集中度。究其原因，GPT 涉及到大量的資料處理和分析，需要大量的計算資源和技術實力支援，這使得 GPT 的研發和應用往往由大型企業主導。

因此，GPT 的出現將有助於大型企業在技術和產品方面更加佔據優勢地位，同時也會提升醫療資訊化行業的技術門檻，進一步加大了小型企業的生存壓力。小型企業需要尋找差異化的發展策略，抓住市場上的小眾需求，尋找具有獨特競爭力的產品和解決方案，以避免直接與大型企業競爭。同時，小型企業也可以與大型企業進行合作，共同打造更為專業化和完善的醫療資訊化產品和服務。

醫療資訊化行業集中度的提升和 GPT 的出現都是醫療資訊化行業發展的必然趨勢，而只有不斷提高自身實力和技術能力，尋找差異化的發展策略，才能在激烈的競爭中獲得更多的市場份額和利潤。

11.2 群雄逐鹿 GPT 製藥

GPT 製藥作為新興領域，複雜多元，技術壁壘、人才壁壘高，當前市場參與者也呈現多元化格局，大型藥企包括傳統藥企和網際網路企業，以及初創企業都依據各自的優勢快速切入佈局當中。

11.2.1 GPT 賦能生物醫藥

從製藥的流程看，AI 技術已經在多個環節找到了適合自己的應用場景，並發揮出巨大潛力。

從臨床前藥物發現階段到藥物研發後期臨床試驗階段，AI 技術已經滲透到藥物研發諸多環節。比如基準化合物設計、預測疾病靶點、預測

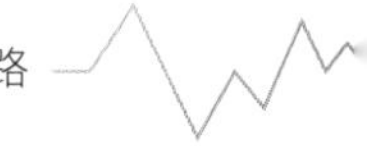

訊號通路、預測成藥靶點、確認新靶點、矽化合物庫設計、預測藥物結構與活性的關係、預測 ADMET 性質、優化藥物反應試驗、選擇受試人群、藥物警戒和轉錄組資料查詢等。

現階段 AI 在藥物研發需要大數據分析和高通量測試的階段優勢最為明顯。例如在根據海量文獻篩選靶點、專利追蹤、批量性質預測等方面，藥企便可以透過使用人工智慧相關技術降低大量製藥成本。

不斷取得的突破性進展也給 AI 製藥的未來帶來了空前的想像力。人工智慧技術與生物製藥領域的結合不僅將藥物發現、臨床前研究的時間縮短接近 40% 還可以節約臨床試驗階段約 50%-60% 的時間。每年近 260 億美金的化合物篩選成本和約 280 億美金的臨床實驗費用也可以透過 AI 製藥技術節省出來。面對創新藥研發領域日趨激烈的同質化競爭，AI 技術在藥物研發過程中帶來的諸多底層創新無疑也展現出了巨大的價值。

2020 年對於 AI 製藥行業來說是一個新的起點。在 2020 年，Deepmind 利用其自主開發的 AlphaFold 系統，成功預測了多種蛋白質的三維結構，其中包括一種與新冠病毒相關的蛋白質。這項成果獲得了廣泛的關注和讚譽，因為預測蛋白質的結構是藥物研發過程中的一個核心問題，可以幫助研發人員更好地理解藥物和蛋白質之間的相互作用，進而加速藥物研發的過程。

此外，Deepmind 還開發了一種名為 Generative Tensorial Reinforcement Learning（GENTRL）的 AI 系統，可以幫助研發人員設計新的化合物，從而加速藥物研發的速度。這項技術已經在癌症和抗生素研發方面取得了一定的進展。Deepmind 在 AI 藥物研發領域的成果，不僅吸引了眾多科技巨頭和資本的關注，也為整個行業帶來了巨大的變革和機遇。

AI 藥物研發的快速發展，極大地提高了藥物研發的效率和成功率，為研發更加安全、有效、個性化的藥物提供了更多可能性。同時，這也將推動整個醫療行業的發展，讓更多的人能夠受益於先進的藥物治療。

現在，以 GPT 為代表的大模型技術還突破了過去 AI 技術的限制，這意謂著，我們又有機會解決生物製藥領域很多內生問題，甚至可以從底層改變整個新藥發現的方法論。要知道，GPT 技術本身就帶有顛覆性基因，所以只要找到了適合其發展的應用場景，往往就能釋放出巨大的能量。

實際上，從理論上來說，在完成一定量的技術積累之後，用 GPT 賦能的新藥發現平台就可以持續性地開發新藥，這將徹底打破傳統的新藥研發模式，解決藥物研發時間長，成功率低的問題。同時，GPT 製藥的發展，將會改變人類疾病診療與藥物生產的模式，將會帶領人類在藥物研發與治療方面向定制化、精準化方向演變。GPT 有助於重塑人們對生命科學的理解，引導說明生物學家跳出人類固有思維框架的限制，GPT 製藥也因此被賦予極高的商業前景和社會價值。

11.2.2 GPT 製藥，誰最有優勢？

基於 GPT 的特有優勢，許多大型藥企開始在這一領域積極佈局。事實上，部分國際藥企早已開始和人工智慧企業展開了合作。

其中默沙東和葛蘭素史克與 AI 平台的合作最早也最為頻繁，其次是拜耳（Bayer），武田製藥（TakedaPharmaceutical），阿斯利康（AstraZeneca），賽諾菲（Sanofi）和羅氏（Roche）。2012 年，默沙東首次與 Numerate 公司合作開展心血管疾病的研究。葛蘭素史克自 2012 年以來已經與 Insilico Medicine、Exscientia、DeepIntelligent Pharma 和 Cloud Pharmaceutical 四家 AI 平台企業建立了合作。

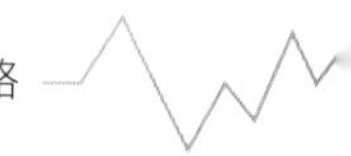

在所披露的合作當中，神經退行性疾病和癌症方向是目前合作的兩大熱門領域，心血管以及胃腸道疾病領域也有所涉獵。楊森製藥與BenevolentAI 合作，在帕金森氏症領域展開小分子化合物研究。公司主要利用 AI 系統 JACS 從論文、臨床試驗中提取資料，提出新假設從而加速新藥研發。GNSHealthcare 與 Genetech 合作利用 GNS 分析平台在腫瘤學方向展開研究。他們將大數據、機器學習和仿真技術結合起來判斷疾病預後效果，從而輔助醫療供應商進行市場決策。

除了傳統藥企結合 AI 進入 AI 製藥行業外，全球網際網路巨頭也紛紛加入 AI 製藥賽道。

騰訊早在 2015 年和 2018 年便參與了目前中國 AI 製藥企業之一晶泰科技的 A 輪及 B 輪融資。2020 年更是重點打造了「雲深智藥」，將 AI 藥物研發正式列入企業版圖。華為在醫療領域佈局了華為雲 EIHealth，計畫今年進一步在 AI 藥物研發領域展開佈局。阿里巴巴旗下的阿里雲與全球健康藥物研發中心合作，開發 AI 藥物研發和大數據平台，並針對 SARS/MERS 等冠狀病毒的藥物研發進行資料採擷。百度 2020 年 9 月成立百圖生科進軍 AI 製藥領域。其 LinearFold 演算法可將新冠病毒的全基因組二級結構預測從 55 分鐘縮短至 27 秒，提速 120 倍，字節跳動成立了專門負責大健康業務的極光部門，AILab 位於北京、上海、美國三地的團隊也正式開始招攬 AI 製藥領域人才。

此外，由於 AI 藥物研發領域的潛力巨大，各路資本也紛紛湧入該領域，更是進一步點燃了 AI 製藥領域的研發熱情。在技術和資本的雙重推力下，近年來，在藥物研發各細分環節中誕生了許多各具特色的 AI 製藥初創公司。在資訊搜集與整合、靶點篩選、藥物設計合成、藥物有效性預測以及臨床試驗資料優化等細分環節中，AI 製藥初創公司正發揮著越來越重要的作用。蓬勃發展的初創企業正在為 AI 製藥行業帶來全新的視角和分析工具。例如中國的基於真實世界資料解決方案研究的領星醫學，基於多組學資料採擷的普瑞基準等新興公司，都在嘗試利用人工智慧技術解答那些醫學中最本質的問題，從而賦能到新藥的研發。

11.2.3 GPT 製藥的新趨勢

在 GPT 驅動的藥物研發領域，新的趨勢開始出現，並塑造下一代人工智慧藥物發現公司的前景。

▨ 以生物機制為中心的藥物研發

不可否認，即便是今天，我們對生物的瞭解也只揭示了其複雜性的冰山一角。而新技術—— iPSCs、CRISPR、單細胞技術、高通量成像、多組學等——提高了人類大規模創建、操作和測量生物系統的能力。

結合先進的 AI 技術，未來，醫藥研發還可以創建一個生物圖譜來明確生物系統中的各種分子、通路和相互關係。這樣的生物圖譜能夠實現機制驅動的藥物發現，並極大地提高了藥物預測的準確性。實際上，當前，包括英矽智慧、Immuai、Repare therapeutics、Tango Therapeutics 在內的一些公司就在利用疾病細胞模型、病人樣本和 CRISPR 篩選來創建相關圖譜，以確定新的藥物靶點。

Meliora Therapeutics 正在建立業內首個腫瘤學作用機制圖譜，公司將機器學習演算法應用於藥物作用機制（MOA）圖譜開發與虛症學研究之中，並利用圖譜輔助，識別能夠作用於癌症靶點的化合物從而

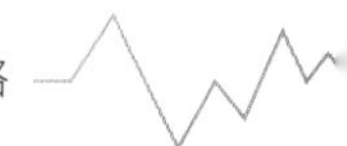

助力癌症藥物的研發。據公司官網介紹，Meliora Therapeutics 開發了 AnchorOmics 平台，在該平台中，機器學習演算法能夠生成每個「擾動」（perturbation）的「分子指紋」（molecular fingerprints），並在透過藥物圖譜定位該「指紋」後，映射出抗癌藥物的作用機制。

這些基於機制的生物圖譜是精準醫療領域出現的一個強大的新型武器。透過揭示以前未知的相互作用和途徑，人們對藥物的認知將會更加深刻，進一步加速藥物研發。

▨ 資料的全面變革

在未來，資料的產生、管理和共用方式將與今天大不相同。例如，資料生成可以外包給自動化生物實驗室，科學家們透過雲來管理工作流程和訪問資料。一些公司還為生物學家提供了一套非編碼的資料分析雲工具，允許未經培訓的人士快速獲得 AI 技術的賦能。

此外，在資料共用方面，區塊鏈技術讓專有生物資料集可以安全地進行傳輸，並允許產生貨幣化激勵，進一步打開經濟上的想像空間。資料作為新型生產要素，對傳統生產方式變革具有重大影響，這一點已被反覆證明。

▨ 生物藥品崛起

在已披露的 AI 輔助藥物研發項目中，超過六成為小分子藥物，而這一比例將在未來降低。

一方面，生物藥品（包括抗體、疫苗、多肽、核酸等）有其自身優勢：安全性更好，治療視窗更大，而且相對於小分子藥物而言，生物仿製藥的進入壁壘更高，更不容易被仿製藥奪去市場份額。另一方面，多組學的迅猛發展源源不斷地產生海量結構化資料，使以 Alphafold2 為代表的 AI 大模型的出現成為現實，隨著研究人員對生物大分子的理解更加深入和全面，生物藥品的研發和產業化會迎來新的高潮。

今天，AI 技術在藥物發現方面已經大放異彩，但它仍然處於起步階段，而隨著 AI 製藥的商業化發展，AI 製藥還將給我們帶來更大的驚喜。

11.3 GPT 落地影像識別

影像識別作為 AI 輔助診斷的一個細分領域，將人工智慧技術應用於醫學影像診斷中，是在醫療領域中人工智慧應用最為廣泛的場景之一。

11.3.1 人工智慧 + 醫學影像

影像診療的概念原起源於腫瘤學領域，之後其外延才擴大到整個醫學影像領域，理解醫學影像、提取其中具有診斷和治療決策價值的關鍵資訊是診療過程中非常重要的環節。

過去，醫學影像前處理 + 診斷需要 4-5 名醫生參與。然而，基於人工智慧的影像診斷，訓練電腦對醫學影像進行分析，只需 1 名醫生參與質控及確認環節，這對提高醫療行為效率大有裨益。人工智慧在醫學影像得以率先爆發與落地應用，主要是由於影像資料的相對易獲取性和易處理性。相比於病歷等跨越三五年甚至更長時間的資料積累，影像資料僅需單次拍攝，幾秒鐘即可獲取。一張影像片子即可反映病人的大部分病情狀況，成為醫生確定治療方案的直接依據。

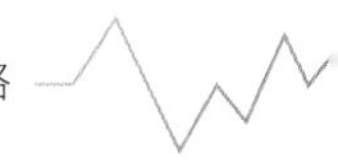

醫學影像龐大且相對標準的資料基礎，加上智慧圖像識別等演算法的不斷進步，為人工智慧醫療在該領域的落地應用提供了堅實基礎。

從技術角度來看，醫學影像診斷主要依託圖像識別和深度學習這兩項技術。依據臨床診斷路徑，首先將圖像識別技術應用於感知環節，將非結構化影像資料進行分析與處理，提取有用資訊。其次，利用深度學習，將大量臨床影像資料和診斷經驗輸入人工智慧模型，使神經元網路進行深度學習訓練；最後，基於不斷驗證與打磨的演算法模型，進行影像診斷智慧推理，輸出個性化的診療判斷結果。

依託於圖像識別和深度學習的人工智慧和醫學影像的結合，至少能夠解決三種需求。

一是病灶識別與標注。即透過 AI 醫學影像產品針對醫學影像進行圖像分割、特徵提取、定量分析、對比分析等。針對這種需求，X 線、CT、核磁共振等醫學影像的病灶自動識別與標注系統，可以大幅提升影像醫生診斷效率。目前的 AI 醫學影像系統已可以在幾秒內快速完成對十萬張以上的影像的處理，同時可以提高診斷準確率，尤其是降低了診斷結果的假陰性概率。

二是靶區自動勾畫與自我調整放療。靶區自動勾畫及自我調整放療產品能夠說明放療科醫生對 200 到 450 張 CT 片進行自動勾畫，時間大幅縮短到 30 分鐘一套，並且在患者 15 到 20 次上機照射過程中間不斷識別病灶位置變化以達到自我調整放療，可以有效減少射線對病人健康組織的傷害。

三是影像三維重建。基於灰度統計量的配準演算法和基於特徵點的配準演算法，解決斷層圖像配準問題，節約配準時間，在病灶定位、病灶範圍、良惡性鑒別、手術方案設計等方面發揮作用。

從落地方向來看，目前，中國 AI 醫學影像產品佈局方向主要集中在胸部、頭部、盆腔、四肢關節等幾大部位，以腫瘤和慢病領城的疾病篩檢為主。

在人工智慧醫學影像發展應用初期，肺結節和眼底篩檢為熱門領域。近兩年隨著技術不斷成熟迭代，各大 AI 醫學影像公司也在不斷擴大自己的業務半徑，乳腺癌、腦卒中和圍繞骨關節進行的骨齡測試也成為市場參與者重點佈局的領域。在疫情中，AI 醫學影像就參與到新冠肺炎病灶定量分析與療效評價中，成為提升診斷效率和診斷品質的關鍵力量。

11.3.2 政策資本雙雙入局

如果說影像資料的相對易獲取性和易處理性，是人工智慧在醫學影像得以率先爆發與落地應用的主要原因，那麼，國家政策的支持和資本的大量入場則給了人工智慧在醫學影像的應用持續更新的動力。

從政策加碼來看，2013 至 2017 年，中國政府各部門發布多項政策，不斷加大對國產醫學影像設備、協力廠商獨立醫學影像診斷中心、遠端醫療等領域的支持力度。

2016 年末，國務院就印發了《「十三五」國家戰略性新興產業發展規劃》，其中多次提及醫療影像，指出要「發展高品質醫學影像設備」、「支援企業、醫療機構、研究機構等聯合建設協力廠商影像中心」。2017 年 1 月，國家發改委更是把醫學影像設備及服務列入《戰略性新興產品重點產品和服務指導目錄》。

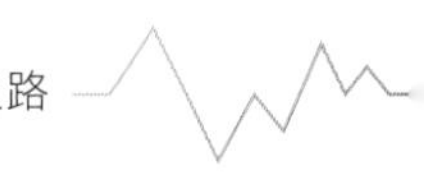

2017 年 11 月 15 日，科技部在北京舉行「新一代人工智慧發展規劃暨重大科技專案啟動會」。其中，騰訊公司自建的「騰訊覓影」入選成為醫療影像國家新一代人工智慧開放創新平台。而騰訊覓影 AI 和騰訊雲技術的人工智慧 CT 設備在疫情期間也於湖北多家醫院進行部署，幫助醫護人員進行診療。

2022 年年 7 月 5 日，國家衛生健康委能力建設和繼續教育中心（以下簡稱「繼續教育中心」）發佈《關於放射影像資料庫建設專案課題立項評審結果公示的通知》，正式拉開影像資料庫體系化建設的序幕，也意謂著 AI 技術在放射影像領域的應用與突破將會加速。

截止 2022 年 8 月 31 日，NMPA 共批准 45 個醫療 AI 輔助診斷軟體上市、其中涵蓋 CT、MRI、DR 等相關影像設備，為心腦血管疾病、胸部疾病、眼底、骨科疾病及兒童生長發育評估、肺部等提供 AI 輔助診斷。2022 年，NMPA 批證速度加快。截至 8 月底，批證數量已超過 2021 年。

除了政策的支持，資本的入場也為人工智慧醫療影像的持續發展添加動力。根據 Global Market Insight 的資料報告，從應用劃分的角度來說，人工智慧醫學影像市場作為人工智慧醫療應用領域第二大細分市場，將以超過 40% 的增速發展，在 2024 年達到 25 億美元規模，占比達 25%。

作為被人工智慧技術賦能的醫療器械，其背後依然面對市場，隨著資料的持續積累、演算法的進一步成熟，AI 醫療影像的商業模式歷經前期的探索也愈發清晰。

時下，就 AI 醫學影像而言，可行的商業模式包括兩種：一是與區縣級基層醫院、民營醫院、協力廠商檢測中心等合作，提供影像資料診斷服務，並按診斷數量收取費用。也就是說，與醫院方共同提供醫學影像服務並採取分成模式；二是與大型醫院、體檢中心、協力廠商醫學影像中心及醫療器械廠商合作，提供技術解決方案，一次性或者分期收取技術服務費。

目前，中國已有超過百家企業將人工智慧應用於醫療領域，其中，更有大部分公司涉足醫學影像領域，遠高於其他應用場景的企業數量。億歐《2018 中國人工智慧商業落地》報告中，在中國 100 家人工智慧相關非上市企業 2018 年預計營收範圍裡，人工智慧醫療公司共有 10 家進入 100 強，而這 10 家公司裡則有 6 家涉足 AI 醫學影像。

從市場競爭格局來看，中國 AI 醫學影像領域市場參與者眾多。既有 GE 醫療、樂普醫療等傳統醫療器械公司、也有 Google、IBM、阿里、騰訊等科技巨頭，以及依圖醫療、深睿醫療、數坤科技、推想科技等眾多初創公司，不同類型的市場參與者在資金支援、市場拓展、產品設計、技術研發等方面各具優勢。

行業內雖然尚未形成壟斷型企業，但經過多年市場競爭與優化，各細分領域已有領跑的龍頭企業出現，行業梯隊之間的差距逐漸顯現。自 2017 年以來，專注於不同病種與技術方向的 AI 醫療影像初創公司持續受到資本熱捧，部分龍頭企業已完成 C 輪融資，並圍繞核心產品進行技術與經驗遷移、病種與產品管線拓展、全球化佈局等，進一步強化競爭壁壘。

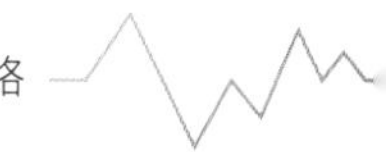

11.3.3 GPT 影像的市場機遇

儘管在多年市場競爭與優化，各細分領域已有領跑的龍頭企業出現，但 GPT 的誕生卻給了醫學影像一個新起點。 GPT 醫學影像仍具有諸多市場機會——病種、設備、流程三大方向均存在市場空白。可以說，在減輕醫生工作壓力提升工作效率以及突破醫學難題等方面，GPT 醫學影像仍有較大的發展空間。

首先，GPT 醫學影像在病種方向的應用有很大的發展潛力。當前，AI 醫學影像主要應用於肺癌、乳腺癌、胃癌、糖尿病視網膜病變等一些常見病種。但是，在其他疾病的診斷和治療方面，AI 技術的應用還相對較少，這為 GPT 醫學影像的進一步發展提供了廣闊的市場空間。例如，針對腦部腫瘤、心血管疾病、骨科等疾病的 GPT 醫學影像應用還比較有待發展。對於這些疾病，GPT 醫學影像可以透過深度學習等技術，對醫學影像進行高精度的分析和診斷，幫助醫生做出更準確的診斷和治療方案，提高疾病的治癒率。

其次，GPT 醫學影像在設備方向的應用也是一個非常有潛力的市場。當前，醫院普遍採用數位化醫學影像設備，這些設備產生的資料量很大，醫生需要花費大量的時間和精力對資料進行分析和診斷。而 GPT 醫學影像可以透過對這些資料進行處理和分析，快速準確地識別和定位疾病，幫助醫生更好地進行診斷和治療。

GPT 醫學影像還可以結合其他設備和技術。當前，針對數位化放射線技術（DR）和數位化乳腺攝影技術（DBT）的 AI 醫學影像產品仍處於發展初期，有待進一步完善和推廣。另外，隨著醫療影像設備的智慧化和資訊化，GPT 在磁共振造影（MRI）和電腦斷層掃描（CT）等領域的應用也將得到更加廣泛的推廣和應用。因此，GPT 醫學影像技術與醫療影像設備的結合，為 GPT 醫學影像技術的發展提供了廣闊的市場空間。

最後，GPT 醫學影像技術還可以應用於醫療流程中的各個環節，從而提高醫療效率和診斷準確性。目前，醫療流程中存在許多可以藉助 GPT 進行優化的環節，例如影像診斷、影像報告撰寫、影像資料管理等。對於影像診斷環節，GPT 醫學影像技術可以説明醫生快速地對影像進行初步篩檢和診斷，從而提高診斷效率和準確性。此外，GPT 還可以透過對大量的影像資料進行分析，説明醫生提供更加全面和準確的診斷結果。對於影像報告撰寫環節，GPT 醫學影像技術可以自動生成影像報告，減少醫生的工作量，並提高報告的準確性和規範性。此外，GPT 技術還可以對影像報告進行智慧化的管理和歸檔，便於醫生和患者查看和管理影像資料。對於影像資料管理環節，GPT 醫學影像技術可以説明醫院建立統一的影像資料管理平台，實現影像資料的共用和交流，避免資料重覆和遺漏，提高醫療服務品質和效率。

今天，儘管部分企業已率先實現 AI 影像的商業化，但行業集中商業化爆發階段尚未到來，而隨著 GPT 的爆發，可以預見，GPT 醫學影像還將迎來大發展，並產生巨大的商業化價值。

11.4 手術機器人，開啟外科新局面

使用機器人替代人力勞動已經成為一大趨勢，醫療領域也不例外，尤其是手術機器人。手術機器人是集多項現代高科技手段於一體的綜合

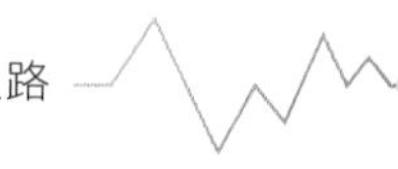

體，在外科上被廣泛認可。透過手術機器人，外科醫生可以遠離手術臺操縱機器進行手術。在世界微創外科領域，手術機器人都是當之無愧的革命性外科手術工具。

11.4.1 醫療機器人

醫療機器人是指用於醫院、診所的醫療或輔助醫療的機器人。是一種智慧型服務機器人，它能獨自編制操作計畫，依據實際情況確定動作程式，然後把動作變為操作機構的運動。

就目前來說，醫療機器人主要分為外科手術機器人、康復機器人、醫用服務機器人、實驗室機器人。外科手術機器人可用於手術影像導引和微創手術，多數由外科醫生控制，醫生掌握輸入裝置，機器人按指令在患者身上操作。康復機器人用於輔助和治療老年、永久或臨時的殘疾患者以及行動不便的人群，使用者透過視覺回饋和各種輸入裝置控制機器人，從而執行簡單的任務，例如將食物放入口中，或翻書，或站立和行走等。醫用服務機器人常見形式是在醫院中運輸類移動機器人，用於取藥或分配藥物，還有消毒和殺菌機器人等，可以解決醫院工作人員供不應求的問題，分擔一些沉重而煩瑣的工作。實驗室機器人用於進行本藥或進行重覆性的實驗，比如愛滋病毒檢測，可以節省時間，為其他目的騰出人力，主要普及原因是能夠以高速、可靠和無疲勞的方式執行重覆任務。

其他還有用於陪伴的情感類機器人，它們可以幫助治療癡呆症和認知障礙，也能用於康復類型的家庭護理。目前手術機器人占比最高，在六成以上。這主要利益於它發展的較早，實用性和效果最為顯著。不過隨著機器人和人工智慧類技術的發展，康復和服務機器人也在迎頭追趕。

從傳統的開刀手術到機器人手術，人類歷經了近 3 個世紀。18 世紀 80 年代，維也納外科醫生 Billroth 首次打開病人腹腔，完成了首例外科手術。這種傳統的開刀手術被稱為第一代外科手術並一直沿用至今。20 世紀 80 年代，以腹腔鏡膽囊切除術為標誌的微創手術取得突破性進展，在許多領域取代了傳統開刀手術，稱為第二代外科手術。進入 21 世紀，手術機器人得到開發並迅速投入臨床應用，被認為是外科發展史上的一次革命，也預示著第三代外科手術時代的來臨。

11.4.2 手術機器人優勢顯而易見

手術機器人雖然被稱作機器人，但本質上則是在手術中輔助醫生的機器。手術機器人通常由手術控制台、配備機械臂的手術車及視像系統組成，外科醫生坐在手術控制台，觀看由放置在患者體內腔鏡傳輸的手術區域三維影像，並操控機械臂的移動，以及該機械臂附帶的手術器械及腔鏡。

達文西是最典型的手術機器人。要知道，目前，達文西機器人已經廣泛適用於普外科、泌尿科、心血管外科、胸外科、婦科、小兒外科等，成為適用性最廣的醫療機器人。事實上，早在 2015 年，美國就有超過 90% 的前列腺切除手術由達文西機器人完成。

相較傳統手術，手術機器人優勢顯而易見。相較於傳統微創手術，手術機器人更加精準和精細，在手術和住院時間、減少失血量、併發症發生率、術後恢復等方面都具備一定的優勢，能明顯提高病人術後生活品質。

比如，在前列腺癌切除上，普通切除方法下，部分病人會喪失性功能，這是因為性神經極為纖細，藉助普通醫療器械無法觀察到，而手術機器人可以讓更高比例的患者保留「性」的權利。 再比如，在腹腔鏡下，醫生只能看到黑白平面、放大兩倍的圖像，而手術機器人則能做到 3D 彩色、放大 10-15 倍；腹腔鏡手術是人手控制腔鏡，手的顫抖在終端會被放大，影響手術精確性；而手術機器人由醫生操作電腦控制，不存在抖動問題。

手術機器人的精準和精細，也讓機器人手術出血量大幅減少。以胃癌病人為例，傳統胃癌手術病人往往要開膛剖腹，手術時間至少 3 小時以上，手術一般需輸血 400 毫升左右，而機器人手術平均只要 50-70 分鐘，且由於手術更加精準、術中幾乎不出血，所以一般不需要輸血或只輸 50 毫升，傷口癒合也更快。

更重要的是，手術機器人的革命，是使傳統手術從一個定性的動作轉變為定量的標準化資料，為手術開啟數位化與智慧化時代帶來可能。手術機器人，定量化手術方式的締造者。手術機器人應用時手術操作透過電訊號傳達機械臂，對患者進行定位與微創手術操作。

這個過程一方面使得手術操作可以量化並轉換為資料；另一方面透過資料的優化與分析，另一方面又進一步優化手術流程，實現手術數位化；最後透過人工智慧的反覆學習，達到智慧輔助甚至未來全智慧的目的。

因此，手術機器人最大的革命意義，不僅是使手術更精準、更微創、更簡便，更是使傳統手術從一個定性的動作轉變為可以定量的標準化資料。

與此同時，作為對患者兩大主流治療方式之一，手術機器人也是未來一體化治療方案的交互載體與輸出平台，包括智慧檢查、術前規劃、術中指導、術後分析等其他軟硬體將透過手術機器人間接對患者起到診療作用。

單從手術機器人幾乎無可指責的優勢來看，手術機器人的普及都是科技和社會發展的必然方向。並且，在全球人口高齡化以及未來醫護人員嚴重缺乏的大背景下，智慧化的醫療機器人有望成為解決供需不平衡的最重要的解決方案。

11.4.3 賣不動，難賺錢

儘管傳統手術，手術機器人在手術術式、患者治療與醫生操作均具備明顯優勢，但是，如此具有前景的手術機器人，卻逃不開高價格門檻的問題。這也是為什麼中國的手術機器人市場已經完成了早期的市場教育，但仍面臨「叫好不叫座」的困局原因。畢竟，不論是對於採購設備的醫院，還是接受手術的患者，手術機器人的價格都不算便宜。

顯然，手術機器人是一項技術門檻高、開發註冊行銷週期長、極燒錢的領域，從研發到上市過程漫長。相關報告顯示，手術機器人產品的研發週期基本都在十年以上。持續的研發投入和漫長的研發週期導致手術機器人的研發是一個高投入低回報的工作，盈利難的問題一直困擾著手術機器人企業。

比如，成立於 2005 年的天智航專注於骨科手術機器人領域，是中國首家上市的醫療機器人企業，但其長期處於虧損狀態，2019、2020 兩年的虧損額分別為 3416 萬元、5416 萬元，而這兩年其研發投入均超過 7000 萬元。

與之處境相似的還有即將上市的微創醫療機器人。微創醫療機器人誕生、至今已有 7 年歷史，到現在為止其產品仍處於研發之中，沒有在售產品。招股書顯示，微創醫療機器人在 2019 年、2020 年的虧損額分別為 6980.1 萬元、2.09 億元，同期研發投入分別為 6188 萬元、1.35 億元。

因此，中國的手術機器人市場雖然已經完成了早期的市場教育，但受限於技術創新能力，創新鏈和產業鏈不完整等因素，中國手術機器人高端診療裝備的技術競爭力依然薄弱，更多地也是依靠進口的手術機器人。

高額的研發投入和對技術的依賴，意謂著手術機器人的價格不菲，不菲的價格使多數醫院無力採購，手術價格也使大量患者無法承擔。

以目前應用最為廣泛的達文西手術機器人為例，中國的採購價格一般在 2000 萬 ~3000 萬元人民幣之間，每年維護費約在 150 萬元人民幣以上。這對於醫院來說是一筆不小的開支，因此有能力採購手術機器人普遍較發達地區的三甲醫院。

手術機器人耗材也開支不菲。據西南證券統計，達文西手術機器人平均每例手術使用的各類耗材總費用約為 2.59 萬元人民幣。在沒有醫保報銷的情況下，這些費用基本都需要患者承擔。

高昂的採購成本和維護成本，再加上不菲的耗材費用，使得機器人輔助手術的價格水漲船高，這成了患者接受機器人手術最大的門檻。上海市醫保局局長夏科家曾透露，若患者使用達文西手術機器人進行手術，單次手術費用達 3 萬元人民幣。另據西南證券的測算，平均每例機器人手術的成本約 4.4 萬元人民幣。

自然而然地，因使用率得不到保障，手術機器人陷入了「成本高、賣不動、沒人用、不賺錢」的惡性循環。當然，目前手術機器人的發展趨勢毋庸置疑，但跟人型機器人產業所面臨的問題一樣，主要集中在兩方面：一是手術機器人本身硬體層面的精密度、靈敏度方面還存在著一些制約；另外一方面則是手術機器人的智慧大腦，也就是基於人工智慧外科醫生的控制系統還有待於突破。不論如何，手術機器人行業依舊被市場看好，相信在大模型人工智慧技術的突破下，疊加產業政策和資本的支持，將很快得到進一步的發展。

11.4.4 政策扶持造就未來機遇

幸運的是，時代的發展也造就了獨特的機遇，醫療機器人的發展也成為了國家實現工業化戰略目標的重要一環。

國務院在「十三五」規劃綱要及《中國製造 2025》等檔案中提出，要重點發展醫用機器人等高性能診療設備，積極鼓勵醫療器械創新。此外，中國醫療市場的體量隨著高齡化社會的到來快速擴大，分級診療的推進和基層醫生的巨大缺口也成為了機器人研發的強勁動力。

2016 版《戰略性新興產業重點產品和服務指導目錄》明確認定腹腔、胸腔、泌尿、骨科、介入等手術輔助機器人及其配套微創傷手術器械為戰略新興產業重點產品。同年，國務院辦公廳在《關於促進醫藥產業健康發展的指導意見》中也提到「明確提出發展醫用機器人等高端醫療器械，實現進口替代，加快醫療器械轉型升級。」

2019 年底《關於推動先進製造業和現代服務業深度融合發展的實施意見》提出重點發展手術機器人等高端醫療設備。一方面手術機器人配置許可審批流程趨於簡化，從申請到批准僅需 2-3 個月，醫療機構申請購買手術機器人更為方便；另一方面政策也在逐漸放寬採購限制。

2020 年 7 月，國家上調了大型醫療器械配置規劃數量，至 2020 年末的全國手術機器人裝機數量由調整前的 197 台升至調整後的 268 台，上升 36.04%。

2021 年 4 月，上海醫保局將 28 個新專案納入本市基本醫保支付範圍，其中「人工智慧輔助治療技術」即是腹腔鏡手術機器人。其中，患者自負比例為 20%，手術類型被限定為前列腺癌根治術、腎部分切除術、子宮全切術、直腸癌根治術四種，手術機器人類型也被限定為僅達文西手術機器人一種。

8 月末，北京市醫療保障局也宣佈將手術機器人及其耗材納入醫保支付範疇，相關支付內容被分為兩部分，一部分為機器人的使用費用，固定為 8000 元，可全部使用醫保支付；另一部分為配套耗材費用，可部分報銷。與上海方案不同的是，北京將產品範圍限定為骨科手術機器人，但並未限定機器人廠商及手術類型，這讓適用範圍擴大了許多，更多的患者和手術機器人廠商可從中獲益。

回到當前的手術機器人市場，根據弗若斯特沙利文資料，2020 年，全球手術機器人市場規模 83.21 億美元，5 年複合增速達 22.6%；中國 4.25 億美元，5 年複合增速 35.7%。目前腔鏡手術機器人發展最為成熟，2020 年在全球和中國市場分別占比 63.1% 和 74.9%。

無疑，隨著手術機器人技術成熟，數位化與智慧化的突破，市場空間仍有進一步突破的可能，而手術機器人納入醫保則作為一個政策扶持的訊號將進一步打開中國手術機器人市場的新局面。這不論是對於辛苦耕耘的外科手術機器人公司，還是日益擴大的老年化群體，都是個頂好的趨勢。

Note

12 CHAPTER

「人工智慧＋」醫療商業案例

12.1 創業慧康：中山市區域衛生資訊平台的搭建者

創業慧康（原「創業軟體」）成立於 1997 年，是中國較早進入醫療衛生資訊化的軟體供應商之一，成立至今一直專注於醫療衛生資訊化領域，以智慧醫療、區域衛生、健康城市為主要發展方向。近年來，創業慧康先後承擔了國家電子發展基金專案等 40 多項國家、省、市級重大技術研發專案，公共衛生項目遍及全國 340 多個區縣，為 30 萬基層醫生提供工作平台，積累超過 2.5 億份居民健康檔案，處於醫療衛生資訊化行業第一梯隊。

2015 年，創業慧康中標中山市區域衛生資訊平台建設專案，2017 年，創業慧康完成平台基礎架構的搭建，截止目前，全市醫療資料、城市級醫療就診結算在區域衛生資訊平台上已實現互連互通。項目建成後，中山市的醫療衛生資源將在區域平台上實現整合，中山市醫療機構間的資訊孤島問題將得到徹底解決，醫療機構間協作的水準得以提高，實現為全市居民提供電子健康檔案管理服務，並為健康管理提供資料支撐和決策支援、為健康城市產業生態奠定基礎。

2019 年，中山項目進入營運期，而創業慧康也將擁有 10 年特許經營權和資料使用權。創業慧康將探索處方流轉、保險控費和 TPA、健康檔案服務、線上問診、醫療機構導流等 2B 和 2C 的「未來醫療」新模式，從而提升改善人民群眾就醫體驗。此外創業慧康還將藉助大數據、人工智慧、生物識別、區塊鏈、移動支付等新型技術，在中山市區域內開展醫療、藥品、保險、健康、金融、資料、廣告等多領域、多形式的網際網路、大數據營運業務。在中山項目「未來醫療」的實現上，創業慧康在利用自身能力的同時積極引入外部的能力支援。

其中，2018 年 8 月，創業慧康與騰訊簽署戰略合作框架協定，將首先以健康中山項目作為試點引入騰訊智慧醫院、人工智慧、人臉識別、電子社保卡、微信城市門戶、微信支付等產品融合到健康中山產品中。與騰訊合作有利於迅速提高創業慧康在醫療雲、大數據和人工智慧等方面的技術水準、產品成熟度以及 C 端領域的營運能力，中山項目中基於新型技術的眾多網際網路、大數據業務有望加速落地。未來在創業慧康已經積累優質客戶的基礎上，中山營運專案的開展以及後續業務的順利拓展，將有助於創業慧康估值向網際網路看齊。

營運期內，創業慧康收入將主要來源於為政府、醫療衛生行業管理者、健康機構和消費者持續提供監管、資料與維運服務等。中山營運服務收入以及後續專案配套建設或將成為創業慧康新的業績增長點。創業慧康持續探索健康城市生態體系中的雲端醫療流量及健康檔案價值的實現。

目前，中山專案仍在將適時引入如 120 急救系統、MDT 遠端診斷平台、雲膠片、人臉識別、影像 AI 等創業慧康自主新產品、新業務，以推動與醫療急救、養老機構、保險機構、銀行、電信服務商等合作。儘管目前創業慧康還處於相對初級的階段，但已經探索出了醫療數據資訊營運與管理的經驗，在基於人工智慧大模型技術的驅動下。可以預見，與人工智慧大模型技術進行融合，將會真正驅動醫療進入醫療的智慧化管理時代。

12.2 Schrodinger：用平台打通 AI 製藥

總部位於紐約的 Schrodinger 公司於 2020 年 2 月在納斯達克上市，也是目前商業化步伐最快的 AI 製藥公司。公司從創立至今已經發佈了 7 項關鍵技術平台。包含可對化合物進行高通量篩選的 Glide、Prime 全整合蛋白結構預測程式、WaterMap 首個計算蛋白結合水位置和能量的方法、FEP+ 首個精確預測具有共同核心的不同分子的不同親和力的方法、LiveDesign 協同蛋白設計的平台以及與冷凍電子顯微鏡研發相關的 Cyro-EMInitiative。

Schrodinger 的商業模式包含軟體業務和藥物研發業務兩部分。

其中軟體業務採用 license 模式，2019 年營收占比為 28%。值得一提的是，在 2019 年，全球 TOP 20 的製藥巨頭都是 Schrodinger 的客戶；Schrodinger 公司的軟體也被全球上千家科研機構使用。業務遍及美國、歐洲、日本、印度、中國、韓國等。2019 年年合同額 ACV(annualcontractvalue）超 10 萬美元客戶約 131 家，超 100 萬美元的客戶約 10 家。

Schrodinger 的藥物研發業務包含與外部的合作研發和自主研發兩種類型。目前有兩款 Schrodinger 參與合作研發的新藥已經獲得 FDA 批准。

Schrodinger 與外部合作採用公司與合作方共同成立企業，Schrodinger 占股權的形式。其中 Morphic 和 Relay 兩家公司已經 IPO 上市。這種模式的收入來源包括研究費用、未來的商業化里程碑費用、商業許可費等。

截至 2020 年底，Schrodinger 與 10 多家不同的藥企合作開展了 25 個以上的藥物研發項目——其中，2020 年 11 月，Schrodinger 與 BMS 合作開發腫瘤、神經、免疫疾病領域的小分子藥物，包括之前其內部開發的 2 個項目 HIF-2a 和 SOS1/KRAS。該項目讓 Schrodinger 得到了 5500 萬的里程碑付款，未來還包括 27 億美元的潛在里程碑付款。

在自主研發方面，Schrodinger 已經披露靶點的專案有 5 個。在靶點的選擇上，公司會對 1000 個靶點進行優先順序篩選，從腫瘤領域入手，尋找可實現結構模擬，生物學原理可行，治療市場大的靶點進行重點開發。Schrodinger 上市以來受到資本市場的熱捧，與其商業化進程走在各類 AI 製藥公司前列密不可分。其行業發展經驗同樣受到各類 AI 製藥初創企業的關注。

12.3 英矽智能：生成式 AI 端到端新藥研發

從全球範圍來看，2014 年，被看作是 AI 製藥領域發展的起步期。彼時，生成對抗網路（Generative Adversarial Networks，GANs）出現，行業開始利用這一技術在化學分子生成方面展開探索；同一時期，影像處理、自然語言處理等技術也逐步被用於小分子識別和靶點發現。也是在這一年，Alex Zhavoronkov（以下簡稱「Alex」）在美國創立英矽智慧，並擔任其創始人兼首席執行官。

Alex 畢業於加拿大皇后大學，後來在美國約翰霍普金斯大學取得生物技術碩士學位，在莫斯科國立大學獲得生物物理學博士學位，擁有電腦和生物兩個技術方向的求學經歷。並曾在英國生物老年醫學研究基金會擔任首席科學官，他還是美國巴克衰老研究所的客座教授，甚至寫過一本名為《跨越衰老》的書。

與任何一家 AI 製藥企業不同，英矽智慧是一家處於臨床階段生成式 AI 驅動的端到端藥物研發公司，在行業具有領先性及稀缺性，也是目前比較理想的 AI+Biotech 發展模式公司。

具體來說，英矽智慧團隊花了近 7 年的時間，建構了數百個 AI 模型整合到該公司自主研發的一體化 AI 平台 Pharma.AI 中，並透過大量的組學資料、論文庫資料、臨床實驗資料等不斷地對 AI 演算法進行訓練驗證和迭代，從而開發了針對藥物研發三大痛點的 AI 藥物研發軟體，它們包括：創新靶點發現引擎 PandaOmics、小分子的設計和生成引擎 Chemistry42、以及臨床試驗結果預測平台 InClinico。

在創新藥物研發項目中，首先，團隊利用 PandaOmics 引擎的複雜評分機制，透過資料分析說明靶點發現；其次，用經過大量資料訓練和驗證的小分子設計引擎 Chemistry42，基於蛋白結構或者配體結構進行化合物的設計和篩選，說明找到具有特定屬性的小分子化合物，實現從苗頭化合物的發現一直到臨床化合物的確定；第三，利用人工智慧引擎 InClinico，指導正確的臨床實驗方案。

值得注意的是，Pharma.AI 平台透過處理多模態大數據並建構複雜的疾病模型用於靶點選擇，實現包括數百個模組，如生成式對抗神經網路（GAN）、自然語言處理（NLP）引擎和統計元件——所有模組均可協同工作。並在此基礎上再透過發現的 20 個驗證靶點中篩選出了一個全新的靶點，優先用於進一步分析。

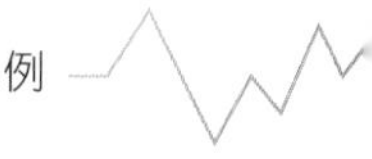

簡單來說，英矽智慧就是透過大數據模型，讓 AI 技術實現推理創造，使得 AI 從量變走向質變，探索新的藥物探索方法。透過 AI 平台的深度學習演算法和大數據計算，實現從靶點發現到化合物篩選，從化合物合成到臨床實驗設計優化，最後走進人體臨床實驗全過程。

2019 年，英矽智慧利用其開發的深度生成模型 GENTRL 發現了靶向一種激酶靶點 DDR1 的有效抑制劑，從選擇一個靶點到形成潛在的新藥分子，僅僅用了 21 天。該成果發表在《自然》子刊《自然生物》（《Nature Biotechnology》）上，被列為 AI 智藥興起的標誌性事件之一。

2021 年 2 月，英矽智慧又宣佈發現了抗纖維化臨床前候選藥物 ISM001-055，這也是全球首次利用人工智慧發現的全新機制抗纖維化候選藥物。這個過程，英矽智慧研發團隊僅用時 18 個月，與傳統藥物研發過程相比，節省了約 66% 的研發時間。2022 年 7 月，ISM001-055 在中國的 I 期臨床試驗完成首批受試者給藥。

今年 2 月，英矽智慧又宣佈，公司自主研發的抗新冠病毒口服創新藥 ISM3312 已獲得中國國家藥監局的臨床試驗許可，即將進入臨床試驗階段。這將是第二款在英矽智慧自有 AI 平台賦能下發現的藥物進入臨床試驗階段。

ISM3312 是一款靶向主蛋白酶（3CLpro）的高選擇性小分子抑制劑，其新穎的分子結構是由生成化學平台 Chemistry42 基於冠狀病毒主蛋白酶結構全新生成的化合物優化而來，以全新的不可逆共價結合機制與靶點蛋白相結合，具有更廣譜的抗冠狀病毒活性、優秀的單藥口服生物利用度、以及潛在抗臨床耐藥突變的能力。

英矽智慧成功將兩款藥物推進至臨床階段，也標誌著英矽智慧成為了全球 AI 製藥領域的先行者。目前，英矽智慧已經與多家全球頂尖的製藥企業建立合作關係，合作開發各種類型的新藥。在未來，英矽智慧將繼續致力於推動 AI 製藥領域的發展，為全球病人提供更好的治療方案。

12.4 科亞醫療：擁有「行業首證」的 AI 醫療器械公司

科亞醫療（科亞醫療科技股份有限公司）是一家專注大數據和人工智慧技術在醫療領域落地應用的公司，致力於用 AI 賦能影像和醫療大數據資訊，打造新一代人工智慧醫療器械平台，為患者、醫療機構、生命科學研究機構提供精準醫療服務。作為中國 AI 醫療器械三類證首證企業，科亞醫療也是率先同時擁有中國 NMPA、歐盟 CE、美國 FDA 三重認證產品的人工智慧醫療器械國際領先企業。

具體來看，2022 年，4 月，科亞醫療自主研發產品深脈分數 DVEFFR 通過美國食品藥品監督管理局（FDA）的 510（k）認證，正式在美上市，深脈分數 DVFFR 也成為全球首個同時擁有中國 NMPA（2020 年 1 月）、歐盟 CE（2018 年 8 月）、美國 FDA 三重認證的 CTFFR 產品。

此前，深脈分數已經於 2018 年 8 月取得 CE 標誌，並於 2020 年 1 月獲得國家藥監局批准，即允許於中國進行商業化的首款人工智慧三類醫療器械。在授予批准時，國家藥監局在批准檔中特別指出「具有重大經濟效益和社會價值，與國內外同品種產品相比，性能指標處於國際領

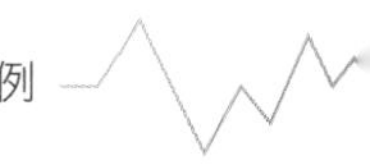

先水準」。如今深脈分數 DVFFR 獲得 FDA 批復，其意義不止於單純的醫療器械認證，更打破了國外公司 FFRCT 產品在美市場長達七年的壟斷局勢，有望在全球範圍內重塑 CT-FFR 的定價。

深脈分數（DVFFR）是全球首款採用深度學習技術，進行冠狀動脈生理功能評估的產品。利用冠狀動脈電腦斷層掃描造影影像（Computed Tomography Angiography，CTA）進行無創 FFR 分析，能夠快速評估冠脈狹窄是否會導致心肌缺血。作為首款完成前瞻性、多中心註冊臨床試驗的人工智慧醫療產品，深脈分數的準確率高達 92%。

在產品認證之後，科亞醫療組建專業的銷售及行銷團隊專注於開拓人工智慧醫學影像的商業化道路，作為「首創」醫療器械，深脈分數的商業化落地首先需要醫院向地方政府部門（通常包括省級衛生健康委員會及醫療保障局）申請物價編碼後，方可就全新醫療器械或手術向患者收取費用。

管申請物價編碼的程式冗長，中間還疊加了新冠疫情帶來的負面影響，但目前深脈分數仍已成功進入 12 個省份的定價專案目錄。科亞醫療也且已與中國超過千家三甲醫院建立了緊密的合作關係，並共建人工智慧診斷中心，累計覆蓋患者群體 3000 萬餘人。

並且，科亞醫療始終在積極探索人工智慧醫學影像的商業化落地途徑，2021 年 8 月，深脈分數 DVFFR 正式在北京安貞醫院投入臨床使用。該專案可利用人工智慧技術對冠狀動脈 CTA 圖像進行無創 FFR（血流儲備分數）分析，從而精準評估心血管疾病患者是否需要冠脈造影與植入支架。

此外，2022 年 1 月，科亞醫療榮獲 2022 年度北京市「專精特新」中小企業稱號；2 月，科亞醫療自主研發的冠脈血流儲備分數計算軟體、智慧輔助診斷系統、無創冠脈血流儲備分數測定服務三項產品獲得「北京市新技術新產品（服務）」認定；7 月，科亞醫療自主研發的深脈 CTP 智慧影像分析系統正式獲批 NMPA 二類醫療器械註冊證；8 月，科亞醫療自主研發的冠脈造影 Deep Vessel Angioessence 正式獲批 NMPA 二類醫療器械註冊證。

作為中國 AI 醫療行業領軍企業，科亞醫療在覆蓋臨床「篩檢、診斷、治療、隨訪」全流程，多場景需求應用的 AI 產品服務體系有了初步的建構。而隨著人工智慧大模型技術的突破，也讓我們看到基於人工智慧技術建構全過程的智慧醫院正在成為現實。

12.5 深睿醫療：提供基於 AI 的醫療解決方案

深睿醫療作為一家專注於人工智慧技術在醫療領域應用的國家級高新技術企業，成立於 2017 年 3 月，在北京、上海、杭州等地設立獨立營運公司。深睿醫療致力於通過突破性的人工智慧「深度學習」技術及自主研發的核心演算法，為國內外各類醫療服務機構提供基於人工智慧的醫療解決方案。

作為中國醫療人工智慧領域領軍企業，深睿醫療五年完成七輪融資，深受市場認可。截至 2022 年 8 月，深睿醫療共擁有五張 NMPA 三類證。深睿醫療深耕人工智慧醫學影像領域，旗下產品 Dr.WiseAI 醫學

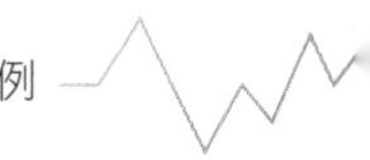

輔助診斷系統，運用「深度學習」技術及自主核心演算法，用於各系統疾病的精確診斷，為醫生進一步診療決策提供臨床建議。

目前，深睿醫療的產品已經覆蓋神經系統、心血管系統、運動系統、呼吸系統、消化系統等領域，並為各類醫療服務機構提供針對性的醫療解決方案。

比如，深睿醫療胸部 CT 的 AI 解決方案就是基於胸部 CT 成像的多徵象、多病種 AI 輔助診斷，包括肺結節、肺炎、其他肺部疾病徵象、骨質病變和縱膈病變等 AI 輔診模組，可實現肺部、胸膜、胸廓、縱膈等部位的全徵象一站式自動分析及疾病診療全流程管理，具備定位檢出、定量分析、定性分析、智慧隨訪和結構化報告等功能。整個方案接近醫生的日常工作模式，將説明醫生大幅提升診療流程的效率、準確性及標準化。

在心腦血管疾病治療方面，眾所周知，心腦血管疾病是一種嚴重威脅人類，特別是 50 歲以上中老年人健康的常見病，具有高患病率、高死亡率、高致殘率的特點。這類疾病起病隱匿、發病突然，全世界每年死於心腦血管疾病的人數高達 1500 萬人，居各種死因首位。在這樣的情況下，CT 血管成像 (CTA) 憑藉檢查無創、掃描時間短、圖像解析度高的特點，對於篩檢心腦血管疾病具有重要價值。以 AI 賦能心腦血管 CTA 檢查，在臨床應用層面已經受到醫生廣泛認可。深睿醫療心腦血管 CTA 智慧輔助診斷系統，無需人工作業，從原始影像直達膠片與報告，完美嵌入醫生臨床工作，實現心腦血管 CTA 一站式智慧工作流程，更精準快速輔助診斷，工作效率大幅提高此外，近年來，神經系統腦血管疾病呈現高發病率、高致殘率、高死亡率的特點，僅 2018 年，中國因卒中死亡人數為 157 萬人，占居民總死亡率的 22.3%。龐大的卒中人群給中國帶來了極大的醫療支出，根據中國衛生健康統計年鑒的資料，中國腦卒中住院治療支出年均增長率約為 5.5%，預計到 2030 年，中國腦卒中住院支出將達到 800 億元。而人工智慧的應用可以實現腦血管病一站式 CT 檢查流程全覆蓋，包括 CT 平掃、CT 血管造影以及 CT 灌注的多模態影像，自動完成影像重組與分析，提供輔助診斷報告，為臨床快速精準治療提供決策依據，挽救患者時間窗，減少危重症的出現。

深睿醫療的神經系統 AI 解決方案透過應用 AI 輔助頭部 CT 平掃、頭頸 CTA 與 CTP 診斷，將 AI 輔診融入神經系統疾病臨床工作流程，實現責任血管智慧檢出，血管狹窄和斑塊智慧評估，潛在顱內動脈瘤、血管畸形、煙霧病等器質性病變分析；並智慧檢出梗死核心區、缺血半暗帶、生成 Mismatch 值。極大地提高神經系統疾病影像檢查的效率與精度，為患者治療方案的確定提供臨床依據。

其中，深睿醫療的動脈瘤產品已獲准進入 NMPA 創新醫療器械審核通道，相關成果獲國家自然科學基金重點專案支持，成果被《NatureCommunications》收錄，全球罕見的基於人工智慧的顱內動脈瘤檢測多中心驗證。而深睿醫療的人工智慧路徑讓我們看到，基於 AI 打造專科診斷醫生正在成為現實。未來在接入治療之後，基於人工智慧的專科、全科診療醫生將成為可能。

12.6 直覺外科：醫療機器人冠軍

達文西——文藝復興三傑之一，創下了不朽名作《蒙娜麗莎》。得名於藝術大師達·文西的達文西手術機器人，則是帶有外科手術系統的高級機器人，也是如今醫療機器人領域當之無愧的冠軍機器人。而壟斷了醫療機器人市場近 20 年之久的達文西機器人，正是出自直覺外科這一醫療機器人巨頭。

1985 年，美國洛杉磯的研究人員藉助 PUMA560 工業機器人平台完成了機器人輔助定位的神經外科活檢手術，這標誌著醫療機器人發展的開端。此後，人類實現了機器人在多個醫療場景的應用探索。在應用場景探索時期之後，兩家俱有美國軍方技術背景的醫療機器人公司 Computer Motion 和 Integrated Surgical（直覺外科）交替推出先進的手術機器人系統，拉開了手術機器人領域爭霸的序幕。

1994 年，Computer Motion 公司研製了第一台用於輔助微創手術的內窺鏡手術系統，這也是第一台真正意義上的外科手術機器人，命名為伊索系統並獲 FDA 許可。伊索系統上市後不久，直覺外科推出達文西手術系統，於 2000 年獲得 FDA 批准，成為第一個綜合腹腔鏡手術機器人系統。

可以說，達文西機器人的出現成為全球醫療機器人行業的一個轉捩點。在達文西系統誕生後的一年，Computer Motion 公司就在伊索系統的基礎上，研發了經典的主從手術機器人系統，即宙斯系統。宙斯系統也獲得了 FDA 批准，並於 2001 年 9 月完成了人類歷史上第一次跨越大洋的遠端手術。於是，手術機器人領域進入了由 Computer Motion 公司和直覺外科主導的時期。同時，Computer Motion 和直覺外科也拉開了手術機器人領域爭霸的序幕。

據《手術機器人》(SurgRob）報導，Computer Motion 於 2000 年先發制人，在 Intuitive 上市之前就對其提起了 8 個專利訴訟，但之後 Intuitive 和 IBM 聯合發起了「反訴訟」，以告對方侵權。最終的判決指向了雙方都互有侵權，而聯邦法院更是對 Computer Motion 判處了高達 440 萬美元的罰款。2003 年，直覺外科利用率先上市帶來的資金優勢收購了 Computer Motion，結束了雙方無休止的法律糾紛，也開啟了直覺外科在手術機器人領域近 20 年的壟斷霸業。

直覺外科的資金優勢開啟了達文西機器人的壟斷之路，而硬核技術則持續鞏固了達文西的霸主地位。在美國專利局的資料庫裡，達文西手術系統擁有相關專利 2000 多項，幾乎覆蓋了現有同類外科手術機器人的所有技術保護點。

2000 年上市之際，直覺外科的股價才合每股 9 美元，而到了 2018 年，直覺外科的股價最高時達到了 574 美元，市值超過 600 億美元。年均上漲 40%，回報率甚至超過了 Google，而這正是得益於達文西手術機器人。達文西稱霸了手術機器人界整整 20 年。根據公開資料，2019 年，透過公司手術機器人進行的手術超過 120 萬個，全球新部署超過 1100 台達文西系統。自公司成立以來，累計發表了 2.1 萬篇同行評議論文，執行超過 720 萬次手術，達文西系統的裝機量也達到 5500 萬台。

一台達文西外科手術設備美國本土的銷售價格在 60 萬到 250 萬美元之間，但由於達文西機器人的技術和市場被國外製造廠商壟斷，賣到中國的價格則在 2000 萬人民幣左右。除此之外，機器人的機械臂是一種高值耗材，使用時是臨時安裝到機器人上面，每條機械臂使用 10 次後便不能繼續使用，機械臂的價格在美國從 700 美元到 3200 美元不等，中國每條約為 10 萬人民幣。而達文西外科手術設備每年的服務協定則在 10 萬美元到 17 萬美元之間。

即便價格高昂，但達文西機器人依然廣泛適用於普外科、泌尿科、心血管外科、胸外科、婦科、小兒外科等，是當前適用性最廣的醫療機器人。

遇見人工智慧的外科手術機器人，以機器特有的精準與人工智慧強大的知識體系，不僅會對醫療領域的外科手術帶來影響。同時將會對整個整形美容行業帶來衝擊，可以預見，將會有越來越多的整形美容智慧型機器人取代當前整形美容行業的醫生。

Note

PART 5
未來篇

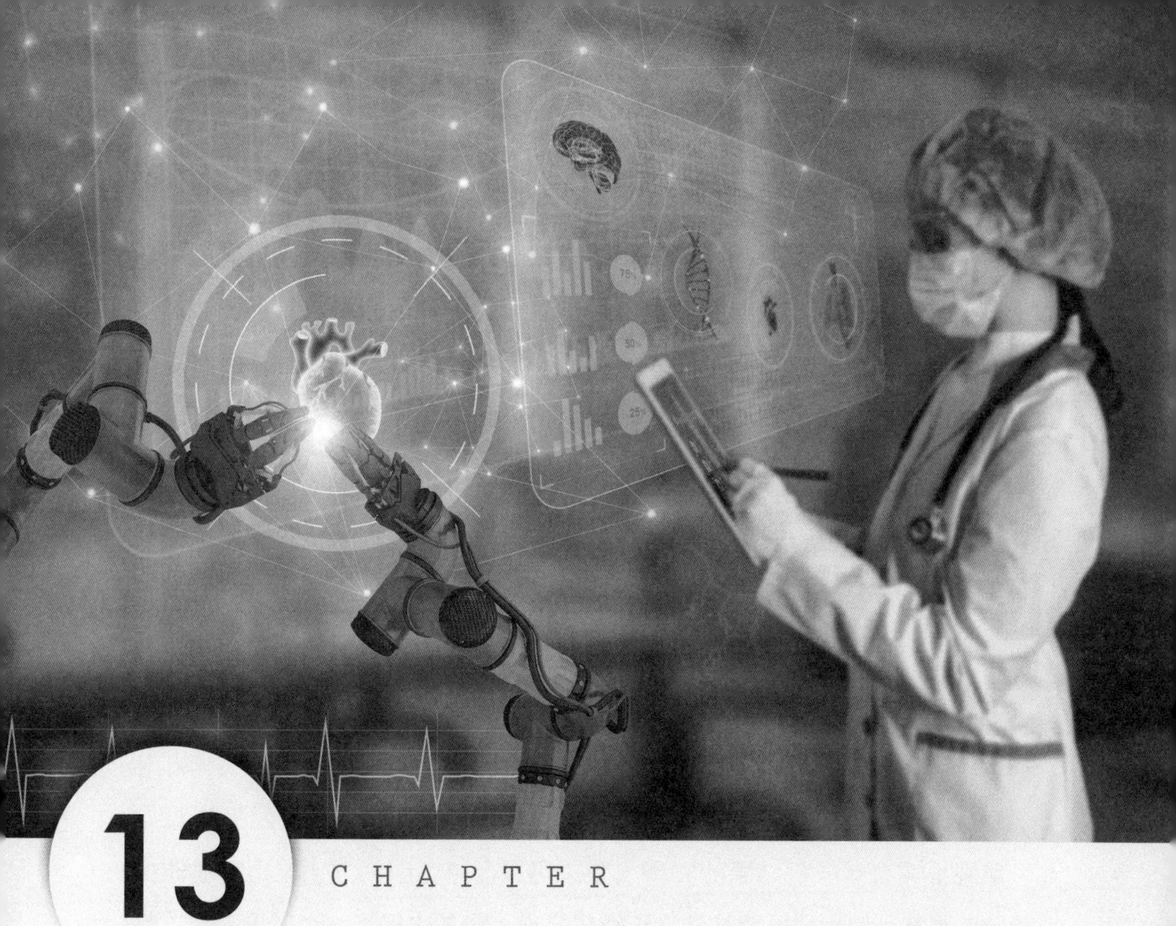

13

CHAPTER

醫療 GPT 的未來挑戰

13.1 醫療 GPT 的偏見與價值觀

人工智慧（AI）在醫療領域的應用越來越廣泛，AI 技術可以用於輔助醫生進行疾病診斷、制定治療方案、藥物研發等，從而為患者提供更好的醫療服務。然而，人工智慧並非完全的中立，人工智慧也存在著偏見，而這種技術所攜帶的偏見或許還將進一步對醫療 AI 產生影響。尤其是 GPT 時代的到來，將會放大這種影響，如何規避醫療 GPT 的偏見風險，已經成為我們邁入醫療 GPT 時代一個不可迴避的現實問題。

13.1.1 GPT 的偏見

大多數人往往會認為，相較於人類的很多主觀偏見，人工智慧是電腦根據資料分析結果的判斷，應該可以保持客觀中立。但事實並非如此，畢竟，利用機器學習的人工智慧是從大數據中學習，也就是人類「餵養」電腦什麼樣的資料，AI 就直接吸收什麼樣的資訊，這些資料本身不一定全是中立的，如果經過特定的原則篩選過，就有可能產生偏頗。

2018 年 4 月，美國麻省理工學院媒體實驗室（The MIT Media Lab）曾打造出一款暗黑系 AI，命名為「諾曼」（Norman，取名自電影《驚魂記》中的精神病殺手）。MIT 團隊故意篩選所有跟暴力、恐怖行為、死亡有關的圖片和文字給「諾曼」深度學習，目的就是想知道「諾曼」會發展出什麼樣的模型。結果就是，「諾曼」成為了全世界第一個精神病 AI（World's first psychopath AI），並且，通過人格測驗證明，後來的「諾曼」不論看到什麼新資訊，所聯想到的都跟邪惡有關。

事實上，The MIT Media Lab 在 2017 年就曾經養出另一個會自己創作恐怖故事的 AI 作家「雪萊（Shelley）」（以《科學怪人》小説作者瑪麗·雪萊 Mary Shelley 命名）。MIT 團隊先是用多篇恐怖故事訓練雪萊累積獨立創作的基本功，並將雪萊設計成可以和人類一起工作，在 Twitter 上以故事接龍方式邀請朋友共同創作，從中學習人類給的各種可怕與令人不安寫作方式，創造出令人毛骨悚然的故事。

The MIT Media Lab 發展「雪萊」和「諾曼」的目的，就是要向人們證明，演算法本身沒有問題，但是偏頗的訓練資料會養出偏頗的 AI，預測出來的結果就會偏頗。而如果人工智慧遭到有心人士刻意訓練和使用，比如透過發達的社交媒體傳播，就可以輕易放大輿論操作影響社會。

當前，越來越多的事例表明，人工智慧的演算法歧視與演算法偏見客觀存在。比如，亞馬遜的當日送達服務不包括黑人地區，美國州政府用來評估被告人再犯罪風險的 COMPAS 演算法也被披露黑人被誤標的比例是白人的兩倍。

人工智慧的演算法自動化決策還可能讓不少人一直與心儀的工作失之交臂，難以企及這樣或那樣的機會。而由於演算法自動化決策既不會公開，也不接受質詢，既不提供解釋，也不予以救濟，其決策原因相對人無從知曉，更遑論「改正」。面對不透明的、未經調節的、極富爭議的甚至錯誤的自動化決策演算法，我們將無法回避「演算法歧視」導致的偏見與不公。

這種帶著立場的「演算法歧視」在爆紅的 ChatGPT 身上也得到了體現。據媒體觀察發現，有美國線民對 ChatGPT 測試了大量的有關於立場的問題，發現其有明顯的政治立場，即其本質上被人所控制。比如

ChatGPT 無法回答關於猶太人的話題、拒絕網友「生成一段讚美中國的話」的要求。此外，有用戶要求 ChatGPT 寫詩讚頌美國前總統川普（Donald Trump），卻被 ChatGPT 以政治中立性為由拒絕，但是該名用戶再要求 ChatGPT 寫詩讚頌目前美國總統拜登（Joe Biden），ChatGPT 卻毫無遲疑地寫出一首詩。

13.1.2 規避醫療 GPT 的偏見風險

面對人工智慧的偏見和價值觀，我們必須引以為鑑。尤其是在訓練 GPT 全科醫生的過程中，因為醫療 GPT 的應用來自大量醫療資料，如果這些資料本身有年齡、種族方面的偏見，也可能造成 GPT 的錯誤判斷。美國曾對有色民族存有偏見，因此，與其相關的醫療資料也有偏差，以為有色民族的死亡率較高。但如果把「收入」也放進去分析，就發現「收入」取代了「種族」，成為影響死亡率的重要因數。

2021 年 12 月 10 日，Nature Medicine 雜誌的一篇文章，證實了人工智慧在醫療領域的偏見。研究人員研究了 3 個大型的、公開可用的放射學資料集，結果發現，如果患者屬於獲得相應醫療服務不足的人群，那麼這些模型更有可能錯誤地預測他們是健康的，即使是使用基於最先進的電腦視覺技術的分類方法。也就是說，人工智慧錯誤地把以往服務不足的病人歸類為不需要治療，從而加劇了現有的健康差異。

具體來看，研究人員發現，女性患者、20 歲以下的患者、黑人患者、西班牙裔患者和有醫療補助保險的患者（他們的社會經濟地位通常較低）的診斷率一直偏低。他們指出，儘管在幾個臨床護理領域已經發現了對服務不足的病人診斷不足的例子，但預測模型可能會放大這種偏見。此外，轉向基於自動自然語言處理（NLP）的標注，也是已知的對代表不足的人群的偏見，可能會讓服務不足的群體的診斷不足。

未來，當我們在應用醫療 GPT 時，也必須思考資料偏頗可能造成的問題。在 Nature Medicine 雜誌中，作者提出了幾項建議，透過考慮 GPT 開發過程中的一些問題來減少診斷不足。例如，他們建議對使用 NLP 的放射學報告的自動標注進行審核。在醫療 GPT 的開發過程中，資料的品質和代表性是至關重要的。如果資料存在偏頗或不足，那麼訓練出來的 GPT 也可能存在偏差和不足，從而影響到其準確性和有效性。因此，在醫療 GPT 開發過程中，需要對資料進行審核和預處理，以確保資料的品質和代表性。

研究人員還注意到公平性和模型性能之間的權衡。在醫療 GPT 的應用中，往往需要考慮到不同人群的特點和需求，因此模型的公平性也就變得非常重要。但是，為了實現公平性，有時候可能需要降低模型在某些亞組上的整體性能，這會帶來一定的道德問題。比如，為了確保模型在不同種族或性別的人群中都能夠有相同的診斷準確性，研究人員可能需要降低模型在某個特定人群中的準確性，這是否符合道德標準，卻是我們需要認真思考的問題。

在這個問題中，研究人員提到臨床醫生的價值觀通常會體現在他們對假陰性率和假陽性率的選擇上。假陰性率指的是某種疾病被 GPT 誤判為未患有該疾病的比例，而假陽性率則是指 GPT 誤判某人患有某種疾病的比例。臨床醫生往往更加關注假陰性率和假陽性率的選擇，而不是曲線下面積（AUC），因為前者更能反映出 GPT 對臨床決策的影響。其中，AUC 是一個常用的評價指標，可以說明我們評估模型的整體性能。

它計算的是模型的 ROC 曲線下面積，ROC 曲線是以假陽性率為橫軸，真陽性率為縱軸繪製的曲線。AUC 越接近於 1，說明模型的性能越好。但是，AUC 並不是在所有情況下都是最優的評價指標。

這是什麼意思呢？我們可以將其簡化為一個二元分類問題。在醫療 AI 領域中，我們往往需要根據一些特徵來判斷一個人是否患有某種疾病。如果將 AI 技術看作一個二元分類器，那麼假陽性和假陰性就是分類錯誤的兩種情況。在實際應用中，如果 AI 技術將一個健康人診斷為患有某種疾病，那麼這個假陽性錯誤可能會導致該人接受不必要的治療，甚至可能會對其健康產生不良影響。同樣地，如果 AI 技術將一個患者誤判為健康人，那麼這個假陰性錯誤可能會延誤該患者的治療，甚至可能會導致該患者的死亡。

因此，在醫療 GPT 開發過程中，需要考慮公平和模型性能之間的權衡。如果為了提高模型的整體性能而將假陽性和假陰性率都降低到最低，那麼可能會導致一些人被錯誤地診斷為患有某種疾病或未患有某種疾病，從而產生不必要的治療或延誤治療的風險。

總而言之，醫療 GPT 存在偏見的問題並非完全可以避免，但我們可以通過識別和解決這些問題來減少診斷不足的發生。在醫療 GPT 開發過程中，我們需要考慮資料集的代表性、模型的可解釋性和公平性等問題，並且需要根據特定情況和價值觀選擇合適的假陽性和假陰性率，以實現公平和最大限度地減少不良影響。同時，我們也需要注意到醫療 GPT 的應用並不是一種完全中立的技術，而是需要考慮到人類的價值觀和偏見的影響。只有在認識到這一點並採取相應措施的基礎上，醫療 GPT 才能夠更好地為人類服務，為人類帶來更多的好處。

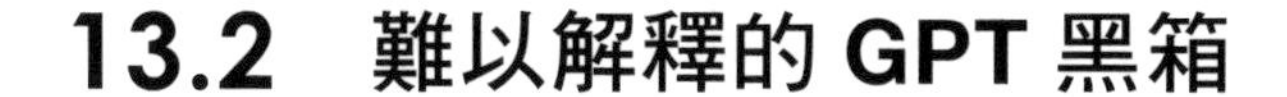

13.2 難以解釋的 GPT 黑箱

對於人工智慧來說，演算法黑箱（黑盒）是難以避免的弊病，演算法黑箱讓人們無法觀察到人工智慧的演算法究竟是如何推導出結果的。這使得醫療 GPT 系統難以向醫生和患者解釋其推薦或診斷的依據，因而可能會導致醫生和患者缺乏信任，從而降低醫療 GPT 應用的可接受性和可靠性。如何走出演算法黑箱的迷霧，是醫療 GPT 走向未來必然要面臨的挑戰。

13.2.1 醫療 GPT 需要可解釋性

目前，大部分表現優異的人工智慧都用到了深度學習。與傳統機器學習不同，在傳統的機器學習演算法中，我們可以透過觀察特徵的重要性來理解演算法是如何做出決策的，但深度學習並不遵循資料登錄、特徵提取、特徵選擇、邏輯推理、預測的過程，而是由電腦直接從事物原始特徵出發，自動學習和生成進階的認知結果。在人工智慧深度學習輸入的資料和其輸出的答案之間，存在著人們無法洞悉的「隱層」，這就是所謂的「黑箱」。這裡的「黑箱」並不只意謂著不能觀察，還意謂著即使電腦試圖向我們解釋，人們也無法理解。

早在 1962 年，美國的埃魯爾在其《技術社會》一書中就指出，人們傳統上認為的技術由人所發明就必然能夠為人所控制的觀點是膚淺的、不切實際的。技術的發展通常會脫離人類的控制，即使是技術人員和科學家，也不能夠控制其所發明的技術。進入人工智慧時代，演算法的飛速發展和自我進化已初步驗證了埃魯爾的預言，深度學習更是凸顯了「演算法黑箱」現象帶來的某種技術屏障。

在某些應用領域，比如說人臉識別、文字翻譯，可解釋性並不是關鍵的要求，只要這些系統的整體性能足夠好，即使系統在運行過程中出現錯誤，也不會造成很大的影響，因此，這些領域對人工智慧系統可解釋性的要求相對比較低。但是，醫療領域不同，醫療中的許多決策實際上是生死攸關的問題，微小的錯誤都可能會威脅到患者的生命安全，這時缺乏可解釋性就成為人工智慧走向臨床應用的限制性因素。

因此，越來越多的研究人員將目光投向了人工智慧在醫療領域的可解釋性，各種解釋方法應運而生。目前，可解釋人工智慧在醫學影像處理、疾病診斷、風險預測等方面都取得了不錯的成績。

例如，在利用 AI 處理胸部 X 光片檢測結核病的過程中，Nafisah 等研究人員使用了一種稱為 Grad-CAM（Gradient-weighted Class Activation Mapping）的技術，這種技術可以說明我們理解神經網路在分類過程中的注意力焦點。透過 Grad-CAM，研究人員可以視覺化神經網路在 X 光片上識別病灶的關鍵區域，這使得臨床醫生可以更好地理解 AI 是如何做出診斷決策的。

類似地，Thimoteo 等研究人員在利用 AI 診斷 COVID-19 的過程中，使用了一種稱為 SHAP（SHapley Additive exPlanations）的技術，該技術可以量化不同特徵對模型決策的貢獻程度，從而說明我們理解模型的決策過程。透過 SHAP，研究人員可以識別出模型在做出 COVID-19 診斷決策時所依賴的特徵，例如患者的年齡、性別、症狀等，這可以幫助醫生更好地理解 AI 是如何做出決策的，並在需要時進行干預或者調整。

Curia 等研究人員則利用邏輯回歸演算法和決策樹演算法對患子宮頸癌的風險進行預測，並透過生成決策樹來提高演算法的可解釋性。決策樹可以視覺化地展示模型在不同特徵上做出決策的過程。其中，在預測患者是否有子宮頸癌的過程中，決策樹可以展示模型在年齡、體重、家族史等特徵上所做出的決策過程，這樣就能夠幫助醫生更好地理解 AI 是如何預測患者子宮頸癌風險的。

13.2.2 醫療 GPT 的可解釋性之困

根據獲得可解釋性的時間，可解釋性方法被劃分為兩類：事前解釋和事後解釋。儘管可解釋人工智慧給醫學帶來了很多好處，但其在醫療應用中也引發了不同以往的倫理挑戰。

事前解釋之困

事前解釋是指可解釋性發生在模型訓練之前，也指模型本身可解釋，即無需事後引入另一個解釋模型就可以理解預測模型的決策依據。

事前解釋可能會導致的醫療安全問題主要表現在兩方面：一方面，事前解釋的人工智慧系統預測準確性較低，導致模型自身存在安全隱患。通常，人工智慧系統的準確性和可解釋性之間存在一定的矛盾，即模型的準確性越高，可解釋性就越低；相反，模型的準確性越低，可解釋性就越高。

具體來看 ，假設我們要訓練一個模型，將動物圖片分為狗和貓兩類。為了提高模型的準確性，我們可以使用更加複雜的深度學習模型，並對其進行大量的訓練，以便讓其在分類任務中獲得更高的準確率。然而，這種深度學習模型往往具有較高的複雜度和參數數量，導致其難以解釋其預測結果的原因。

當這個模型在給定一張圖片時，它可以很準確地預測出這張圖片中的動物是狗還是貓。但是，我們無法理解該模型是如何得出這個結論的。我們可能會懷疑這個模型是否會基於某些不合理的特徵進行預測，從而影響了其準確性。相反，如果我們使用更簡單的模型，比如邏輯回歸等，雖然這個模型的準確性可能會降低，但我們可以更容易地解釋其預測結果的原因。比如，當這個模型預測出一張圖片中的動物為狗時，我們可以透過分析其所使用的特徵來理解其預測的原因。

因此，這種準確性和可解釋性之間的矛盾是存在的。在醫療 AI 領域中，如果我們要提高模型的準確性，就需要使用更加複雜的模型和演算法，這將導致模型的可解釋性降低，從而給醫療安全帶來風險。

另一方面，事前解釋為對抗攻擊提供了有利條件，導致模型自身存在醫療安全隱患。對抗攻擊是神經網路模型中常見的攻擊方法，它透過輸入人類難以察覺的微小擾動，從而使模型進行錯誤決策，甚至可以根據設計的擾動，輸出攻擊者想要的分類結果。

研究發現，解釋方法可以本能地為對抗樣本的生成提供特定區域。對於模型的研究者來說，可解釋性技術有助於有效評估模型決策行為的安全性和可靠性，透過對抗訓練，模型的強韌性和安全性能得到有效的提升，從而消除模型實際部署應用中的安全隱患。但是，對於模型的攻擊者來說，可解釋方法卻也為攻擊者探測原始模型弱點提供了有利條件，在醫學影像處理方面，對原始圖像添加人眼不可分辨的擾動，對於輸入中產生的微小變化，都會對深模型預測準確性產生很大的影響。

▨ 事後解釋之困

事後解釋指的是創建專門的解釋模型來解釋原始模型，即需事後引入另一個解釋模型才可以理解預測模型的決策依據。它往往針對的是複雜度比較高的模型，比如深度神經網路。因為可解釋發生在模型訓練之後，所以稱為事後解釋。

對於事後解釋來説，在疾病預測方面，利用事後可解釋性人工智慧已經取得了不錯的成績。比如，Rajpurkar 等基於深度學習開發了診斷肺部疾病的醫療預測模型，準確度已達到專家級診斷精度。同時，透過事後解釋提取模型特徵，為臨床醫生提供了有效的輔助資訊，使醫生不再盲目的依賴黑匣子。

但與此同時，攻擊者也可以利用事後可解釋性技術對醫療預測模型進行對抗攻擊。一方面，在不改變解釋結果的前提下，攻擊者可以利用可解釋性技術探測醫療模型的漏洞，誘導模型作出錯誤的醫療決策；另一方面，在不改變醫療模型決策結果的前提下，攻擊者可以利用可解釋技術干擾醫療解釋過程，誘導解釋方法作出錯誤的醫療解釋。

相關研究表明，由於事後解釋只是對原始模型的一個間接和近似的解釋，攻擊者還可以利用二者之間的不一致性設計針對系統的新型對抗樣本攻擊。在臨床治療中，系統一旦受到對抗攻擊演算法的干擾，那麼提供的解釋結果必然會影響醫生的診斷過程，而錯誤的診斷可能會對患者生命安全產生嚴重的後果。此外，由於事後解釋的近似性，有時醫生甚至可能會被誤導引發錯誤的診斷，進而給患者帶來致命的威脅。

比如，有一項研究針對使用深度學習模型進行皮膚癌診斷的應用，攻擊者透過對模型的攻擊，使其診斷出一張良性病變的圖片為惡性病變，而且這種攻擊非常難以察覺，模型的準確性也有所下降。如果醫生僅僅依賴模型的解釋結果進行診斷，而沒有對患者進行實際的檢查和診斷，那麼就會導致患者的錯誤治療，甚至可能會危及患者的生命安全。

因此，在使用事後解釋技術時，醫生和其他臨床工作者需要對解釋結果進行仔細的檢查和分析，以避免由於攻擊者的干擾或其他因素導致的誤診或漏診。同時，開發者也需要加強模型的安全性和強韌性，以減少攻擊者的攻擊成功率。

從難以解釋到可以解釋，人工智慧的發展在推動醫學向前發展的同時也引發了不同的挑戰。審視未來的可解釋人工智慧醫療應用，既要關注可解釋性技術發展為人工智慧醫療應用帶來的有利條件，更需要研究者、管理者等認識到可解釋人工智慧醫療應用所處的現實困境，為可解釋人工智慧醫療應用倫理問題的解決提供可行路徑，共同推動安全可靠的可解釋人工智慧在醫療領域的發展。

13.3 醫療 GPT 隱私攻防戰

大數據是人工智慧應用的基礎——在真實的應用場景中，GPT 輔助醫療要透過大量的資料積累，包括疾病診斷記錄、病人用藥效果、基因資料、家庭病史、行為資料甚至社會環境狀況資料等。

然而，對於大數據的應用也產生了隱私權的爭議，贊成這一派主張的人認為，為了追求人類整體的福祉，放棄部分隱私權是可以被接受的；但反對方則堅持，個人的隱私權應該受到保護，不是任何企業可以據為己有。那麼，在人工智慧學習分析大背景資料的同時，人們的隱私被侵犯了嗎？我們的現行法律能否保障我們在治療中和治療後的權益？

13.3.1 醫療資料不安全

2016 年，英國國民健康署（National Health Service，NHS）宣佈與 Google DeepMind 公司合作，同意提供分別來自倫敦 RoyalFree、Barnet 和 ChaseFarm 三家醫院，總計 160 萬名病患的醫療資料給 DeepMind，用來開發一款名為「Streams」的 APP，其主要功能是針對急性腎損傷的風險警示。

在合作初期，雙方都強調合作是出於善意的目的，希望透過資料共用，促進醫療人工智慧技術的發展，提高病人治療效果和醫療效率。然而，事件隨後引發了巨大爭議。首先，160 萬名病患並未主動同意將其醫療資料分享給 DeepMind，這涉及到病人隱私權的問題。其次，DeepMind 也未能清晰說明在資料共用後，公司內部會如何將這些資料轉化為商業應用，這引起了公眾對資料壟斷和商業化利用的擔憂。最終，事件引發了監管部門和公眾的廣泛關注和質疑，使得 DeepMind 在該專案中被指控違反了資料保護法規和病人隱私權。

在這個事件中，病人隱私權和資料保護成為了核心問題。然而，在醫療衛生行業，每天都在產生大量的醫療資料。這些資料一是對醫療過程的客觀記錄，更為重要的是透過對這些客觀資料的探勘，能夠輔助醫生臨床決策。

顯然，醫療 AI 技術的發展需要大量的資料支援，但資料的獲取和利用也面臨著眾多的隱私和安全問題。醫療監測是為了理解、干預和回覆人體這個有器官關聯的有機體而存在的；而對為了得到患者神經、迴圈、呼吸、消化等生理系統的工作狀態，如血壓、脈搏、心率、呼吸等回饋資訊，而進行的資料獲取、儲存、傳輸和處理的行為過程，從社會倫理學角度是帶有個人隱私性的。

在醫療過程中，患者的隱私主要有：在體檢、診斷、治療、疾病控制、醫學研究過程中涉及的個人肌體特徵、健康狀況、人際接觸、遺傳基金、病史病歷等。而從隱私所有者的角度來說，患者隱私可被分為兩部分：一類是某個人不願被暴露的個人資訊，這與該特定個人及其是否確認相關，如身份證號、就診記錄等；另一類是某些人組織群體所不願被暴露的共同資訊，這與次特定群體機器是否確認相關，如某種傳染性疾病的分佈情況。

然而，今天，隨著醫療資料獲取、加工和應用，資料洩露時有發生，進而帶來患者隱私的洩露。即使匿名處理或者對重要欄位進行保護，並不能帶來個人隱私的安全，透過收集其他資訊還是很容易定位到具體的個人。

據《法制日報》2017 年 9 月報導，某部委的醫療資訊系統遭到駭客入侵，被洩露的公民資訊多達 7 億多條，8000 多萬條公民資訊被販賣。2018 年多家醫療機構電腦系統被勒索病毒攻擊。2020 年 4 月，某 AI 醫學影像公司遭駭客入侵，其 AI 輔助系統和訓練資料被竊取，並以 4 比特幣（約合 18 萬人民幣）的價格在暗網上公開出售。這也是中國首家被曝資料洩露的醫療 AI 公司案例。

13.3.2 如何面對隱私問題？

作為醫療 GPT 領域的重要挑戰之一，隱私問題涉及到多方面的利益，如病人權利、醫療機構利益、資料使用者權益等等。因此，我們需要更加謹慎地權衡資料的利用和保護，避免資料被濫用或用於不合法目的。

首先，資料共用必須以病人知情同意為前提。在醫療 GPT 領域，資料是重要的資源，但這並不意謂著可以無限制地收集和使用資料。病人的健康資料是個人隱私的一部分，包括病史、藥物治療、手術記錄等等。這些資料對於病人來說是非常敏感和重要的，直接關係到他們的健康和安全。因此，在醫療 GPT 領域中，必須尊重病人的隱私權，嚴格保護病人的個人資訊和隱私。病人也應當擁有其醫療資料的所有權和使用權，醫療機構和資料使用者應該在尊重病人的自主權和知情權的前提下，征得其明確同意，再進行資料共用。這需要建立有效的知情同意機制，加強病人權利保護，避免資料被濫用或洩露。

其次，資料使用者必須保證資料安全和隱私保護。資料使用者包括醫療機構、科研機構、企業等等。他們需要使用病人的資料來開展相關的研究和應用，推動醫療 GPT 技術的發展。但是，他們也必須遵守相關的法律法規和倫理規範，確保資料的安全和隱私保護，防止資料被濫用或用於不合法目的。在資料共用的過程中，資料使用者應該採取必要的技術和管理措施，確保資料的安全和隱私保護。包括資料加密、存取控制、稽核和監督等，加強資料管理和風險控制。同時，應該建立完善的資料使用和共用規範，加強資料管理和風險控制，保障病人隱私權和資料安全。

最後，需要建立健全的監管和治理機制，加強資料保護和隱私監管。醫療 GPT 領域的資料使用和共用需要建立健全的監管和治理機制，加強對資料使用和隱私保護的監管和治理。這需要政府、監管機構、醫療機構和資料使用者共同努力，加強政策法規制定和實施，完善資料使用和共用規範，強化資料安全和隱私保護。目前，世界各地已經建立了一系列與資料保護和隱私相關的法規和政策，如歐盟的《通用資料保護條例》（GDPR）、美國的《醫療保險可移植和責任法案》（HIPAA）等。這些法規和政策為個人隱私和資料保護提供了法律保障，規範了資料的收集、儲存、處理和使用等方面的操作，同時也對濫用資料和侵犯隱私的行為進行了嚴格的監管和處罰。在醫療 GPT 領域，各國也紛紛發布相關的法規和政策。例如，英國的《醫療資料安全政策》（NDSP）就明確規定了資料使用的目的、範圍和許可權，同時也強調了資料安全和保護的重要性。加拿大的《醫療隱私法》（PHIPA）則規定了醫療機構和醫護人員在收集、使用和披露病人資訊時的義務和限制，以保護病人的隱私權。

當然，醫療 GPT 時代下的隱私和資料保護問題是一個複雜和關鍵的問題，需要多方共同努力解決。只有加強技術手段、制定法規和政策、加強管理和監管、提高公眾意識和建立全球性的合作機制等多方面的措施，才能真正保障個人隱私和資料安全，推動醫療 GPT 的健康發展。

13.4 醫療 AI 出事誰負責？

隨著人工智慧在醫療領域的廣泛應用，由人工智慧引發的侵權案件數量逐年遞增。事實上，雖然以 ChatGPT 為代表的人工智慧展現出了前所未有的聰明和魅力，但一個客觀的事實是，ChatGPT 類似人類的輸出和驚人的通用性仍然是優秀技術的結果，ChatGPT 也有 BUG，ChatGPT 也不完美。

其實我們人類在決策時，往往會有一個複雜的仔細斟酌決策過程，甚至為了達成某個目的而必須放棄某些事物的取捨關係，並為自己的決

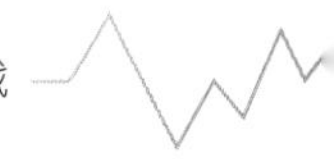

策負責，尤其在面臨兩難的問題時。那麼，醫療 GPT 的責任歸屬法律問題又該如何處理？萬一醫療 GPT 提供的結果有問題，導致病人受到傷害，甚至死亡，誰來負責？是醫護人員、醫院、GPT，或是生產該醫療 GPT 的廠商負責？又或者，明知醫療 GPT 提供的結果對病人更有利，卻不採用，造成傷害或死亡，是否也有責任問題？

13.4.1 會犯錯的人工智慧

人工智慧引入醫療領域本身就提高了醫療責任主體認定的複雜度。在傳統醫療模式下，如果發生醫療事故，醫療機構和醫護人員是責任主體，而將人工智慧引入醫療領域之後，醫生和患者之間增加了人工智慧和製造商，這就使得醫療責任主體的認定變得更加複雜。而今天，醫療人工智慧侵權案件正在湧現。

從 1978 年日本廣島摩托車廠的工作機器人傷人到 1989 年機器人電流致蘇聯象棋冠軍死亡，再到近年來頻發的自動駕駛汽車事故，人工智慧侵權案件的數量正在增加。英國僅在 2005 年一年之中發生的機器人致害事故就高達 77 起。

而醫療人工智慧侵權也隨著醫療人工智慧的臨床化呈現出上升的趨勢。2002 年，美國佛羅里達州一名患者在使用達文西（Da Vinci）手術機器人進行腎臟手術的過程中因主動脈意外割破而死亡。美國的外科手術機器人在 2000 年至 2013 年間，至少造成了 1391 起致害事件，並導致 144 人死亡。

在中國，將達文西手術機器人作為研究物件，在中國裁判文書網中以「醫療」、「達文西」、「侵權」作為關鍵字展開檢索，時間跨度設置為

2017 年至 2020 年，共計檢索到民事判決書 37 份，案件數量隨著年份變化逐年遞增。鑒於醫療人工智慧侵權案件本身的複雜難斷，較多案件未能成訴，庭下調解居多，加之文書上網的覆蓋範圍不盡全面，醫療人工知智慧侵權案件的數量實則更加龐大。

可以看到，儘管人工智慧在醫療領域中帶來了許多好處，但它也有可能帶來風險和不良後果。

從技術本身層面來看，人工智慧技術本身存在缺陷和漏洞，這也是人工智慧侵權案件頻繁發生的主要原因之一。比如，今年火遍全球的 ChatGPT 最被詬病的一大缺點就是準確率的問題，其次就是在編寫程式的時候會存在著一定的漏洞。不管是上一代 GPT-3 還是現在的 ChatGPT，都會犯一些可笑的錯誤，這也是這一類方法難以避免的弊端。

因為 ChatGPT 本質上只是透過概率最大化不斷生成資料而已，而不是透過邏輯推理來生成回覆：ChatGPT 的訓練使用了前所未有的龐大數據，並透過深度神經網路、自監督學習、強化學習和提示學習等人工智慧模型進行訓練。目前披露的 ChatGPT 的上一代 GPT-3 模型參數數目高達 1750 億。在大數據、大型語言模型和高運算能力的工程性結合下，ChatGPT 才能夠展現出統計關聯能力，可洞悉海量資料中單詞 - 單詞、句子 - 句子等之間的關聯性，體現了語言對話的能力。正是因為 ChatGPT 是以「共生則關聯」為標準對模型訓練，才會導致虛假關聯和東拼西湊的合成結果。許多可笑的錯誤就是缺乏常識下對資料進行機械式硬匹配所致。

也就是說，ChatGPT 雖然能夠透過所探勘的單詞之間的關聯統計關係合成語言答案，但卻不能夠判斷答案中內容的可信度，由此而導致的錯誤答案一經應用，就有產生危害，包括引發偏見，傳播與事實不符、冒犯性或存在倫理風險的毒性資訊等等。比如，在生命科學領域，如果沒有進行足夠的語料「餵食」，ChatGPT 可能無法生成適當的回答，甚至會出現胡說八道的情況，而生命科學領域，對資訊的準確、邏輯的嚴謹都有更高的要求。因此，如果想在生命科學領域用到 ChatGPT，還需要模型中針對性地處理更多的科學內容，公開資料來源，專業的知識，並且投入人力訓練與維運，才能讓產出的內容不僅通順，而且正確。

除了因為 GPT 技術本身存在缺陷和漏洞外，GPT 技術的應用過程中也可能存在不可預測的因素。在 GPT 系統中，諸多演算法和模型都是透過機器學習技術得到的，這些演算法和模型可能會受到許多因素的影響，例如資料的品質和數量、訓練演算法的選擇、模型的參數等。這些因素都可能導致人工智慧系統在實際應用中出現不可預測的錯誤或行為。在醫療領域中，GPT 可能在診斷、治療、藥物治療等方面出現不良反應或錯誤，導致患者的健康受到損害。

最後，由於 GPT 的複雜性和高度自動化，人類在操作和監督過程中可能會失去對其的控制。比如，在自動駕駛汽車領域，由於車輛的高度自動化，司機可能失去對車輛的控制，導致交通事故的發生。類似的問題也可能出現在醫療領域中。例如，在使用達文西手術機器人進行手術時，外科醫生可能會過度依賴機器人的自動化操作，從而導致手術的不當和錯誤。

13.4.2 誰來監管醫療 GPT ？

由於 GPT 技術在醫療領域中的應用通常需要嚴格的監管和規範，因此缺乏有效的監管和規範也是導致人工智慧侵權案件頻繁發生的原因之一。在許多國家和地區，人工智慧技術在醫療領域中的應用都缺乏明確的法律和政策支持，導致人工智慧技術的開發和應用缺乏有效的監管和規範，從而增加了人工智慧侵權案件發生的可能性。在這種背景下，很多醫生對人工智慧技術的應用持保留態度，因為他們認為使用人工智慧技術可能會產生法律責任上的問題，無法確定責任的歸屬。這也是過去臨床決策中醫生不願意使用人工智慧技術的一個主要原因之一。

但放眼未來，不難發現，人類仍然擁有最高的決策權。無論是在醫療領域中還是其他領域中，GPT 只是一種輔助工具，其最終的決策權還是掌握在人類手中。因此，人類必須承擔起責任，確保 GPT 技術的合理、安全和有效的使用。並且，在 GPT 技術的應用中，有收費和獲利的一方，包括廠商和醫院等，他們也應該承擔起連帶責任。這就需要更明確的法律規範和公正的協力廠商監管制度，以確保人工智慧技術的開發和應用符合法律規定和道德標準，從而降低人工智慧侵權案件發生的可能性。

要實現這個目標，還需要在政策制定、法律法規、技術標準和監管機制等方面採取一系列措施：

首先，加強相關法律和政策的制定。各國政府應當制定相關的法律和政策，明確人工智慧技術在醫療領域中的使用範圍、安全標準、監管機制等方面的規定。同時，應當建立起完備的監管體系，確保人工智慧技術的應用符合法律規定和道德標準。

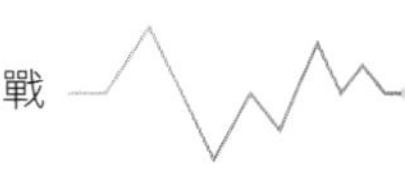

其次，加強對人工智慧技術的技術標準化：應當建立起嚴格的人工智慧技術標準化體系，規範人工智慧技術的研發和應用，確保人工智慧技術在醫療領域中的應用符合技術標準和品質標準。同時，應當強化對人工智慧技術的品質控制和風險評估，防止人工智慧技術出現故障或者錯誤。

第三，加強對人工智慧技術的使用培訓和監管。醫療機構和醫生應當接受人工智慧技術的使用培訓，熟悉人工智慧技術的使用方法和注意事項，防止不當使用導致醫療事故或者侵犯患者權益。同時，應當建立起完善的人工智慧技術使用監管機制，確保人工智慧技術的應用過程中得到有效的監管和管理。

最後，加強對人工智慧技術的風險評估和應急準備：在人工智慧技術應用過程中，應當加強對風險的評估，制定相關的應急預案，確保在出現問題時能夠及時、有效地應對。同時，應當建立起舉報機制，鼓勵醫療從業人員和患者對不當使用人工智慧技術的情況進行舉報，以保障患者權益。

總而言之，人工智慧技術在醫療領域中的應用具有很大的潛力和價值，但目前仍然缺乏有效的監管和規範，容易導致醫療事故和患者權益受到侵害。因此，需要在政策制定、法律法規、技術標準和監管機制等方面採取一系列措施，加強對人工智慧技術在醫療領域中的監管和規範，以確保人工智慧技術的應用符合法律規定和道德標準，保障醫療安全和患者權益。同時，醫療機構和醫生也應該認識到自身的責任和義務，積極參與到人工智慧技術的監管和規範中，確保人工智慧技術在醫療領域中的應用達到更好的效果和效益。

Note

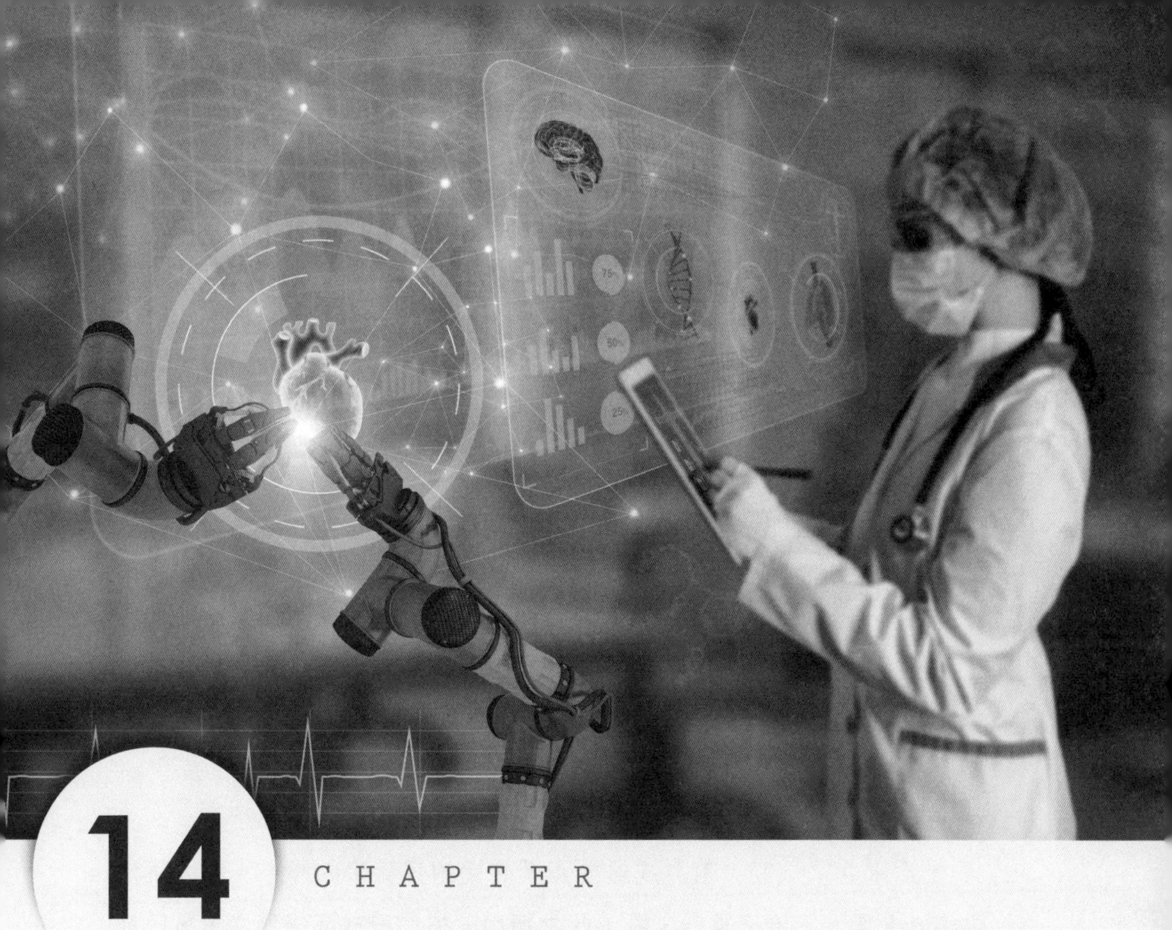

14 CHAPTER

通向精準醫療新時代

14.1　進入個性化的未病時代

「治未病」作為中醫的一個重要概念，強調人們在健康狀態下應該積極預防疾病的發生，透過調節身體的陰陽平衡和氣血流通，達到強身健體、延年益壽的目的。在現代醫學中，治未病也被視為一種重要的健康管理方式，它強調了預防性醫學的重要性，透過加強健康教育、改善生活習慣、定期體檢等措施，提高人們的健康素養，降低疾病發生的風險。在醫療 GPT 的幫助下，當前，人們正在走向一個治未病的大健康時代。

14.1.1　什麼是「治未病」？

「治未病」一詞，首見成書於秦漢時期的《黃帝內經》:「聖人不治已病治未病，不治已亂治未亂，此之謂也。夫病已成而後藥之，亂已成而後治之，譬猶渴而穿井，鬥而鑄錐，不亦晚乎！」意思是，高明的醫生，不僅要知曉治已病之術，而且要通曉治未病之法，如同治國不僅要治既成動亂，更要在未亂的時候加強治理。如果已經病了而後用藥，已經動亂了才來治理，就好比口渴時才想到挖井取水，打仗時才想到製造武器，不是已經晚了嗎？

《黃帝內經》是中國最早的醫學典籍，距離今天已有兩千餘年。可見，「治未病」的概念自古有之，且在提出之後受到了歷代醫家的推崇。「治未病」理論經過歷代醫家的發展，其內涵可以概括為：未病養生、防病於先；欲病救萌，防微杜漸；已病早治，防其傳變；瘥後調攝，防其復發。總而言之，「治未病」的理論，主要就是宣導一種以預防為主的思想和理念。

反觀現代，世界衛生組織進行的全球調查顯示：目前，全世界疾病人群佔有 20%，亞健康人群占 75%，健康人群僅為 5%。可見，今天的人們長期處於亞健康的狀態，與疾病僅有一步之遙。正因如此，在今天，積極發揚「治未病」這一觀念才顯得尤其重要。

人類的身體是非常複雜和脆弱的，我們生活在一個充滿各種潛在風險和威脅的環境中。生活中的不良習慣、環境污染、飲食不當、情緒不穩定等都會對我們的健康產生負面影響。而如果我們不能及時地採取措施進行治療，疾病就有可能迅速擴散並危及生命。因此，治未病不僅可以提高我們的身體免疫力，降低患病風險，還可以保障我們的身體健康，提高生命品質。

而醫療 GPT 作為一種新興技術，可以在精確和個性化的水平上支持實現精準的「治未病」。這主要體現在幾個方面。

首先，醫療 GPT 可以根據用戶提供的個人健康數據和病史，結合醫學知識和統計模型，生成個性化的健康評估報告——報告包括個體的健康風險評估、疾病患病風險的預測、特定疾病的早期篩查建議等。在這個過程中，基於人工智慧算法和大數據分析，醫療 GPT 可以對海量的醫學文獻和臨床數據進行學習和分析，從而為人們提供更準確和可靠的個性化健康評估服務，並根據個人健康評估結果，生成相應的預防措施和干預建議，比如調整飲食、增加運動量、保持良好的心理狀態等。

其次，醫療 GPT 可以與各種可穿戴設備結合，實現個性化的健康監測和提醒功能。通過與我們的健康設備（如智慧手錶、健康監測器等）進行數據交互，醫療 GPT 可以監測我們的生理參數、運動情況、睡眠質量等，並生成相應的分析報告。同時，醫療 GPT 還可以根據用戶的個人健康目標和需求，生成個性化的健康提醒和行動計劃，幫助我們保持良好的生活習慣，及時採取預防措施，降低疾病風險。

最後，醫療 GPT 可以透過在線諮詢平台或移動應用程式，提供遠程健康諮詢和隨訪服務。我們可以隨時隨地與醫療 GPT 進行交流，諮詢有關健康問題、疾病預防、生活方式改變等方面的問題。醫療 GPT 也可以根據我們提供的資訊和症狀，生成初步的醫學建議，並根據病情的變化進行隨訪和調整，以及提供個性化的定期體檢和篩查指導。這種遠程諮詢和隨訪的方式可以提高健康服務的便利性和時效性，讓我們更容易獲得醫學專業知識和指導。

可以看到，通過結合人工智慧技術和醫學知識，醫療 GPT 能夠為個體提供精準的健康管理服務，引導人們積極預防疾病，提高健康素養，延緩疾病的發生和進展，從而實現「治未病」的目標。

14.1.2 治未病的未來

雖然近百年來，醫學手段已經有了飛速的發展，但在今天，大部分患者依然是在自身能夠明顯覺察到身體不舒服時才會選擇到醫院就診。其實這背後是人們對於醫療還沒有建立準確的認識，或者更準確的說，是人們還沒有形成健康管理的意識。當然，這種意識的背後需要藉助於人工智慧與可穿戴設備產業的發展，以及基於技術發展下，人們對於醫療觀念的改變。

比如，對於女性中的乳腺癌患者，通常都是發展到後期，透過自身身體不適覺察出來後到醫院就醫，此時診斷的結果可想而知，已錯過了最佳治療時機，治療成本與治療難度大幅上升。而未來，藉助人工智慧

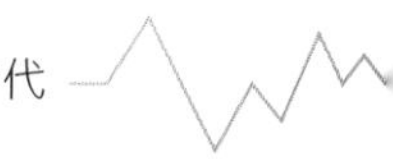

和可穿戴醫療設備，透過在女性內衣中植入相關的感測器來監測女性乳房的變化指標，一旦出現有乳腺癌的趨勢時，及時提醒用戶到醫院進行診斷、調理、治療，這對於女性而言是一種超越所謂「剛需、痛點」之上的需求。

再比如，通常一個人對於心臟的感知或是出現心絞痛或者心率嚴重不齊時，尤其是在夜間深度睡眠狀態下，我們更是無法感知心率的狀況，因此很多心臟病引發的死亡都在睡眠中發生。而基於與醫院後台大數據連接的可穿戴設備，我們就可以隨時、隨地的監護我們的心率，當我們心率發生異常變化時，通過科學的醫療標準，人工智慧系統透過可穿戴設備就能自動識別、評定、診斷我們的病情是屬於輕微或是重度，甚至會預判趨勢。

因為人的生命體態特徵的變化，在醫學領域往往都會出現前兆特徵，而人工智慧結合可穿戴設備就能監測到人體的這些前兆變化特徵，並基於醫院的大數據系統做出診斷。當用戶在深度睡眠的過程中，如果心率出現了心臟病的前兆，可穿戴設備就會自動叫醒用戶，或是自動連接至醫院進行急救報警。

人工智慧結合健康，要帶我們走入的正是這樣一個治未病的時代，而這種「治未病」，還是個性化和精準化的。想像一下，未來的某一天，你醒來發現自己不舒服，頭疼、乏力、咳嗽。你拿起手機，打開了家庭醫療 GPT，GPT 提示你進行一系列健康資料的輸入和採集，包括身高、體重、血壓、血糖等生理指標，還有你的睡眠、飲食、運動等行為習慣，透過對這些資料的分析和比對，GPT 判斷出你的身體出現了一些問題，可能是感冒或者其他病毒性感染引起的，並自動提供了一份治療方案，包括藥物治療、飲食建議、運動鍛煉等方面的內容，同時提示你可以在附近的智慧藥店取藥。你走到附近的智慧藥店，通過人臉識別和身份驗證，系統自動提供了你的處方，智慧藥櫃也自動分配了你需要的藥物和劑量。此外，智慧藥櫃還提供了一份用藥建議，包括用藥時間、飲食注意事項等方面的內容。

幾天後，你感覺身體好了很多，但是還沒有完全恢復。你再次打開家庭 GPT，輸入你最近幾天的健康資料。系統發現你的血壓和心率有些異常，提示你可能存在心血管風險。系統自動推薦了一些檢查項目，包括心電圖、血脂檢查等，還提供了附近的醫院和檢查預約服務。

你在醫院進行了相關檢查，醫生告訴你的確存在一些心血管風險，但是發現得比較早，透過藥物治療和生活方式的調整可以有效控制。醫生還建議你每週定期進行健康監測，使用家庭 GPT 進行健康管理和風險預測。

這就是醫療 GPT 治未病的場景，未來的健康管理將越來越個性化、便捷和智慧化。透過分析個人資料和醫療資料，人工智慧可以快速診斷和預測疾病，提供個性化的健康管理方案和預防措施。透過智慧醫療諮詢和檢查預約服務，人工智慧可以説明人們更加方便地獲得醫療服務和健康管理服務。在未來，人工智慧將成為健康管理的重要組成部分，幫助人們更好地預防疾病、管理健康。

14.2 向精準治療進發

隨著人工智慧與醫療的深度融合，除了個性化「未治病」之外，另一個必然的趨勢就是治療的升級，藉助於醫學研究的深入，以及監測技術的精密化，推動醫療向精準治療發展。

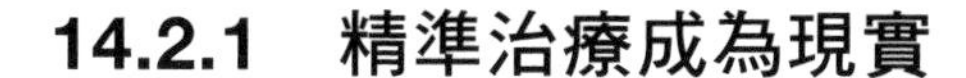

14.2.1 精準治療成為現實

傳統醫學對疾病大致採取「一體適用」或「以偏概全」的治療策略，鮮少考量不同個體間的差異。而 GPT 時代下的精準治療則是一種將個人基因、環境與生活習慣差異考慮在內的疾病治療的新興方法，是以個性化醫療為基礎、隨著基因組定序技術快速進步以及生物資訊與大數據科學的交叉應用而發展起來的新型醫學概念與治療方式。簡而言之，精準治療就是結合一個人的基因、生理、環境、行為等大數據，實現「個性化治療」的理想。

精準治療的重點不在「治療」，而在「精準」。其本質是通過基因組、蛋白質組等組學技術和醫學前沿技術，對於大樣本人群與特定疾病類型進行生物標記物的分析與鑒定、驗證與應用，從而精確尋找到疾病的原因和治療的靶點，並對一種疾病不同狀態和過程進行精確分類，最終實現對於疾病和特定患者進行個性化精準治療的目的，提高疾病診治與預防的效益。

2015 年，美國前總統奧巴馬在國情咨文演講中提出，要以 2.15 億美元推動「精準醫學」，並宣稱「提供人們一個有史以來最可能出現醫療突破的機會」；隨後，英國也宣佈發起「精準醫學躍進」政策（Precision Medicine Catapult）；中國也在 2016 年啟動的「十三五經濟規劃」，更將精準醫療列入重點產業範疇。

精準醫療預示著醫療服務領域的範式轉變。精準醫療的意義在於，它可以更準確地診斷疾病，更精確地選擇治療方案，提高治療效果，減少不必要的治療，降低醫療成本和風險。隨著人口高齡化和慢性病的不斷增加，精準醫療的需求也將越來越大。

當然，精準醫療的實現離不開大量的醫療資料和人工智慧技術的支援。究其原因，想要把疾病風險及治療方法精準化，往往離不開四大指標：

一是基因型指標：性別、致癌基因、DNA 修復基因、抑癌基因、上位基因、修飾基因、免疫基因組（TCR/BCR）等。二是表現型指標：年齡、血液檢驗、BMI、健康存摺、電子病歷、家族病史、自律神經、人格特質、情緒等。三是暴露型指標：空氣 PM2.5、CO2（AQI）、噪音、光線、化學物質、氣溫、氣壓、濕度、背景輻射值、磁場、壓力等。四是行為型指標：運動、熬夜、菸酒和檳榔、作息、工作型態、飲食、藥物、家庭生活、社交活動等。

根據這四大面向收集到的資料，資料越多、越完整，對個人罹患疾病風險的預測及對疾病的治療，就會更加精準。英國諾丁漢大學的研究團隊曾運用美國心臟協會（American Hear tAssociation，AHIA）的資料，以年齡、血壓、膽國醇與體重等因素作為基礎，加上患者個人其他的生理資料，預測心臟病發作狀況，結果顯示，預測結果比起醫生診斷的準確度要高出 7.6%，誤報機率也減少 1.6%。

事實上，精準醫療所需的資料，不論是數量或複雜度都相當高，光是基因型因數至少就有三萬種；暴露型因數中，光是過敏原一項定義，就可以超過一萬七千種類型，再加上個人的疾病史、用藥與檢驗紀錄等資料收集不易，即使資料到位了，醫療人員也沒有足夠時間及資源分析處理這些巨量資料。

而 GPT 強大的運算、分析能力便能發揮所長，分析這幾百萬種的變數，進而對病人進行準確的疾病預測、早期監測和建議等，從而生成個性化的醫療方案。

14.2.2 從精準診斷開始

準確的疾病診斷是實現精準治療的基礎。 GPT 作為一種強大的自然語言處理和語言生成工具，則為醫生在疾病診斷中提供了有力的幫助，包括基於症狀描述的輔助診斷、輔助影像學診斷以及數據驅動的精準診斷。

顯然，GPT 在準確的疾病診斷中扮演著重要角色，首先，通過處理大量的臨床資料和醫學文獻，GPT 可以從患者提供的症狀描述中提取關鍵資訊，幫助醫生進行輔助診斷。比如，患者可以通過語言描述症狀，而 GPT 可以根據已有的臨床資料和知識庫，生成可能的疾病列表供醫生參考。這樣的輔助診斷可以提供更全面的疾病候選列表，為醫生提供更多的線索，加快準確診斷的過程。

其次，在 GPT 輔助影像學診斷方面，GPT 可以識別和定位病理標記物，以腫瘤識別和分級為例，腫瘤的識別和分級是病理學中重要的任務，通過處理大量的病理學圖像資料，GPT 就可以學習腫瘤的形態特徵、細胞結構等資訊，並幫助醫生進行腫瘤的識別和分級。在疾病標誌物檢測方面，GPT 可以透過分析病理學圖像和醫學影像，幫助檢測和識別疾病標誌物，從而提供更準確的診斷和預後評估。例如，在神經影像學中，GPT 可以識別腦部影像中的異常結構和特徵，如腦出血、腦梗死等，幫助醫生進行疾病的早期診斷和監測。

此外，GPT 還可以輔助醫生進行疾病影像的解讀，比如識別腫瘤邊界、檢測異常結構等。透過結合 GPT 技術和影像學知識，醫生可以更準確地進行疾病診斷和分級，從而指導後續的治療決策。

當然，GPT 技術的最強大的地方還是其對大規模臨床資料的處理和分析能力。通過處理基因組學資料、臨床資料和病歷等資訊，GPT 可以幫助實現個體化的精準診斷。基於基因組學資料的分析，GPT 可以幫助醫生預測個體的疾病風險、藥物反應等，從而為個體提供個性化的診斷和治療建議。例如，在腫瘤診斷中，通過對患者的腫瘤組織進行基因組學分析，可以確定患者是否存在特定的突變，並幫助選擇針對性的治療方法。此外，GPT 還可以分析臨床資料，包括患者的病歷、生理參數、症狀描述等資訊，識別疾病的發展模式和關鍵指標，幫助醫生進行疾病預測和早期診斷。比如，透過對心髒病患者的臨床資料進行分析，可以建立心髒病發作的風險預測模型，幫助醫生採取相應的干預措施。通過數據驅動的精準診斷，醫生可以更好地理解患者的疾病特徵，為患者提供更準確和個性化的治療方案。

14.2.3 GPT 如何用於精準治療？

GPT 在個性化治療中發揮著重要的作用，透過分析大量的生物學資料和醫學知識，GPT 能夠為醫生提供決策支援和治療建議，實現更精準的治療效果。

首先，根據患者的個體特徵和疾病特點，GPT 可以為患者個性化研發藥物以及個性化推薦藥物和劑量調整。

個性化藥物研發方面，通過對大量藥物分子的學習，GPT 可以生成新的藥物分子，並預測其性質和活性，為藥物研發提供新的候選化合物；GPT 可以分析藥物分子與靶點之間的相互作用模式，預測藥物與特定靶點的親和力和活性，這有助於篩選出與特定疾病相關的潛在藥物靶

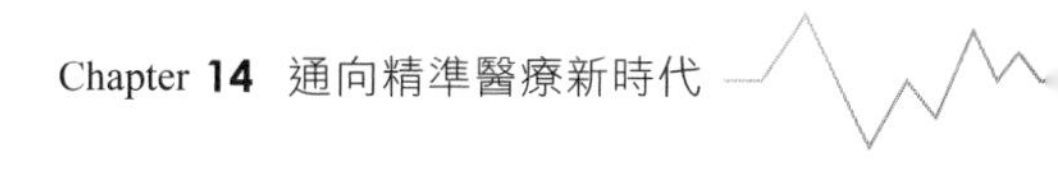

點，並加速藥物研發的過程；GPT 還可以透過分析藥物分子的結構和相關性質，預測藥物的副作用和安全性風險。

GPT 還可以利用基因組學資料、藥物代謝資訊等，為醫生提供個體化的藥物推薦和劑量調整。比如，透過分析患者的基因組資料，GPT 可以識別與藥物代謝和反應相關的基因變異，並根據這些資訊預測患者對特定藥物的反應。這有助於醫生選擇最適合患者的藥物和劑量，提高治療效果。 GPT 還可以分析患者的基因組資料和藥物特徵，預測患者對某種藥物的耐受性和可能的副作用風險。這有助於醫生在治療過程中更加關注患者的安全性和治療效果。

其次，GPT 與知識圖譜的結合為醫生製定更精準的治療方案提供了新的可能性。一方面，GPT 能基於臨床指南的治療建議生成個性化治療建議。臨床指南是醫學界對於特定疾病治療的權威指導，它基於大量的研究證據和專家共識，為醫生提供了治療的標準和建議。然而，臨床指南往往是以通用的形式呈現，而患者的疾病特徵和個體差異需要考慮在內。而 GPT 則可以利用知識圖譜中的臨床指南和患者的臨床特徵，生成個性化的治療建議。未來，醫生將患者的病情資料輸入到 GPT 系統中，系統就會根據患者的臨床特徵和疾病情況，結合知識圖譜中的臨床指南進行分析。 GPT 系統會考慮患者的年齡、性別、基因型、病情嚴重程度等因素，生成適用於該患者的個性化治療建議。這樣，醫生可以更好地了解患者的治療選項，並基於權威的指南為患者制定最佳的治療方案。

另一方面，醫學文獻是醫學研究和臨床實踐的重要資訊來源，然而，由於文獻數量龐大且不斷增長，醫生無法將所有的文獻資訊都及時了解和應用。 GPT 技術可以幫助醫生分析大量的醫學文獻，並從中提取有用的知識和關聯關係。通過將大量的醫學文獻資料輸入到 GPT 系統中，系統可以學習和理解其中的文本資訊，包括疾病的病理機制、治療方法、藥物特性等。系統可以識別出文獻中的重要概念、關鍵詞和知識點，並將其整合到知識圖譜中。這樣，醫生可以通過查詢知識圖譜獲取最新的研究進展和治療方案，從而支持個性化治療決策。

舉個例子，假設一名醫生在治療某種罕見疾病的過程中遇到了困難。他可以將患者的病情資訊輸入到 GPT 系統中，並讓系統分析相關的醫學文獻。系統會提取出與該疾病相關的最新研究成果和治療經驗，並將其整合到知識圖譜中。醫生可以通過查詢知識圖譜獲取這些資訊，從而得到更全面和準確的治療建議，提供更精準的治療方案。

總的來說，通過 GPT 技術的應用，精準治療可以更好地滿足患者的個性化需求，提供更有效和安全的治療方案。醫生也可以根據 GPT 系統提供的個性化建議，做出更明智的決策，改善患者的治療體驗和療效。隨著 GPT 技術的不斷發展和應用，精準治療將迎來更加廣闊的前景。

14.3 聯手 GPT 抗癌

未來，精準醫療最為典型的應用場景就將發生在癌症治療領域。

據世界衛生組織國際癌症研究機構（IARC）發布的最新數據顯示，每年全球癌症死亡病例高達 996 萬例。作為對人類健康造成最重大威脅的疾病之一，直到今天，癌症都是各國科學家們的重點研究方向。

人類與癌症的鬥爭歷史非常漫長，即便是現在，癌症依然是一類讓我們感到畏懼的疾病——癌症在基因水平上千變萬化，而人們用於治療

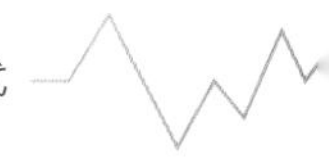

的藥物和手段還非常有限。不過，隨著醫學科學的進步，越來越多的治療方式不斷湧現，為癌症患者提供了新的治療途徑。今天，GPT 的誕生給攻剋癌症又帶來了新希望。

14.3.1 癌症治療需要個性化

過去，癌症的治療往往就是在碰運氣。儘管當前，現代醫學已經在腫瘤遺傳學方面取得了諸多進展，但內科醫生在面對一位具體的患者時，作出診斷治療所能依據的資訊依然非常有限。接受治療的患者甚至只能祈求保佑，因為沒有人知道這些療法對他們是有用還是有害。

事實是，癌症治療常常面臨失敗，這是因為不同的個體具有不同的遺傳背景。儘管當前人們對癌症的病因尚未完全瞭解。但從分子生物學的角度來說，癌變意謂著由一連串 DNA 受損而引發的細胞分裂速率失控。當調控細胞生長的基因發生突變或損壞時，細胞便開始了持續的、不受控制的生長及分裂。

對不同患者來說，個人基因組的不同也對病情的進展有著不同的影響。2016 年，Ian F. Tannock 和 John A. Hickman 在《新英格蘭醫學雜誌》（NEJM）撰文指出，即使在單個腫瘤中，癌細胞的基因組成在不同區域之間也存在顯著差異，這就是困擾科學家們的腫瘤異質性。

腫瘤異質性是指腫瘤在生長過程中，經過多次分裂增殖，其子細胞呈現出分子生物學或基因方面的改變，從而使腫瘤的生長速度、侵襲能力、對藥物的敏感性以及預後等各方面產生差異。

也就是說，即使是同一位癌症患者，腫瘤細胞也會根據處於身體的不同位置而發生變化，甚至同一腫瘤內的腫瘤細胞也有細微甚至顯著不同。這就導致除了造成癌症患者整體預後的巨大差別，還導致每個患者對相同的治療手段應答的不同。同一種治療手段，用在這個人身上恰到好處，用在另一個人身上就可能是無效的甚至是有害的。即便是用在同一個人身上，使用的時間和順序不一樣，結果也可能完全相反。這就是臨床上看到的對同一個治療方案應答難以預測的原因。

比如，對於乳腺癌患者來說，HER2 基因的突變會導致人類表皮生長因子受體 2（HER2）在大約 15-30% 的浸潤性乳腺癌中過度表達。乳腺癌細胞的 HER2 蛋白可增加 40-100 倍，導致細胞表面表達約 200 萬個受體。

因此，癌症才被認為是一類個性化的疾病。迄今為止，全世界主流醫學對於癌症的臨床治療模式，主要是由「試驗」主導的，一種方法不行就換另外一種。而在個性化癌症治療中，內科醫生就可以根據每位元患者癌症類型具備的獨特特性，給出相應的治療措施。

比如，結腸癌患者治療時常常要使用一種針對生長因子受體的特定抗體。儘管這種昂貴的療法延長了病人的生命，並使一些患者感覺好轉，但該療法發揮效力的前提是，患者體內的 K-ras 基因不能發生突變。因此，如果內科醫生在為患者開藥之前檢查 K-ras 基因的突變狀況，就能給適合的患者開藥，而不給不適合的患者開藥，從而節省他們的開銷。

14.3.2 基於基因差異的個性化治療

個性化治療許諾了癌症治療的無限前景，而個性化癌症治療的理論基礎是，每個人的基因都有差異，而且引發癌症的基因也是千差萬別，即

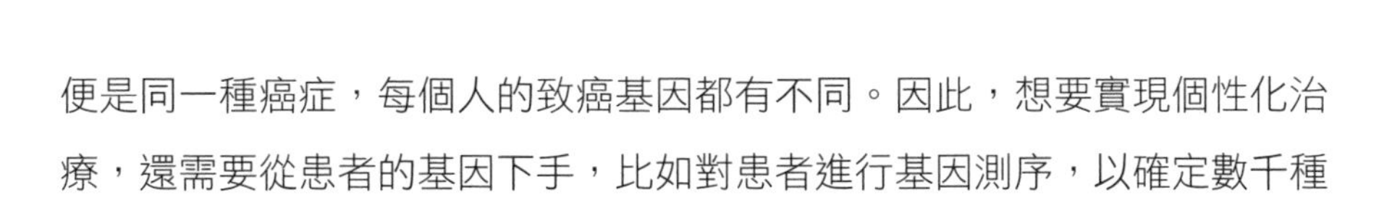

便是同一種癌症，每個人的致癌基因都有不同。因此，想要實現個性化治療，還需要從患者的基因下手，比如對患者進行基因測序，以確定數千種可能的基因突變中的致癌基因，然後研發可以靶向致癌基因的藥物。

目前，在診斷層面，典型的應用場景是腫瘤分子標記物檢測，亦被稱為「伴隨診斷」，利用基因定序技術為患者進行針對某種特定癌症（如非小細胞肺癌）的所有現存藥物的基因突變檢測，依據檢測結果為其量身定制用藥方案。此外，無創腫瘤基因檢測也是重要應用領域之一，利用新一代高通量 DNA 定序技術，僅需採取幾毫升靜脈血，即可發現血漿中微小的游離 DNA 變化，結合生物資訊與資料分析技術，能夠實現對腫瘤的早期診斷和個性化治療，相比常規的影像和有創診斷檢測方法，具備早發現、靈敏度高、無創無痛苦等優點。

在治療層面，靶向治療和細胞免疫治療成為目前癌症治療方法的前沿應用方向。對於靶向治療來說，不同種類癌症有其特定適應性的靶向治療藥物，如用於治療慢性粒細胞白血病和腸胃基質瘤的格列衛、以 EGFR 為靶點的用於治療非小細胞肺癌的易瑞沙等小分子藥物，以及用於治療 HER2 基因陽性乳腺癌的赫塞汀、以 EGFR 為靶點用於治療結腸癌和非小細胞肺癌的愛必妥等單克隆抗體藥物。對於腫瘤細胞免疫治療來說，主要有非特異性免疫刺激、免疫檢查點阻斷、腫瘤疫苗、過繼性免疫細胞治療等多種治療方法。

儘管當前在診斷和治療層面都提出了個性化的癌症治療方式，但需要指出的是，這樣的癌症治療依然是一種不夠精確的大眾化治療，而非個性化治療。臨床實踐也表明，僅僅依靠識別基因測序來指導個性化治療，結果並不樂觀。個性化治療只能讓 5%-10% 的患者受益，他們中的大多數人最終會發展為耐藥性腫瘤。

並且，在現實中，醫生顯然也不可能對每位患癌者，如肺癌都設計和研發不同的藥物，因為沒有誰負擔得起這樣的研發經費和藥價。

現實的做法是，對一類癌症進行不同亞型的分類，比如，肺癌主要分為 2 種類型，小細胞肺癌（SCLC）和非小細胞肺癌（NSCLC）。大多數肺癌是非小細胞肺癌，其本身又細分為三類：鱗狀細胞癌、腺癌和肺細胞癌。因此，針對肺癌的藥物研發和臨床使用細分也只是這幾類。

哥倫比亞大學的一項研究結果就證明，癌症需要分類，但並非是千人千面，而是可以確定為一定的類型，即所有癌症都可分為 112 種亞型，而且有 24 種獨特而關聯度較高的主要模塊（主調節蛋白）控制。這樣以來，就可以研發靶向主調節蛋白的新藥物，治療更多的同類癌症病人。

因此，如何真正針對癌症患者進行個性化的癌症精準治療，依然是科學家們在努力的方向，而 GPT 的出現，給了這一方向一個更清晰明確的答案。

14.3.3 GPT 幫助癌症精準治療

GPT 在癌症預測、癌症診斷和癌症個體化治療均有極大的應用潛力。

▨ 癌症預測

癌症預測是指透過分析個體的遺傳資訊、生活習慣、環境暴露等因素，評估個體患上癌症的風險。其中，遺傳因素在癌症的發生中起著重要作用。 GPT 可以分析大量的遺傳數據，包括基因組測序數據和單核

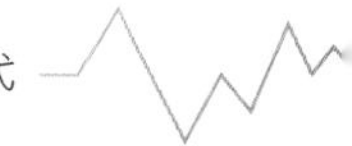

苷酸多態性（SNP）數據，識別與癌症相關的基因突變，並預測患者患病的風險。例如，針對乳腺癌，GPT 可以分析 BRCA1 和 BRCA2 等基因的突變情況，並評估個體患上乳腺癌的風險。這有助於製定個體化的癌症預防策略，如早期篩查、定期檢測以及遺傳諮詢。

此外，早期癌症的診斷可以提高治療成功率和生存率。GPT 透過學習海量的臨床數據和影像資料，能夠輔助醫生早期發現癌症的跡象，提高癌症的檢測率和預測準確性。例如，在肺癌的預測中，GPT 可以分析患者的臨床病史、吸煙情況、影像學數據等，幫助醫生判斷是否存在潛在的肺癌風險，並及早採取相應的檢查和篩查措施。

GPT 不僅可以預測患者患病的風險，還可以對已經患病的患者進行風險評估。透過分析患者的基因資訊、病理學特徵、治療反應等數據，GPT 能夠預測患者的生存期、疾病復發的概率以及治療效果等。

▨ 癌症診斷

癌症診斷是指透過分析患者的臨床表現、醫學影像、病理學檢查等資訊，確定患者是否患有癌症以及癌症的類型、分期和定位等。

醫學影像在癌症診斷中起著至關重要的作用。而 GPT 可以分析各種醫學影像數據，如 CT 掃描、MRI、X 射線等，輔助醫生快速準確地判斷腫瘤的類型、位置和大小。透過學習大量的影像數據，GPT 可以識別特定的影像模式，並提供定量化的分析結果，幫助指導手術操作、放療方案的製定以及疾病的預後評估。

此外，癌症診斷過程中需要處理大量的臨床數據和病理學報告。GPT 可以分析和解讀這些數據，幫助醫生快速理解和診斷疾病。比如，

GPT 可以解讀病理學報告，確定組織標本中的異常細胞類型和分級，輔助醫生做出診斷和治療決策。此外，GPT 還可以從海量的醫學文獻中提取相關資訊，幫助醫生製定更為準確的診斷方案。再比如，GPT 可以分析液體活檢的結果，輔助醫生判斷患者是否存在癌症以及癌症的類型和進展情況。

和過去的 AI 診斷不同，GPT 的優勢在於——可以處理多種數據類型的融合，如臨床表現、遺傳數據、影像學資料和病理學檢查等。因此，透過綜合分析這些多模態數據，GPT 可以提供更全面和準確的癌症診斷結果。例如，結合基因組測序數據和影像學數據，GPT 可以幫助醫生判斷癌症的分子亞型和個體化的治療靶點，從而指導個體化的治療方案的選擇。

▨ 癌症治療

相比較當前基於基因差異的個性化治療，GPT 在癌症治療方面展現了更多的優勢。

首先是大規模數據處理能力。癌症治療涉及到大量的數據，包括患者的基因組數據、臨床特徵、病理學資料、影像學數據等。 GPT 可以處理和整合這些多種類型的數據，將它們從不同來源和格式中提取出來，並進行深入的分析。透過大規模數據的分析，GPT 能夠識別癌症患者的特徵和模式。例如，透過分析基因組數據和臨床特徵，GPT 可以發現不同基因型與藥物敏感性之間的關聯，從而預測患者對某種藥物的療效。此外，GPT 還可以分析患者的生存數據、復發風險等，為預測疾病進展和製定個體化治療方案提供支持。這種模式識別和預測能力有助於提高治療效果，並幫助醫生在早期就做出正確的治療決策。 GPT 還可以從大量的醫學文獻、研究報告和臨床指南中提取知識和資訊。這些文獻和數據量龐大且分散，傳統的人工閱讀和歸納需要耗費大量的時間和精力。而 GPT 可以快速而準確地抽取關鍵資訊，並從中總結和歸納出關於癌症治療的最新進展、治療方案和療效等知識。可以說，透過大規模數據處理能力，GPT 為癌症個體化治療帶來了更準確、全面和及時的資訊支持。

其次，GPT 在癌症個體化治療方面具有強大的學習能力和知識更新的特點。要知道，癌症治療是一個研究和臨床實踐不斷演進，新的治療方法、藥物和技術不斷湧現的領域。傳統的醫學知識更新和培訓需要時間和資源，而 GPT 作為一個自學習的模型，可以快速吸納並消化最新的研究成果。透過持續地訓練和更新，GPT 能夠匯總最新的臨床試驗結果、研究報告和專家共識，為醫生和患者提供最新的治療指南和決策支持。 GPT 還可以整合來自不同數據源和領域的知識，包括醫學文獻、研究報告、臨床實踐和專家意見等。透過綜合分析這些多源數據，GPT 能夠形成全局視角和綜合性的知識，為個體化治療提供更全面和準確的支持。它可以從大量的數據中提取關鍵資訊、發現模式和趨勢，並將其應用於患者的具體情況和治療需求中。

最後，GPT 在癌症個體化治療方面的另一個重要優勢是能夠降低人為主觀因素的影響。人類醫生在製定治療方案時可能受到主觀意見、經驗和偏見的影響。不同醫生可能會對同一患者提出不同的治療建議。而 GPT 作為一個基於算法和數據的模型，具有客觀性和一致性的特點。它能夠基於大量的數據和準則進行分析，為每位患者提供相對一致和客觀的個體化治療建議，減少了人為主觀因素的影響。並且，人類醫生在治療決策中可能受到認知偏差的影響，例如注意偏差、確認偏差等。而

GPT 作為一個基於算法的模型，不受這些認知偏差的影響。它能夠從大量數據中提取關鍵資訊，進行全面的分析和推理，減少了主觀認知偏差對個體化治療決策的影響。

可以說，GPT 作為一種強大的語言模型，在癌症精準治療中發揮著重要作用。透過對大量的醫學數據進行學習和分析，GPT 能夠輔助醫生進行癌症預測、診斷和個體化治療的決策，同時為科學研究提供了寶貴的幫助。不過，需要注意的是，GPT 作為一個輔助工具，仍然需要醫生的專業判斷和決策，同時也需要進一步的驗證和臨床實踐來確保其在癌症精準治療中的有效性和安全性。隨著技術的不斷發展和研究的深入，相信 GPT 在癌症領域的應用將會越來越廣泛，為患者帶來更好的治療效果和生存質量。

14.4 慢性病的 GPT 福音

在過去的 200 年裡，人類的平均壽命增加了一倍多，這一巨大的成就主要得益於現代醫學和公共衛生計畫的進步，使得更多的人能夠免疫兒童期疾病，同時也能夠延長生命週期。然而，隨著人口高齡化趨勢的加劇，長壽的人群不斷增加，慢性疾病的增加也成為了一個顯著的問題。

因為隨著年齡的增加，人體各個器官的功能逐漸退化，容易出現慢性疾病，如高血壓、糖尿病、腫瘤、心血管疾病等。此外，現代生活方式的變化也對慢性疾病的增加產生了負面影響，如不良飲食習慣、缺乏運動、壓力大等。並且，隨著現代醫學的發展，越來越多的慢性疾病得

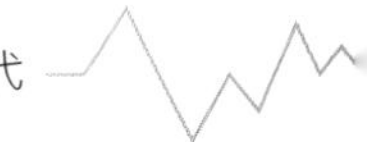

到了有效控制，使得人們能夠生存更長的時間。這雖然反映了醫學技術進步的成功，但也意謂著慢性病的增加。

如何在長壽時代進行慢性病管理，已經成為一個不可回避的現實問題，而 GPT，正在沉穩給這個現實問題的最佳解法。

14.4.1 AI 切入慢病管理

慢性病已經成為世界面臨的重大醫療難題之一。糖尿病、帕金森、阿茲海默症等慢性病，發病症狀不明顯，早期病症不容易被察覺，而晚期確診後往往需要大量的人力、物力來對患者進行日常照料與護理，嚴重影響患者的身體健康和生活品質。

在美國，大約 60% 的成年人患有一種或多種慢性病，從心臟病、哮喘到阿茲海默症、腎病和糖尿病。這給醫療保健系統帶來了沉重的負擔，因為它們無法提供足夠的醫療服務，而且管理這些疾病的成本也很高。僅在美國，近四分之三的醫療保健支出與慢性病或相關併發症有關。

在中國，現也擁有超過 3 億的慢性病患者群體，慢性病致死人數已占到中國因病死亡人數的 80%，慢病管理產生的費用已占到全國疾病總費用的 70%。已成為影響國家經濟社會發展的重大公共衛生問題。

慢性病的管理和提前預測，讓無數醫務工作者對此一籌莫展，這種局面在人工智慧進軍醫學領域後逐漸被打破。當前，隨著人工智慧的發展，目前慢性病的預測和提前診斷能力已經獲得了顯著的提高。

騰訊推出的帕金森 AI 輔助診斷技術，能夠基於運動影片分析技術，針對帕金森病人的運動影片自動實現 UPDRS（國際普遍採用的帕金森氏病評分量表）評分，在 AI 技術的輔助下，用戶無需穿戴任何感測器，僅需透過攝像頭拍攝（普通智慧手機即可滿足）便可實現帕金森病的運動功能日常評估，醫生可在 3 分鐘內完成診斷過程，診斷速度提升 10 倍。

阿里推出的「瑞寧助糖」，通過以大量醫生的實踐經驗作為經驗模型，以大量的醫學知識和權威文獻作為知識模型，利用一系列物聯網管理方式，採用人工智慧化的眼底病變和尿蛋白篩檢技術，在電腦深度學習基礎上建立糖尿病及併發症篩檢軟體，實現對糖尿病患者從預防、診斷、治療、到併發症管理的「人工智慧化」。

此外，2018 年，Google 創建了一種新的 AI 演算法，通過使用分析患者眼睛視網膜掃描的資料來預測心臟病。該公司的軟體可以準確推斷出資料，包括個人的年齡、血壓以及是否吸煙。然後，這可用於預測他們遭受重大心臟事件（例如心臟病發作）的風險，其準確度與當前的主要方法大致相同。

AI 的可能性是無限的，人們仍在摸索可以實現的目標。

14.4.2 慢病管理日常化

無論是帕金森的診斷還是阿茲海默症的提前預測，目前在慢性病領域，AI 能做的還是以輔助醫生看診、緩解醫療資源緊張為主。這主要是因為慢性疾病發病過程漫長，初期症狀不明顯，在目前的醫療水準下，醫生只能在症狀明顯時進行診斷，而此時病變已到達晚期。所以醫療 AI 的重點放在以大數據為基礎上的預測，將患者的生命指標量化，利用資

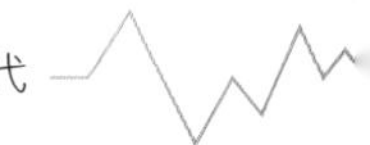

料進行科學精準的診斷。這樣就彌補了人力在預測和判斷方面的不足，減輕了醫護人員的工作負擔。

當然，隨著 GPT 的應用，以及消費級可穿戴設備和家庭聯網診斷設備的使用，今天，慢病管理還在朝著家庭化、日常化、移動化的方向發展。比如，當前，透過醫療保健應用程式可以管理和監測許多慢性病，這些應用程式可以隨時地收集個人健康資訊。這創造了更廣泛的資訊平台和生態系統，可以加強未來 GPT 使用，從而越來越多地造福於人們的健康。

未來，在慢性病照護管理上，AI 還有一項很重要的功能，就是「智慧摘要」（Smart Summary）相較於急重症照護的短時間、資訊高密度、決策高密度，慢性病照護剛好相反，以時間來說，慢性病照護時間很長，可能三個月才回院複診，但這段時間所累積的資料資料仍非常可觀，這時候就很需要 AI 協助找出大量資料中的關鍵點或趨勢，並轉換成以視覺化、方便、重點摘要閱讀的方式呈現，以方便醫師進行判讀。

以心血管疾病患者來說，若能有效控制血壓，就可以有效降低死亡風險。因此，醫生往往會要求病人必須定期量血壓，一般以三個月為基準，回診前十一週必須一週測量兩次，回診前一週則是得一天測量兩次。不過，臨床實際情況是病人常常忘記測量。而 AI 可以協助病人進行血壓管理，病人只要量好血壓，將數值直接上傳雲端，如果忘了測量，APP 也會發出訊息提醒，如此一來就能長期記錄個人血壓變化。等到病患回診時，醫生就可以從雲端系統議取病人在家記錄的血壓曲線圖，確實瞭解病患日常的血壓變化。

人工智慧在疾病風險監控上的應用，還可以透過大數據演算，知道病人罹患各種疾病的風險，進而做好疾病的預防。以慢性疾病患者的監測來說，可根據風險的變化，調整各種照護的措施。比如，當 AI 監測出病人缺鈣的風險時，便可建議病人多攝入牛奶或補充鈣片，或是串連電子商務系統，只要病人許可，就可以代為購買相關營養補充品，協助病人做好健康管理。

總而言之，慢性病需要的是長期、堅持的護理和治療方案，這也是慢性病患者需要較多醫療資源的原因。目前已經可以依靠人工智慧來進行快速的診斷，病理特徵相對集中，確診後的日常監控與管理對醫院環境的依賴較少。大多數情況下在大醫院確診病情後，病人完全可以在家中按照醫囑完成健康自檢和疾病管理。而 AI 強大的專業資料、類人的語音交互、「夥伴」式的醫療模式及定制化的服務將發揮極大作用。

如果能夠有相應的可移動的、可用於日常家庭生活的智慧設備即時地對患者進行檢測，管理患者的健康狀態，及時向醫生回饋資料，那麼患者就不需要再去醫院進行護理和治療，不僅能節省患者的時間和精力，還能夠進一步地節約醫療資源，徹底改變患者的醫療方式。

14.5 未來醫院不是夢

過去的幾年，大多數醫院已經完成了基本的資訊化建設，實現了醫療資料和流程的電子化。而現在，隨著 GPT 的發展和應用，醫院形態將被再次重塑。未來醫院的建設還將需要和醫院現有的資訊系統相結合，在現有醫院資訊系統的基礎上，充分利用 GPT 來進行賦能，解決診前，診中以及診後場景中遇到的困難。

14.5.1 解決就醫第一關卡

上醫院看診，說是件苦差事並不為過。不少人也有同樣經驗，光是停車就花費很多時間，進了醫院，更是水泄不通，即使冷氣全開，還是悶熱得像身處在熱鍋中。候診區的病人來來去去，身體的不適、久候的不耐，更讓人不安。

急診明明是「有危急重症的接診場所」，不是一般門診，應該發揮其「救命」功能。然而，大部分急診資源卻常被不需要急救的病人佔用，比如為慢性病患者開藥，或門診掛不上號碼的患者。站在病人的角度來看，到底要多緊急才應該掛急診，其實也不容易判斷，如果已經出現危急症狀，還強忍著不掛急診，也可能延誤最佳治療與搶救時機，導致危險的情況發生。

GPT 卻可以協助醫生，解決就醫的第一道關卡。比方收集病人的體溫、脈博、呼吸、血壓，以及其他症狀等資訊，提出是否該掛急診的建議，如果病人還有疑慮，可以再向線上的醫護人員進一步確認。當然，GPT 的建議僅供參考，如果病人真的很不舒服，自認無法等到門診時段再就診，仍然可以選擇急診掛號。對於等待中的急診病人，GPT 也可以派上用場。先是根據病人的各種生理資料來判斷，如果判斷生命跡象有危急者，值班醫生便可率先處置。

對於病情較輕微的患者，GPT 可以在算出需等待的時間後告知病人，以減輕病人及家屬久候的焦慮，針對其他資料判斷後，如果病人不必急診，就可勸導分流。

此外，在許多患者去醫院前，由於缺乏必要的醫學知識，往往不知道如何選擇科室，也沒有可以及時諮詢的管道，導致掛錯號，浪費時間和資源。而未來，GPT 將提供智慧分診的功能。當機器人和患者交互的時候，透過對患者主訴的理解，識別出對應的症狀，並透過概率計算出最有可能的疾病及其對應的科室。如果排名在前的科室列表間的信心程度比較接近或者排在首位的科室信心程度不高，演算法可以根據症狀科室的概率圖模型來挑選最有鑒別性的症狀來和患者交互，最終選擇一個信心程度高的科室以及匹配的醫生，推薦給患者。

在醫生問診階段，首先會常規性的問一些患者資訊，比如用藥史，過敏史等以及對於主訴症狀的細化，如患者說發燒，醫生會問發燒的持續時間以及最高燒到多少度。這些常規的問題對於大多數相同科室的患者都是相同的。

因此，GPT 還可以在患者到達診室前，就自動和患者進行交互，收集到上述的病史資訊。當人工智慧獲得患者所掛的科室以及患者的主訴資訊時，透過多輪的對話，可以自動採集預問診所需要的資訊，自動生成患者的病史，推送到醫生的工作站中。這樣一來，醫生和患者就可以將寶貴的問診時間聚焦在更關鍵的診斷對話中。

不僅如此，結合穿戴式裝置技術，也許不久的將來，病人不出門，GPT 醫生就可以遠端進行看診，結合社區藥局的服務，屆時醫院型態也許會發生變革，只留下最重要的急診部門與重症加護病房。也就是說，未來的醫院或許將以急重症病人為主要對象，從而讓各級醫療院所能真正做到專業的分流、分工。

14.5.2　加護病房的重要角色

未來，診所、醫院分工後，GPT 還會是重症加護病房中不可或缺的角色。

以加護病房為例，傳統做法是由護士每幾小時抄寫一次病患生理訊號數值，再輸入電腦系統，過程繁瑣且耗費時間與人力，而人工智慧則可以透過各種生理監視器，全天候監測病人的生命徵象，像是心電圖、心跳、血壓、呼吸、血氧濃度等所產出的大量生理資訊資料，並自動上傳、彙集、整合這些資料，這不但節省了人工抄寫時間，醫護人員還可清楚監控病人的各項生理資料，包括各類管路的輸入、輸出量，都能夠即時顯現於系統中。

由於這些加護病房的監視系統能隨時且持續監控，從中產生的生理訊號資料密度非常高，遠超出人類處理能力範圍，這些資料正適合交由 GPT 輔助判讀分析；另一方面，重症病人的病情變化大，也相對複雜，GPT 也可以將相關病情資料進行智慧摘要，説明醫生快速做出決定，甚至從其資料變化中預測，讓醫護人員能事先採取預防措施。

比如，加護病房的高密度決策中，常見的決策之一就是「調整呼吸器」。從病人戴上呼吸器的那一刻起，就是為了之後要摘下呼吸器而準備，在呼吸照護中，為了讓病人「脱離呼吸器訓練」的過程，一般理想狀態是根據病人血氧濃度變化，每 30 分鐘調整一次呼吸器。但以實際醫護人力來看，實難達成。不僅因為院內必須照護的病人眾多，護理人員也無法持續不斷且即時的進行相關資料記錄。而美國猶他大學醫學資訊研究所與 HC 醫療集團所開發的智慧呼吸器系統，則可以每 30 分鐘做出一個決策，建議醫護人員該怎麼調整呼吸器。這套系統剛上線的前六個月，就有 60% 的建議被醫護人員所接受，持續使用至第六個月後，醫護人員接受率已超過 90%。國外大規模的臨床實驗，如果配合人工智慧來調整呼吸器，病人其存活率可以倍增。

此外，病人在進行外科手術時，身上插滿管線連結到各項治療儀器上，所產生的資訊資料也極為龐大，手術過程中，病人的狀況更是瞬息萬變，醫護人員必須隨時監控應變，這也是決策高密度的情況。而 GPT 的參與則可以幫助醫護人員對於病人進行監測。

尤其是未來，結合了 AR 技術的 GPT，還能為外科醫生提供「導航」功能，當醫生在進行手術時，只要戴上頭戴式裝置，就可以看見實際與虛擬的影像，GPT 同時也會提供重要參考資訊，告知醫生有幾種可行方向，甚至還能演算出受傷機率，分析利弊得失，降低手術的風險。比如，美國就有研究人員研發了一款名為「STAR」（Smart Tissue Autonomous Robot）的手術機器人，可以進行全自動化作業，醫生只要在患者身上注入螢光劑，機器手臂就會根據螢光點記號，為病人完成傷口縫合的步驟。

總而言之，GPT 的應用在醫療領域中將會帶來巨大的變革和創新，未來醫院將由傳統的醫學發展為以 GPT 為主導的醫療中心。未來醫院的發展方向是更多樣化、更智慧化、更資料化、更個性化。這將為廣大患者帶來更優質、更高效的醫療服務，同時推動整個醫療行業的智慧化和升級。

在 GPT 與可穿戴設備產業的助力下，隨著醫學研究的不斷精準化，不論是醫療、醫院、醫生、醫學院。我們可以預見的是，人工智慧將重塑醫療行業，並將在一定的程度上改變人類社會當前的醫療模式與體系。